Curación ayurveda

CURACIÓN AYURVEDA

Guía completa
para el tratamiento en el hogar

VASANT D. LAD

Ilustraciones de Vasant D. Lad

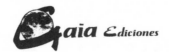

Gaia Ediciones

Aunque la información contenida en el presente libro se basa en los principios ayurvédicos, que vienen siendo practicados desde hace miles de años, no debe ser tomada ni interpretada como un diagnóstico ni como un tratamiento médico convencional. Si sufre cualquier trastorno médico, consulte siempre con un profesional cualificado.

Título original: *The Complete Book of Ayurvedic Home Remedies*

Traducción: Blanca González Villegas

Cubierta: Rafael Soria

© 1998, Vasant Lad, M. A. Sc.

Publicado por acuerdo con Crown Archetype,
un sello editorial de Crown Publishing Group, una división de Random House, Inc.

De la presente edición en castellano:
© Gaia Ediciones, 2012
   Alquimia, 6 - 28933 Móstoles (Madrid) - España
   Tels.: 91 614 53 46 - 91 614 58 49
   e-mail: alfaomega@alfaomega.es
   www.alfaomega.es

Primera edición: febrero de 2014

Depósito legal: M.1.886-2014
ISBN: 978-84-8445-482-3

Impreso en España por: Artes Gráficas Cofas, S.A.

Quiero dedicar este libro con todo mi corazón
a mi amantísima esposa, Usha, y a mis hijos, Aparna y Pranav

Índice

Parte III: LOS SECRETOS DE LA AUTOSANACIÓN AYURVÉDICA: UNA ENCICLOPEDIA DE ENFERMEDADES Y REMEDIOS

Agradecimientos

El autor desea mostrar su agradecimiento a todos aquellos cuya dedicación y visión interior sirvieron para transmitir la sabiduría del ayurveda al mundo, y de manera muy especial a sus maestros, que con amor mostraron el camino y compartieron con los demás sus conocimientos y su experiencia. También desearía expresar su gratitud a las siguientes personas, sin cuyas contribuciones el presente libro no existiría. A su amantísima esposa, Usha, y a sus hijos, Pranav y Aparna, por su amor, su paciencia y su apoyo durante el proceso de escritura de este libro. A Wynn Werner y al Ayurvedic Institute por su ayuda con el esbozo original y con las diversas pruebas del libro, y por sugerir puntos importantes durante todo ese proceso. A Jack Forem por proponer la idea del libro y por su ayuda a la hora de escribir, organizar y editar el material con un estilo claro y agradable. Con respecto a Harmony Books, desea expresar su agradecimiento a Leslie Meredith y Peter Guzzardi por haber creído en el proyecto, y a Joanna Burgess por su atención y exigencia a la hora de llevar el libro a producción.

Introducción

La necesidad de curación

El ayurveda es el arte de vivir la vida cotidiana en armonía con las leyes de la naturaleza. Es una antigua sabiduría natural que abarca todo aquello que está relacionado con la salud y la sanación; es una ciencia de vida. Los objetivos de esta ciencia son, por un lado, mantener la salud de la persona sana, y por el otro, curar los males de la persona enferma. En sus tratamientos, tanto la prevención (el mantenimiento de la buena salud) como la curación se llevan a cabo exclusivamente por medios naturales.

Según el ayurveda, la salud es el estado de equilibrio perfecto entre las tres energías fundamentales —o *doshas (vata, pitta, kapha)*— del organismo y el equilibrio igualmente vital del cuerpo, la mente y el alma o consciencia.

El ayurveda es una ciencia profunda de vida que abarca todo el conjunto de los seres vivos y establece una relación entre la vida del individuo y la vida del universo. Es un sistema holístico de sanación en el sentido más auténtico de la expresión. El cuerpo, la mente y la consciencia están siempre interactuando y relacionándose con otras personas y con el entorno. En su trabajo para generar salud, el ayurveda tiene en cuenta estos distintos niveles de vida y también las conexiones que se establecen entre ellos.

Como ciencia de autosanación, el ayurveda abarca la dieta y la nutrición, el estilo de vida, el ejercicio, el descanso y la relajación, la meditación, los ejercicios respiratorios y las hierbas medicinales, además de diversos programas de purificación y rejuvenecimiento para sanar el cuerpo, la mente y el espíritu. También puede emplear numerosas terapias complementarias en las que intervienen el sonido, el color y la aromaterapia. El propósito de este libro es darte a conocer estos métodos naturales para que, de ese modo, puedas elegir por ti mismo el estilo de vida que prefieres y puedas aprender las modalidades de autosanación que consideres más adecuadas para ti y que te permitan alcanzar, mantener o recuperar la salud y el equilibrio.

Ayurveda es un término sánscrito que significa «ciencia de la vida y la longevidad». Según esta ciencia, cada individuo es, al mismo tiempo, una creación de energías cósmicas y un fenómeno único, una personalidad única. El ayurveda nos enseña que cada uno de nosotros tiene una constitución específica que determina sus características psicobiológicas individuales. Desde el momento de la concepción, las energías universales de Espacio, Aire, Fuego, Agua y Tierra se encargan de crear esta constitución individual de cada persona.

Estos cinco elementos se combinan entre sí para generar las tres energías fundamentales, o *doshas*. El éter y el aire forman *vata*, que es la energía del movimiento; el fuego y el agua forman *pitta*, el principio de la digestión o del metabolismo, la transformación de la materia en energía; y el agua y la tierra forman *kapha*, la energía de la estructura y la lubricación. Cuando, en el instante de la fecundación, el espermatozoide masculino y el óvulo femenino se unen, en los organismos de los padres están más activos y predominan unos factores vata-pitta-kapha concretos como consecuencia de la época del año y de la hora que sea en ese momento, de su estado emocional y de la calidad de su relación. Estos factores son los que van a formar un individuo nuevo con una constelación específica de cualidades.

En términos modernos, consideramos que esta esencia del individuo es su código genético heredado; desde tiempos pretéritos, el ayurveda lo ha denominado *prakruti*, o constitución individual, un factor constante que no cambia a lo largo de la vida. Es nuestro patrón de energía propio e individual, nuestra combinación de características y predisposiciones físicas, mentales y emocionales.

Aunque la estructura subyacente de nuestro *prakruti* permanece como una realidad inmutable —es nuestra individualidad esencial—, de manera incesante se ve bombardeada por multitud de fuerzas. El transcurso de los años y los cambios en nuestro entorno exterior, la alternancia de calor y frío a medida que van pasando las distintas estaciones del año, nuestros pensamientos, sentimientos y emociones interminablemente cambiantes y la calidad y cantidad de los alimentos que ingerimos influyen en nosotros de forma constante. Una dieta poco saludable, el exceso de estrés, un descanso o un ejercicio insuficientes y el hecho de reprimir nuestras emociones perturban nuestro equilibrio *dóshico*. Dependiendo del tipo de cambios que se hayan producido y de la constitución fundamental del individuo, pueden desarrollarse diversos trastornos:

- Algunos individuos experimentan un aumento o un agravamiento de kapha, que provoca una serie de afecciones, como catarros, congestión, estornudos y manifestaciones alérgicas, así como apego, avaricia y posesividad.
- Un individuo pitta puede mostrarse extremadamente crítico, colérico o perfeccionista, y también desarrollar síntomas físicos como indigestión ácida, ardor de estómago, diarrea, disentería, urticaria, erupciones o acné.
- Los desequilibrios de vata pueden manifestarse como estreñimiento, distensión abdominal, ciática, artritis o insomnio, y con síntomas psicológicos como miedo, ansiedad e inseguridad.

Todas estas enfermedades y trastornos, además de muchísimos más que también son motivo de sufrimiento en las personas, se deben a alteraciones en la ecología interior del organismo. Estas alteraciones perturban el equilibrio del individuo y producen cambios bioquímicos muy sutiles que, en último término, conducen a la enfermedad. Este es el motivo de que el sistema médico ayurvédico hable de la necesidad de sanación del individuo en cada una de las distintas etapas de la vida.

Cuando se producen variaciones en las condiciones internas y externas de nuestra vida, si queremos seguir estando sanos necesitamos recuperar el equilibrio, para lo cual debemos estar constantemente adaptándonos a esos cambios. Algunos de estos ajustes se producen de forma automática gracias a la maravillosa sabiduría e inteligencia con las que han sido diseñados nuestros cuerpos. Sin embargo, hay muchos otros que exigen una decisión consciente.

Para conservar la salud y el equilibrio tenemos que jugar con las tres doshas, actuando para aumentar o disminuir vata, pitta o kapha según demanden las circunstancias. Esto nos exige mantener en todo momento una mentalización constante, una conciencia constante, y llevar a cabo una labor de sanación constante.

De esta forma, la sanación —vivir de forma saludable, equilibrada y consciente en la plenitud del momento presente— es, en realidad, una forma de vida. El ayurveda no es una forma pasiva de terapia, sino que, más bien, pide a cada individuo que asuma la responsabilidad de su vida diaria. A través de nuestra dieta, nuestras relaciones, nuestro trabajo, nuestras numerosas responsabilidades y nuestra vida cotidiana en su conjunto podemos poner en práctica acciones sencillas que favorezcan la prevención, la autosanación, la integridad y el crecimiento hacia la plena satisfacción.

Según el ayurveda, nuestra vida tiene un propósito. Dicho de forma sencilla, este propósito es el de conocer o ser conscientes del Creador (Consciencia Cósmica) y comprender nuestra relación con Ello, que va a influir por entero en nuestra vida cotidiana. Para conseguir este gran propósito, necesitamos equilibrar cuatro aspectos fundamentales de la vida: el *dharma*, que significa la obligación o la actuación correcta; el *artha*, es decir, el éxito material o la riqueza; el *kama*, el deseo positivo, y el *moksha*, la liberación espiritual. Estos cuatro aspectos reciben el nombre de *purusharthas*, los cuatro grandes objetivos o logros de la vida de cualquier individuo.

La base de todas estas facetas de la vida es la salud. Para conservar el *dharma* y cumplir con nuestras obligaciones y responsabilidades con nosotros mismos y con los demás, tenemos que estar sanos. Del mismo modo, para poder crear abundancia y alcanzar el éxito en nuestros actos, es indispensable contar con buena salud. Para tener un deseo creativo, positivo, necesitamos contar con una mente y una consciencia saludables, un cuerpo saludable y una percepción también saludable. (El deseo —*kama*— se traduce en ocasiones como sexo y hace referencia a la progenie y a la vida familiar, pero en realidad es la energía o fuerza positiva del deseo que genera e impulsa cualquier trabajo creativo). Y el *moksha*, o liberación espiritual, no es más que la armonía perfecta entre el cuerpo, la mente y la consciencia o alma. De ese modo, todas las posibilidades de alcanzar el logro y la satisfacción plena en la vida dependen de la buena salud.

Durante los veinticinco años que llevo ejerciendo la medicina, he practicado la cirugía, la ginecología, la obstetricia y la pediatría, así como la medicina general, y he tratado a miles de individuos de todas las etapas y estratos sociales. He observado una y otra vez que las decisiones que tomamos con respecto a nuestro estilo de vida —todas aquellas relacionadas con la dieta, el ejercicio y la rutina diaria, por ejemplo— pueden constituir tanto una fuente muy potente de sanación como una causa de enfermedad. Muchos de los problemas de salud parecen estar entrelazados con las tensiones de la vida diaria, los problemas familiares y de relación, y las preocupaciones por el trabajo y el dinero. Otros están directamente conectados con la ingesta de los alimentos equivocados o con hacer demasiado ejercicio o demasiado poco.

También me he ido dando cuenta de que la enfermedad nos presenta una invitación a transformarnos a nosotros mismos, una oportunidad de cambiar nuestra forma de pensar, de sentir, de comer y, en general, de cuidarnos a nosotros mismos y a nuestra vida. Nunca deja de asombrarme y de entusiasmarme la rapidez y fuerza con que podemos reajustar y equilibrar la vida sencillamente a través de una dieta adecuada, medicinas herbales, meditación y un programa apropiado de ejercicios, además de otros medios puramente naturales.

Los remedios contenidos en este libro proceden de mi propia experiencia clínica y están basados en principios y prácticas que se han venido desarrollando a lo largo de siglos. La tradición del ayurveda se remonta a hace más de cinco mil años de práctica diaria ininterrumpida, desde épocas pretéritas al día de hoy. No se trata de un sistema recientemente desarrollado de «sanación alternativa», sino de una ciencia de vida duradera que jamás ha perdido su integridad ni su naturaleza esencial. ¡Resulta fácil imaginar la cantidad de sabiduría que contiene y cuánta sabiduría práctica ha ido acumulando a lo largo de estos cinco milenios!

Hace tres mil años (alrededor del año 900 aC.), la larga tradición oral del ayurveda adoptó una forma nueva cuando tres grandes eruditos —Charaka, Sushruta y Vagbhata— pusieron por escrito los principios de esta antigua sabiduría. Los estudiantes, practicantes y maestros de las escuelas y facultades médicas ayurvédicas de toda la India aún siguen utilizando sus libros de texto hoy en día.

En un sentido muy profundo, el ayurveda es la madre de todos los sistemas de sanación. De sus ocho grandes ramas fundamentales (pediatría, ginecología y obstetricia, oftalmología, geriatría, otorrinolaringología, toxicología, medicina general y cirugía) nacen las ramas principales de la medicina tal y como se practica hoy en día, así como muchas modalidades modernas de sanación, entre las que se incluyen el masaje, el asesoramiento alimentario y nutricional, los remedios herbales, la cirugía plástica, la psiquiatría, la terapia de polaridad, la kinesiología, el shiatsu, la acupresión, la terapia del color y de las gemas y la meditación. Todas ellas hunden sus raíces en la filosofía y la práctica ayurvédicas.

El gran médico y sabio Charaka, uno de los fundadores de la medicina ayurvédica, afirmó: «Un médico, por muy versado que esté en el conocimiento y el tratamiento de la enfermedad, si no entra en el corazón del paciente con la virtud de la luz y del amor, no será capaz de sanarlo». Durante toda mi vida, y hasta donde he podido, he intentado seguir este consejo, y te animo a que hagas lo mismo cuando utilices estos conocimientos para ayudar a los demás y para sanarte a ti mismo.

El amor es la esencia de nuestra vida. Yo he escrito este libro con amor, y te lo ofrezco a ti, querido lector, con la esperanza de que las sugerencias que contiene se conviertan en una parte vital de tu autosanación y de tu bienestar continuado.

PARTE I

La ciencia de la vida

Capítulo 1

Ayurveda: cuerpo, mente y alma

Como sucedió en otras grandes civilizaciones antiguas, la India no separó nunca la ciencia de la filosofía y de la religión. Más bien, consideró que todo el conocimiento formaba parte de un conjunto diseñado para favorecer la felicidad humana, la salud y el crecimiento.

La *filosofía* es el amor a la verdad. La *ciencia* es el descubrimiento de la verdad a través de la experimentación. La *religión* es la experiencia de la verdad y su aplicación a la vida diaria.

El ayurveda, la ciencia de la vida, es al mismo tiempo un conocimiento sistematizado y una sabiduría práctica, un arte de vida saludable que abarca todas las etapas de la vida, del cuerpo, de la mente y del espíritu. Como sucede con todas las ciencias, incluye un aspecto práctico y otro teórico. Para poder sacar el máximo provecho de las recomendaciones prácticas que encontrarás en capítulos posteriores, te vendrá bien comprender los fundamentos de la teoría ayurvédica. Este primer capítulo puede parecer un poco abstracto, pero te pido que tengas paciencia y que lo leas atentamente, pues constituye la base de todo lo que viene a continuación.

El universo y el modo en que nos conectamos

Según el ayurveda, la fuente de toda la existencia es la Consciencia Cósmica universal, que se manifiesta como energía masculina y femenina. *Purusha*, a la que a menudo se asocia con la energía masculina, es una consciencia carente de decisión, pasiva, pura. *Prakruti*, la energía femenina, es una consciencia activa, llena de elecciones. Tanto *Purusha* como *Prakruti* son eternas, intemporales e inconmensurables. Estas dos energías están presentes en todos los organismos vivos —también en cada hombre y en cada mujer— y en todos los objetos inanimados.

Purusha es informe y está más allá de los atributos. Es la existencia pura no manifestada, por encima del principio de causa y efecto, por encima del espacio y del tiempo, y no tiene parte activa en la creación, sino que permanece como un testigo silencioso.

Prakruti, que tiene forma, color y atributos, es la voluntad creativa divina que baila la danza de la creación. *Prakruti* es el Uno que se convierte en muchos. *Purusha* es el amante, *Prakruti* la amada. La creación de este universo es obra de su amor. El conjunto de la naturaleza es el hijo nacido del seno de *Prakruti*, la Madre Divina.

En la manifestación de la naturaleza procedente de *Prakruti*, la primera expresión es *Mahad* (o *Mahat*), la inteligencia o el orden cósmico (en los seres humanos se conoce como *Buddhi*, el intelecto). A continuación encontramos a *Ahamkar*, o ego, el sentido de la identidad propia, el centro de nuestra consciencia desde el cual pensamos, actuamos y reaccionamos. *Ahamkar* se expresa a través de tres cualidades universales:

Sattva es la estabilidad, la pureza, la vigilia, la esencia, la claridad y la luz.

Rajas es el movimiento dinámico que provoca sensaciones, sentimientos y emociones.

Tamas es la tendencia a la inercia, la oscuridad, la ignorancia y la pesadez. Es la responsable del sueño profundo y de los periodos de confusión. También conduce a la creación de la materia.

De la esencia de *Sattva* nacen la mente, las cinco facultades sensoriales y sus órganos (oídos para oír, piel para percibir el tacto, ojos para ver, lengua para gustar, nariz para oler), así como los cinco órganos motores u órganos de la acción: la boca (para hablar), las manos, los pies, los órganos reproductores y los órganos excretores.

Rajas es la fuerza activa que impulsa el movimiento de los órganos sensoriales y motores.

Tamas da lugar a los cinco elementos, que forman la base de la creación material: espacio (éter), aire, fuego, agua y tierra.

El ser humano, una creación de la Consciencia Cósmica, está considerado como un microcosmos del macrocosmos que es el universo. Todo aquello que está presente en el cosmos también lo está en los seres humanos. El hombre es una miniatura de la naturaleza.

Los cinco elementos: los «ladrillos» de la naturaleza

El concepto de los cinco elementos es uno de los más fundamentales de la ciencia ayurvédica. Estos cinco elementos (espacio, aire, fuego, agua y tierra) están presentes en toda la materia, tanto orgánica como inorgánica. Como el ser humano es un microcosmos de la naturaleza, los cinco elementos también están presentes en cada individuo. Nuestras tendencias psicológicas, así como nuestros cinco sentidos y los diversos aspectos del funcionamiento de nuestro cuerpo, están todos ellos directamente relacionados con estos cinco elementos.

Según el ayurveda, los cinco elementos se manifiestan de forma secuencial, empezando por el espacio, a partir de la Consciencia Cósmica pura, unificada y no manifestada, que es la fuente de todo.

ESPACIO

El espacio, al que en ocasiones se conoce como «éter», es vacío, ligero, sutil, omnipresente; todo lo impregna y todo lo abarca. Es universal, inmóvil e informe. El espacio es energía nuclear. Aparece cuando la consciencia pura no manifestada empieza a vibrar, y está asociado con el sonido y con el sentido del oído. Necesitamos espacio para vivir, movernos, crecer y comunicarnos. Los espacios corporales incluyen la boca, la nariz, el tracto gastrointestinal, el tracto respiratorio, el abdomen y el tórax. En el aspecto psicológico, el espacio aporta libertad, paz y expansión de la consciencia, y es responsable del amor y la compasión, así como de los sentimientos de separación, aislamiento, vacío, falta de enraizamiento, inseguridad, ansiedad y miedo.

AIRE

El aire es seco, ligero, claro y móvil. Es la segunda manifestación de la consciencia y se mueve en el espacio. Se trata de energía eléctrica: el electrón se mueve gracias al elemento aire. Es informe, pero podemos percibirlo por el tacto, con el cual está relacionado. Es el principio del movimiento y se expresa en los movimientos de los músculos, las pulsaciones del corazón y la expansión y contracción de los pulmones. Los impulsos sensoriales y neuronales van y vienen al cerebro bajo la influencia del principio aire, que es también el responsable de la respiración, la ingestión, el movimiento de los intestinos y la eliminación. El flujo del pensamiento, del deseo y de la voluntad está regido por el principio aire, que nos aporta felicidad, frescura, alegría y emoción. Es, junto con el espacio, también responsable del miedo, la ansiedad, la inseguridad y el nerviosismo.

FUEGO

El fuego es caliente, seco, agudo, penetrante y luminoso. Cuando el aire empieza a moverse, produce fricción, lo que a su vez genera calor o fuego. El fuego es energía radiante. En el nivel atómico, el átomo irradia calor y luz en forma de ola cuántica. El fuego es activo y mutable. En nuestro sistema solar, el sol es la fuente del fuego y de la luz. En el cuerpo, nuestro «fuego» biológico está situado en el plexo solar y regula la temperatura corporal y el metabolismo, es decir, la digestión, la absorción y la asimilación. El fuego se asocia con la luz y con la visión. Es inteligencia. Es necesario para la transformación, la atención, la comprensión, la apreciación, el reconocimiento y el entendimiento. Es también el responsable de la ira, del odio, de la envidia, de la crítica, de la ambición y de la competitividad.

AGUA

La siguiente manifestación de la consciencia, el agua, es fluida, pesada, suave, viscosa, fría, densa y cohesiva. Une las moléculas. El agua es energía química (es el disolvente químico universal). Está asociada con el sentido del gusto: si no existe humedad, la lengua no puede apreciar el sabor de nada. Está presente en el cuerpo en forma de plasma, citoplasma, suero, saliva, secreción nasal, fluido cerebroespinal, orina y sudor. Es necesaria para la nutrición y para conservar la vida; sin ella nuestras células no podrían sobrevivir. El agua es contento, amor y compasión. Provoca ansia, edema y obesidad.

TIERRA

La tierra es pesada, dura, áspera, firme, densa, de movimiento lento y voluminosa; es

FILOSOFÍA SANKHYA DE LA CREACIÓN

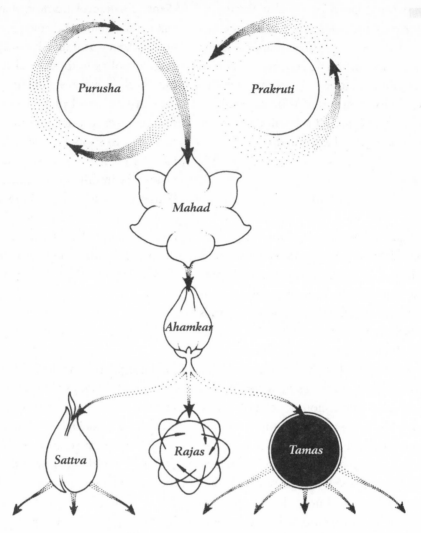

Cinco facultades sensoriales	Cinco órganos motores	Mente	Sonido	Tacto	Vista	Gusto	Olfato
Órganos de conocimiento	*Órganos de acción*	*Órgano tanto de acción como de conocimiento*	Es la *guna* del Espacio	Es la *guna* del Aire	Es la *guna* del Fuego	Es la *guna* del Agua	Es la *guna* de la Tierra
Oídos	Boca						
Piel	Manos						
Ojos	Pies						
Lengua	Órganos						
Nariz	reproductores						
	Órganos						
	excretores						

ORGÁNICOS   **INORGÁNICOS**

el más sólido de los cinco elementos. No es ni caliente ni fría. Es energía mecánica o física. Según el ayurveda, no es sino consciencia cristalizada o solidificada. Aporta fuerza, estructura e impulso al organismo. Todas las estructuras sólidas del cuerpo (huesos, cartílagos, uñas, dientes, pelo, piel) derivan del elemento tierra. La tierra se asocia con el sentido del olfato. Favorece el perdón, el apoyo, el enraizamiento y el crecimiento. También produce apego, avaricia y depresión, y su ausencia provoca sensaciones de falta de enraizamiento.

En nuestro organismo, la energía eléctrica del neutrón se convierte en la energía física del movimiento de los músculos a través de un neurotransmisor, que es una sustancia química. Lo cierto es que los cinco elementos están presentes en todos y cada uno de los niveles de nuestra fisiología, empezando por las células. Dentro de la célula, la membrana celular es tierra, las vacuolas celulares son espacio, el citoplasma es agua, el ácido nucleico y los demás componentes químicos de la célula son fuego, y el movimiento de la célula es consecuencia del principio aire. Cada una de las células también tiene mente, inteligencia y consciencia, a través de las cuales manifiesta su capacidad para seleccionar y elegir. De todos los posibles nutrientes que se encuentran en su entorno, cada célula elige su propio alimento; esta elección es obra de la inteligencia.

Tanto en nuestro entorno exterior como en nuestro interior, la proporción y el equilibrio de estos elementos está en constante cambio y varía con las estaciones, el tiempo atmosférico, la hora del día o la etapa de la vida en la que nos encontramos. Para que nuestra salud sea buena —y muchas veces, sencillamente, para poder sobrevivir— tenemos que estar constantemente acomodándonos a estos cambios a través de lo que comemos, de la ropa que vestimos, del lugar en el que vivimos y demás. Es un acto de equilibrio en el que cada elemento juega en contra de los demás. Utilizamos tierra sólida para construir nuestras casas, para protegernos contra los cambios que se producen en el aire, en el calor (fuego) y en el agua. Utilizamos fuego para preparar la comida (hecha de agua y tierra).

Las tres doshas: vata, pitta y kapha

Estos cinco grandes elementos se combinan entre sí para formar tres energías básicas, o principios funcionales, que están presentes, en diverso grado, en todo y en todos. El espacio (éter) y el aire constituyen vata. El fuego y el agua se combinan para formar pitta. El agua y la tierra dan lugar a kapha.

En nuestro cuerpo, estas tres doshas, o humores, son las que rigen nuestro funcionamiento psicobiológico. Vata, pitta y kapha están presentes en cada célula, en cada tejido y en cada órgano. Cuando están equilibradas crean salud y cuando están desequilibradas son causa de enfermedad.

Estas tres doshas son las responsables de la inmensa variedad de diferencias y preferencias individuales que encontramos en los seres humanos, e influyen en todo lo que somos y en todo lo que hacemos, desde la comida que elegimos a nuestra forma de relacionarnos con los demás. Rigen los procesos biológicos y psicológicos de nuestro cuerpo, de nuestra mente y de nuestra consciencia. Regulan la creación, el mantenimiento y la destrucción de los tejidos corporales, y la eliminación de los productos de desecho. También rigen nuestras emociones. Cuando están equilibradas, generan cualidades nobles como entendimiento, compasión y amor. Cuando su equilibrio se ve perturbado por el estrés, una dieta inadecuada, las condiciones del entorno o cualquier otro factor, pueden dar lugar a emociones negativas como la cólera, el miedo y la avaricia.

En el ayurveda, vata es el principio corporal del aire. Es la energía del movimiento. Pitta es el principio del fuego, la energía de la digestión y del metabolismo. Kapha, por su parte, es el principio del agua, la energía de la lubricación y la estructura.

Todas las personas tienen las tres doshas, aunque lo más habitual es que una de ellas sea la principal, otra sea secundaria, y la tercera, menos prominente. De ese modo, cada persona tiene un patrón específico de energía, una combinación individual de características físicas, mentales y emocionales que conforman su constitución *(prakruti)*. Así como todo el mundo tiene una huella digital individual que puede ser identificada por un experto, también tiene una huella energética —un equilibrio de vata, pitta y kapha— que es exclusivamente suya.

La salud depende de que conservemos el equilibrio de esta proporción. El equilibrio es el orden natural de las cosas; el desequilibrio provoca y refleja el desorden. En el interior de nuestros cuerpos se está produciendo una constante interacción entre el orden y el desorden, y eso es lo que determina nuestro estado de salud.

La salud es orden; la enfermedad es desorden. El medio interno del cuerpo está incesantemente reaccionando al entorno exterior. El desorden tiene lugar cuando es-

tos dos medios no guardan armonía entre sí. Sin embargo, como el orden es inherente al desorden, la persona sabia aprende a ser consciente de la presencia del desorden y reestablece el orden.

En el capítulo 2 veremos cómo las tres doshas principales se combinan entre sí para crear los siete tipos constitucionales del ayurveda, y aprenderás a averiguar cuál es el tuyo. Esta es la clave fundamental que nos va a permitir tomar las decisiones relativas a nuestro estilo de vida que nos puedan conducir a la autosanación y al bienestar máximo. Por el momento, vamos a analizar un poco más en profundidad las características de estas tres energías básicas de la vida.

VATA

Vata es la energía del movimiento. Aunque es el *principio* aire, no se considera lo mismo que el aire del entorno exterior, sino más bien la energía sutil que rige el movimiento biológico.

Vata está íntimamente relacionada con nuestra esencia de vida, conocida como *prana. Prana* es la esencia pura de vata. Es la fuerza de vida, la expresión de la inteligencia. Este flujo de inteligencia es necesario para que se produzca la comunicación entre dos células y es el que mantiene la función vital de ambas. En un nivel cósmico, se dice que *prana* es la atracción entre *Purusha* y *Prakruti*.

Como principio de movilidad, vata regula toda la actividad del cuerpo, tanto mental como fisiológica. Es la responsable de la respiración, el parpadeo, los latidos del corazón y todo el movimiento del citoplasma y las membranas celulares. Todos los impulsos que se producen en las inmensas redes de nuestro sistema nervioso están también regidos por ella.

Cuando vata está equilibrada, favorece la creatividad y la flexibilidad, y evoca sensaciones de frescura, ligereza, felicidad y alegría. Si está desequilibrada, da lugar a la aparición de miedo, nerviosismo, ansiedad e incluso temblores y espasmos. Vata es seca, ligera, fría, sutil, clara, móvil y dispersante. En seguida veremos cómo se expresan estas cualidades en una persona que tenga constitución vata.

PITTA

Pitta se traduce como fuego, pero no debemos tomarlo de forma literal. Es, más bien, el *principio* del fuego, la energía del calentamiento o del metabolismo. Rige todos los cambios bioquímicos que se producen en el interior de nuestro cuerpo y regula la digestión, la absorción, la asimilación y la temperatura corporal. Desde el punto de vista de la biología moderna, comprende las enzimas y los aminoácidos, que desempeñan un papel fundamental en el metabolismo.

Pitta regula la temperatura corporal mediante la transformación química de los alimentos. Favorece el apetito y la vitalidad.

No metabolizamos solo los alimentos. Todas las impresiones que entran en nuestro ser procedentes del exterior también son procesadas, o «digeridas», para convertirlas en parte de nosotros mismos. Por eso pitta (cuando está equilibrada) favorece la inteligencia y el entendimiento, y es crucial para el aprendizaje. Una pitta desequilibrada puede dar lugar a emociones ardientes como la frustración, la ira, el odio, la crítica y la envidia.

Pitta es caliente, aguda, ligera, oleosa, líquida, picante, agria y expansiva. Estas cualidades se revelan de diversas formas en las personas que tienen una constitución pitta.

KAPHA

Kapha combina el agua y la tierra. Es la energía que forma la estructura del cuerpo, el pegamento que mantiene unidas las células. Proporciona también el líquido necesario para la vida de nuestras células y de los distintos aparatos del organismo. Lubrica las articulaciones, hidrata la piel, ayuda a curar las heridas y conserva la inmunidad. Proporciona fuerza, vigor y estabilidad.

En el aspecto psicológico, el exceso de kapha es el responsable de emociones tales como el apego, la avaricia, la lujuria y la envidia. Cuando kapha está equilibrada, se expresa en tendencias hacia el amor, la calma y el perdón.

Las cualidades de kapha son, entre otras, pesadez, lentitud, frescura, untuosidad, humedad, delicadeza, suavidad, estatismo, viscosidad y dulzura. Los individuos kapha muestran estas cualidades de distintas formas.

Estas tres doshas juntas rigen todas las actividades metabólicas del organismo. Kapha favorece el anabolismo, el proceso de construcción del cuerpo, el crecimiento y la creación de células nuevas, y la reparación celular. Pitta regula el metabolismo, formado por la digestión y la absorción. Vata dispara el catabolismo, el proceso de deterioro necesario en el que las moléculas grandes se descomponen en otras más pequeñas.

Vata, el principio del movimiento, mueve tanto a pitta como a kapha, que son inmóviles. Por eso, cuando vata está desequilibrada, influye sobre las otras doshas y las perturba. La mayoría de las enfermedades tienen como origen un agravamiento de vata.

La trayectoria de la vida está dividida en tres etapas fundamentales. Desde el nacimiento hasta los dieciséis años es la edad kapha; de los dieciséis a los cincuenta es la edad pitta, y de los cincuenta a los cien, la edad vata.

En la infancia predominan kapha y el proceso del anabolismo, pues es la época en la que tiene lugar el mayor crecimiento físico y el proceso de estructuración del cuerpo. Los trastornos kapha, como la congestión pulmonar, la tos, los catarros y las secreciones mucosas, son comunes en esta época. En la edad adulta, época de actividad y vitalidad, pitta es más visible. Vata y los procesos catabólicos de deterioro asumen el control del organismo en la ancianidad y provocan trastornos vata como temblores, emaciación, falta de aliento, artritis y pérdida de memoria.

Las veinte cualidades: una clave importante de la sanación

Llegamos ahora a otro aspecto importante de la teoría ayurvédica que te ayudará a tomar decisiones inteligentes que fomenten tu autosanación. El ayurveda perfila veinte cualidades fundamentales, que aparecen a su vez formando diez parejas:

Los veinte atributos o cualidades básicos

Pesado – ligero	Frío – caliente
Aceitoso – seco	Lento – agudo
Estable – móvil	Blando – duro
Denso – líquido	Resbaladizo – áspero
Burdo – sutil	Nebuloso – claro

Estas cualidades se encuentran tanto en el mundo que nos rodea como en nuestros propios cuerpos. El tiempo atmosférico que hace hoy puede percibirse como ligero o pesado, y puede ser líquido o seco, móvil (ventoso) o estable, caluroso o frío, nublado o despejado. Los alimentos que consumimos pueden también tener cualquiera de estas cualidades. El helado, por ejemplo, es pesado, aceitoso, frío, blando y líquido. Nuestra piel puede ser grasa o seca, áspera o suave. También nuestro estado de ánimo puede ser pesado o ligero, nublado o despejado; nuestro pensamiento puede ser lento o agudo; nuestra mente, tranquila y estable o móvil e hiperactiva, clara o nebulosa.

Constantemente nos vemos influidos por los cambios de estas cualidades. Un tiempo frío, ventoso, claro y seco agrava la dosha vata y puede provocar catarros y diversos trastornos vata como insomnio, estreñimiento o artritis. Un tiempo cálido y húmedo agrava a pitta y puede provocar estallidos de irritación y cólera, y trastornos físicos como acné, eccema o erupciones cutáneas. Un tiempo nublado, gris, húmedo o lluvioso puede agravar la dosha kapha y provocar resfriados y tos, depresión y letargo, y nos puede llevar a comer y dormir en exceso, y a ganar peso.

Cada uno de estos pares de cualidades representa los extremos de un continuo.

Las dos cualidades de cada par se influyen o afectan la una a la otra según dos principios fundamentales del ayurveda:

1. Cada cosa aumenta lo que es igual a ella.
2. Los opuestos se disminuyen el uno al otro.

Estos principios son una de las claves de la sanación con ayurveda. Cuando se ha manifestado un desequilibrio, *para que un tratamiento tenga éxito es necesario aumentar las cualidades opuestas*. Por ejemplo, si existe demasiado calor (un exceso de pitta), una bebida fría, ir a nadar o unas hierbas con cualidades refrescantes ayudarán enormemente a tranquilizar la dosha pitta y reducirán el calor. A una persona que padece un exceso de calor no le vendrá bien jugar al tenis a pleno sol, tomar comidas picantes ni darse una sauna. Del mismo modo, si tienes frío y estás tiritando por haber estado expuesto a un tiempo frío y ventoso, tómate un cuenco de sopa caliente, envuélvete en una manta o date un baño caliente. Estos remedios tan sencillos nos resultan absolutamente lógicos cuando los escuchamos, porque son totalmente naturales.

Los médicos ayurvédicos han observado atentamente la naturaleza y han localizado estas cualidades en todas las cosas, tanto orgánicas como inorgánicas. El tratamiento ayurvédico consiste, en gran medida, en identificar el trastorno de una persona según estas cualidades y en corregir todos los desequilibrios.

¿Y cómo se hace? En términos muy generales, un exceso de sequedad en el cuerpo —estreñimiento, piel seca, cuerpo demacrado, etc.— se asocia frecuentemente con un agravamiento de vata; un exceso de calor —ardor al orinar, irritación de ojos, fiebre, inflamación, ira o actitud crítica—, con un agravamiento de pitta; y una pesadez indebida —letargo, sobrepeso, congestión y exceso de mucosidad—, con un kapha desequilibrado. Sean cuales sean los síntomas que estén presentes, para establecer tu propio tratamiento debes comprenderlos y, a continuación, ajustar tu estilo de vida —dieta, ejercicio y demás— para recuperar el estado de equilibrio y de salud.

Los cientos de remedios que encontrarás en la tercera parte de este libro te ayudarán a ello, pero esencialmente es tu consciencia en todo momento, tu observación de ti mismo, tu sensibilidad hacia tu propia constitución, tus requisitos de salud propios y únicos, y, quizá lo más importante, tu voluntad para actuar según tus conocimientos, lo que marcará la diferencia entre una salud mala y una vida enérgica, feliz, saludable y prolongada.

Capítulo 2

Descubre tu tipo mental y fisiológico

Este capítulo te hará avanzar un poco más en tu trayectoria hacia una salud radiante, pues empezaremos a aplicar los principios esbozados en el capítulo 1 para descubrir y comprender tu constitución personal y única.

Según el ayurveda, existen siete tipos corporales fundamentales:

- Vata ⎫
- Pitta ⎬ monotipos
- Kapha ⎭
- Vata-Pitta ⎫
- Pitta-Kapha ⎬ tipos duales
- Kapha-Vata ⎭
- Vata-Pitta-Kapha } tipo triple

Las tres doshas están presentes en todos los individuos y en todo momento, pero su proporción varía de una persona a otra. Por eso, diez individuos vata, o diez individuos kapha-pitta, tendrán diez temperamentos diferentes, diez conjuntos únicos de cualidades y características. El mantenimiento de nuestra proporción cualitativa y cuantitativa individual y personal de las doshas es el reto que debemos afrontar si deseamos permanecer sanos. Cuando mantenemos esta proporción, nuestra salud es buena, pero cuando se perturba ese equilibrio, pueden aparecer las enfermedades.

Prakruti y vikruti

En el momento de la concepción se determina la combinación y proporción de vata, pitta y kapha de cada persona según la genética, la dieta, el estilo de vida y las emociones que en ese momento embargan a sus padres. Como se dijo en la introducción, las doshas predominantes de nuestros padres se combinan para formar la constitución de la nueva vida que están creando.

Si, por ejemplo, el padre es predominantemente pitta y la madre es predominantemente vata, y el factor pitta es más fuerte que el vata, y la unión está teniendo lugar en una cálida noche de verano después de haber tomado una comida picante, el bebé que vaya a nacer tendrá una constitución predominantemente pitta. Si ambos padres son kapha, siguen una dieta kaphagénica y están haciendo el amor en una estación kapha, su hijo tendrá predominio de la dosha kapha.

Existe un puñado de individuos que nacen con una constitución en la que están presentes las tres doshas en igual proporción. Esto les concede una probabilidad enorme de gozar de una salud excepcionalmente buena y de una vida muy larga. En la mayoría de nosotros, sin embargo, predominan una o dos doshas.

Nota: Cuando en el ayurveda se afirma que la salud se obtiene al equilibrar las doshas, eso no significa que debas intentar llegar a tener una cantidad igual de vata, pitta y kapha. Se hace referencia exclusivamente a *conservar el equilibrio con el que fuiste concebido*.

La combinación única y específica de las tres doshas en el momento de la concepción se denomina *prakruti*, que significa «naturaleza». Es tu temperamento psicobiológico. Este *prakruti* no cambia a lo largo de la vida de una persona. Puede que tu *prakruti* sea, por ejemplo, predominantemente pitta, con vata como dosha secundaria y un poco de kapha (esto se puede transcribir como $V_2P_3K_1$). En tu caso, mantener el equilibrio significa conservar esta proporción. Para ti no sería saludable un aumento de vata y kapha, aunque eso hiciera que la proporción de las doshas fuera más equitativa.

Cuando cambian las condiciones —debido al tiempo atmosférico, a las decisiones alimentarias, a la fatiga, al estrés, al estado emocional, al ejercicio o a la falta de este—, el equilibrio de las doshas en nuestro sistema mente-cuerpo cambia también. Este estado alterado de las doshas, que refleja el estado de nuestra salud en ese momento, se denomina *vikruti*. Si tu salud es excelen-

te, tu estado dóshico en este momento será el mismo que el *prakruti*. Sin embargo, lo más probable es que exista alguna discrepancia, y esta diferencia entre ambos es lo que nos proporciona la dirección en la que debemos movernos para conseguir la curación. El objetivo debe ser reestablecer el equilibrio que indica nuestro *prakruti*.

Sé que estás impaciente por conocer qué constitución tienes, de modo que vamos a pasar a averiguarlo. Más adelante analizaremos en profundidad las características de cada tipo dóshico.

Cómo determinar el tipo constitucional

La tabla de las páginas 29-30 te presenta un modelo de autoevaluación que te va a permitir determinar tu constitución personal y única según el ayurveda.

Ten en cuenta que esta autoevaluación solo te puede ofrecer unas directrices básicas. Las sutilezas de la constitución mental, emocional y física de cada persona son múltiples y el único que puede evaluarlas con exactitud es un médico que cuente con una formación exhaustiva y gran experiencia en el diagnóstico ayurvédico. Por tanto, te ruego que no saques ninguna conclusión absoluta acerca de ti basándote en tu autoevaluación o en la descripción de las doshas; más bien debes utilizar esta información como una ayuda que te permita comprenderte mejor a ti mismo y como guía para planificar tu dieta, tu régimen de ejercicio y otros aspectos de tu estilo de vida que puedan hacerte alcanzar la salud máxima.

Es preferible rellenar el cuestionario de autoevaluación dos veces (quizá quieras fotocopiarlo para que otras personas puedan también utilizarlo o para que tú mismo puedas volver a usarlo en el futuro). Para la primera evaluación debes basar tus respuestas en lo que es más cierto en el conjunto de tu vida, a lo largo de muchos años. Esto indicará tu *prakruti*. A continuación, vuelve a responder al cuestionario basándote en cómo te has sentido recientemente, en el último mes o dos meses. Este es tu *vikruti*, o estado actual.

Suele venir bien que tu pareja o un buen amigo verifiquen las respuestas, pues pueden ser más perspicaces y objetivos y te pueden ayudar a responder mejor.

Una vez rellenado el cuestionario, suma el número de respuestas de vata, pitta y kapha para descubrir el equilibrio de las doshas en tu *prakruti* y tu *vikruti*. La mayor parte de las personas tiene una dosha dominante; unas pocas tienen aproximadamente la misma proporción de dos de ellas, y algunas, muy pocas, tendrán las tres en igual proporción.

Tras sumar las cifras, conviértelas en una proporción en la que 3 sea la cifra más alta. Por ejemplo, supongamos que has obtenido V = 10, P = 6, K = 3. Esto se transcribiría como $V_3P_2K_1$.

Cuando hayas determinado tus doshas predominantes, el estudio de las siguientes características de vata, pitta y kapha te ayudará a alcanzar una comprensión más profunda y completa.

Características del individuo vata

Los individuos vata tienen cuerpos ligeros y flexibles. Son de hechura más bien pequeña, con músculos ligeros y poca gra-

sa, por lo que tienden a ser delgados o incluso a estar bajos de peso. Muchas veces dan la impresión de ser «demasiado altos» o «demasiado bajos», y pueden parecer físicamente subdesarrollados, con el pecho plano y menos fuerza y vitalidad que los otros tipos. Con frecuencia tienen venas y músculos bastante prominentes.

Los vata tienen la piel seca con tendencia a ser áspera. Tienen mala circulación, con lo que sus manos y pies suelen estar fríos. Como la dosha vata es fría, seca, ligera y móvil, y las personas de constitución vata tienden a carecer de material aislante (el tejido graso subcutáneo), a estos individuos les incomoda el tiempo frío, especialmente si es seco y ventoso, y prefieren la primavera y el verano.

Tienen apetito y sed variables, y una fortaleza digestiva también variable. Muchas veces se sienten atraídos por los alimentos astringentes, como las hortalizas y las verduras, pero lo que sus cuerpos necesitan realmente son los sabores dulces, agrios y salados (analizaremos el efecto del gusto en el capítulo 8). Las verduras crudas aumentan vata, no la equilibran. Los individuos vata suelen experimentar dificultades digestivas y problemas para absorber los nutrientes. Tienden a producir una orina escasa y sus deposiciones son duras, secas y pequeñas en tamaño y cantidad. El estreñimiento es uno de sus trastornos más corrientes.

Los vata son el tipo corporal con más tendencia a ayunar o a comer muy poco, pero con ello aumentan vata y tienden al desequilibrio.

Otras características típicas de los tipos vata son los ojos pequeños y hundidos, a menudo sin brillo; un cabello seco y fino,

DIRECTRICES PARA DETERMINAR TU CONSTITUCIÓN

OBSERVACIONES	V	P	K	VATA	PITTA	KAPHA
Tamaño del cuerpo	☐	☐	☐	Delgado	Medio	Grande
Peso corporal	☐	☐	☐	Bajo	Medio	Sobrepeso
Piel	☐	☐	☐	Fina, seca, fría, áspera, oscura	Suave, grasa, cálida, sonrosada	Gruesa, grasa, fresca, blanca, pálida
Cabello	☐	☐	☐	Seco, marrón, negro, enredado, quebradizo, fino	Liso, graso, rubio, gris, rojo, calvicie	Espeso, rizado, graso, ondulado, sano, de todos los colores
Dientes	☐	☐	☐	Protuberantes, grandes, separados, encías delgadas	Medianos, delicados, encías sensibles	Saludables, blancos, encías fuertes
Nariz	☐	☐	☐	Irregular, tabique desviado	Puntiaguda, roja en la punta	Corta, redondeada, nariz de botón
Ojos	☐	☐	☐	Pequeños, hundidos, secos, activos, negros, marrones, nerviosos	Vivos, brillantes, grises, verdes, amarillentos/ enrojecidos, sensibles a la luz	Grandes, bonitos, azules, tranquilos, amorosos
Uñas	☐	☐	☐	Secas, ásperas, frágiles, se rompen con facilidad	Agudas, flexibles, sonrosadas, lustrosas	Gruesas, grasas, suaves, pulidas
Labios	☐	☐	☐	Secos, abiertos, con tintes negros o marrones	Rojos, inflamados, amarillentos	Suaves, grasos, pálidos, blanquecinos
Barbilla	☐	☐	☐	Delgada, angular	Afilada	Redondeada, partida
Mejillas	☐	☐	☐	Arrugadas, hundidas	Lisas, planas	Redondeadas, rollizas
Cuello	☐	☐	☐	Delgado, largo	Mediano	Grande, con pliegues
Pecho	☐	☐	☐	Plano, hundido	Moderado	Expandido, redondo
Vientre	☐	☐	☐	Delgado, plano, hundido	Moderado	Grande, barrigón
Ombligo	☐	☐	☐	Pequeño, irregular, herniado	Ovalado, superficial	Grande, profundo, redondo, estirado

DIRECTRICES PARA DETERMINAR TU CONSTITUCIÓN

OBSERVACIONES	V	P	K	VATA	PITTA	KAPHA
Caderas	☐	☐	☐	Esbeltas, delgadas	Moderadas	Anchas, grandes
Articulaciones	☐	☐	☐	Frías, chascan	Moderadas	Grandes, lubricadas
Apetito	☐	☐	☐	Irregular, escaso	Insoportable	Lento y constante
Digestión	☐	☐	☐	Irregular, forma gases	Rápida, provoca ardores	Prolongada, forma mucosidad
Gusto, preferencia saludable	☐	☐	☐	Dulce, agrio, salado	Dulce, amargo, astringente	Amargo, picante, astringente
Sed	☐	☐	☐	Variable	Exceso	Escasa
Deposiciones	☐	☐	☐	Estreñimiento	Sueltas	Voluminosas, grasas, lentas
Actividad física	☐	☐	☐	Hiperactivo	Moderado	Sedentario
Actividad mental	☐	☐	☐	Siempre activo	Moderado	Torpe, lento
Emociones	☐	☐	☐	Ansiedad, miedo, incertidumbre, flexibilidad	Cólera, odio, celos, decisión	Calma, avaricia, apego
Fe	☐	☐	☐	Variable, cambiante	Intensa, extremista	Constante, profunda, tranquila
Intelecto	☐	☐	☐	Rápido pero con respuestas fallidas	Respuestas exactas	Lento, exacto
Recuerdos	☐	☐	☐	Buenos los recientes, malos los remotos	Claros	Lentos y constantes
Sueños	☐	☐	☐	Rápidos, activos, muchos, de miedo	Ardientes, de guerra, violentos	Lagos, nieve, románticos
Sueño	☐	☐	☐	Escaso, fragmentado, insomnio	Escaso pero profundo	Profundo, prolongado
Habla	☐	☐	☐	Rápida, escasa, clara	Aguda, penetrante	Lenta, monótona
Finanzas	☐	☐	☐	Malas, gasta en fruslerías	Gasta el dinero en lujos	Rico, conserva bien el dinero

TOTAL

Atributos de los individuos vata

Estos son los atributos principales de la dosha vata y el modo en que se expresan en las características físicas, mentales y conductuales de un individuo vata.

ATRIBUTOS	MANIFESTACIONES EN EL CUERPO
Seco	Sequedad en la piel, en el cabello, en los labios, en la lengua; sequedad en el colon con tendencia al estreñimiento; voz ronca
Ligero	Músculos y huesos ligeros, estructura corporal fina, sueño ligero y escaso; peso bajo
Frío	Manos y pies fríos, mala circulación; detesta el frío y le encanta el calor; rigidez muscular
Áspero	Piel, uñas, cabello, dientes, manos y pies ásperos y agrietados; chasquidos en las articulaciones
Sutil	Miedo sutil, ansiedad, inseguridad; carne de gallina, contracciones musculares diminutas, temblores leves; cuerpo delicado.
Móvil	Rapidez al caminar, al hablar; hace muchas cosas al mismo tiempo; ojos, cejas, manos y pies inquietos; articulaciones inestables; sueños múltiples; le encanta viajar, pero no se queda mucho tiempo en el mismo sitio; humor variable y fe inestable
Claro	Clarividencia; comprende y olvida enseguida; mente clara y abierta; experimenta el vacío y la soledad
Astringente	Sensación de sequedad y ahogo en la garganta; tiene hipo, eructa; le encantan las sopas grasientas y espesas; tiene antojos de cosas dulces, ácidas y saladas

a menudo rizado o quebradizo; la piel y las uñas secas y ásperas; articulaciones protuberantes y que chascan con frecuencia, y unos dientes que pueden ser irregulares, protuberantes o rotos.

Los vata caminan rápido y siempre tienen prisa. Debido a la cualidad móvil de esta dosha, no les gusta estar sentados y ociosos, y prefieren una actividad constante. También les gusta viajar mucho. No ha-

cer nada supone para ellos un castigo. Les atrae correr, saltar y la actividad física vigorosa, pero como tienden a tener menos vitalidad que el resto de la gente, enseguida se fuerzan o se cansan en exceso.

Se sienten atraídos hacia una gran actividad sexual. Sin embargo, el exceso de sexo es una de las causas del agravamiento de vata. A los vata les suele costar prolongar la relación sexual, y los hombres vata pueden experimentar eyaculación precoz.

Los individuos vata duermen menos que los pertenecientes a los otros dos tipos corporales y tienen tendencia a sufrir interrupciones del sueño o insomnio, especialmente cuando se agrava esta dosha. De todas formas, suelen despertarse sintiéndose alerta y frescos y listos para ponerse en marcha.

Psicológicamente están dotados de mentes rápidas, flexibilidad mental y creatividad. Gozan de una imaginación excelente y destacan a la hora de generar ideas nuevas. Cuando están equilibrados son alegres y felices. Los vata tienden a hablar deprisa y mucho. Se emocionan con facilidad, están alerta y actúan con rapidez…, ¡pero puede que no piensen bien las cosas antes de actuar, por lo que a veces dan respuestas equivocadas o toman una mala decisión con mucho aplomo!

Los vata son personas cariñosas, pero es posible que lo que les mueva a querer a otro sea solo el miedo y la soledad. De hecho, el miedo es uno de los síntomas de tener un vata desequilibrado. Estos individuos pueden experimentar miedo a la soledad, a la oscuridad, a la altura y a los espacios cerrados. La ansiedad, la inseguridad y el nerviosismo también son muy habituales en ellos. Les encanta preocuparse por todo.

Una de las cualidades psicológicas principales de los individuos vata es su disposición al cambio o, por decirlo de otra forma, una dificultad para establecerse y comprometerse. Cambian con frecuencia de mobiliario, de casa, de trabajo o de ciudad, y se aburren con facilidad. ¡No les gusta quedarse en un sitio más de un año! Y también su fe es bastante variable. Los vata pueden tener poca fuerza de voluntad y a menudo se sienten inestables o «en la luna».

La claridad es uno de los atributos de vata, por lo que los individuos vata suelen tener la mente clara e incluso pueden llegar a ser clarividentes. Gracias a su mente activa y a su fértil imaginación, suelen estar muy despiertos y captan las ideas nuevas con rapidez. Sin embargo, también olvidan muy pronto. Piensan y hablan rápido, pero son inquietos y se fatigan con facilidad. Suelen tener menos tolerancia, confianza en sí mismos y audacia que los otros tipos.

Los tipos vata tienden a ganar dinero muy rápido, pero también lo gastan en seguida, a menudo de forma impulsiva o en fruslerías. ¡Una persona vata puede ir a un mercadillo y volver a casa con un montón de cosas inútiles! No son buenos ahorradores. Tampoco son buenos planificadores, y eso les puede llevar a sufrir dificultades económicas.

El término *vata* deriva de una raíz que significa «mover», y eso nos proporciona una pista importante del carácter de estos individuos. Como principio de movilidad, vata proporciona la fuerza motriz de todos nuestros procesos mentales y corporales. Regula toda la actividad del organismo, desde el número de pensamientos que tenemos a la rapidez y eficacia con las que se desplaza la comida por el tracto digestivo.

La conducta que atrae a los vata —viajes, horarios erráticos, estimulación constante, cambios frecuentes— puede perturbar fácilmente su equilibrio y provocar trastornos vata como estreñimiento, distensión abdominal producto de los gases, debilidad, artritis, neumonía, sequedad excesiva en la piel, sequedad en los labios, sequedad en el cabello, pezones secos y agrietados y talones agrietados. Los trastornos nerviosos, los tics, la confusión mental, las palpitaciones y la falta de aliento, así como la tensión muscular, el lumbago y la ciática se deben también a un agravamiento de vata. El exceso de esta dosha hace que la mente se muestre inquieta e hiperactiva. Los sonidos fuertes, las drogas, el azúcar, la cafeína y el alcohol también desquician a la dosha vata, así como la exposición al frío y los alimentos fríos.

El exceso de vata es uno de los causantes principales del síndrome premenstrual. Cuando una mujer, poco antes de la menstruación, experimenta hinchazón, dolor lumbar, dolor en la parte baja del abdomen, retortijones, dolor en los músculos de las pantorrillas e insomnio, y emocionalmente siente ansiedad, miedo e inseguridad, se debe a un agravamiento de la dosha vata.

Tal y como le sucede al viento, a los tipos vata les cuesta sentarse y mantener los pies en la tierra. Cuando se agrava su vata, resulta difícil tranquilizarlos. Para ellos es muy complicado atenerse a una rutina, pero es vital que lo hagan si quieren seguir estando sanos.

Las estaciones secas, frías y ventosas del otoño y el invierno tienden a aumentar y agravar la dosha vata, por lo que en estas épocas los individuos vata deben tener un cuidado especial para conservar el equilibrio. Necesitan vestir ropas abrigadas y tomar alimentos calientes y pesados. Los alimentos calientes, húmedos y ligeramente grasos son muy beneficiosos para ellos, y también la mayoría de las especies que dan calor. Los baños de vapor, los humidificadores y la humedad en general les resultan muy útiles.

Normas generales para equilibrar vata
Mantente abrigado
Conserva la tranquilidad
Evita los alimentos crudos
Evita los alimentos fríos
Evita las temperaturas extremadamente frías
Consume alimentos y especias calientes
Sigue una rutina regular

Características del individuo pitta

El tipo corporal pitta es de altura y constitución mediana, aunque algunos individuos son esbeltos y tienen una estructura delicada. Rara vez ganan o pierden demasiado peso. Su desarrollo muscular es moderado y suelen ser, en líneas generales, más fuertes físicamente que los vata. Los ojos pitta son brillantes y pueden ser grises, verdes o de color marrón cobrizo, y los globos oculares son medianamente prominentes. Estos individuos tienden a tener una piel rojiza o cobriza, y pueden tener ser pelirrojos; su cabello tiende a ser sedoso. Con frecuencia encanecen o pierden el pelo pronto, por lo que es habitual que un hombre pitta luzca una línea del cabello en recesión o ¡un hermoso y espléndido cráneo desprovisto de pelo!

Los lunares y las pecas son muy habituales en la piel pitta, que tiende a ser grasa, cálida y con menos arrugas que la vata. Los pitta tienen unos dientes agudos, ligeramente amarillentos, y les sangran las encías con frecuencia.

La temperatura corporal normal de las personas con constitución pitta es ligeramente más elevada y suelen tener las manos y los pies calientes y, a veces, sudorosos. Los pitta pueden tener incluso calor cuando tanto los vata como los kapha tienen frío. Sudan bastante, incluso estando a diez grados, mientras que la persona vata no suda ni siquiera a una temperatura mucho más elevada. Su transpiración corporal tiene a menudo un olor fuerte y sulfuroso; también les sudan los pies y pueden desprender un olor fuerte.

Este calor es la característica principal de los tipos pitta, lo que no resulta sorprendente si tenemos en cuenta que el término *pitta* deriva de la palabra sánscrita *tapa*, que significa «calentar» (esta palabra puede traducirse también por «austeridad», y los individuos pitta pueden llegar a ser muy austeros). Toleran mal el calor, el sol y el trabajo físico duro. Aunque son unos tipos fogosos, su impulso sexual puede no ser muy fuerte. En ocasiones pueden utilizar el sexo como vía de escape para la cólera.

Los pitta tienen buen apetito, un metabolismo fuerte y una digestión eficaz. Comen y beben en grandes cantidades y también producen mucha orina y heces, que tienden a ser amarillentas y blandas. Cuando están desequilibrados, tienen antojos de comidas picantes y calientes, que no son buenas para ellos. Deberían consumir alimentos de sabor dulce, amargo y astringente. Cuando la persona pitta está hambrienta necesita comer pronto, de lo contrario se mostrará irritable y puede llegar a sufrir hipoglucemia.

El sueño pitta es de duración media, pero sin interrupciones y profundo. Son individuos a los que les gusta leer en la cama, y a menudo se quedan dormidos con el libro sobre el pecho.

Las niñas de constitución pitta empiezan a menstruar muy pronto y alcanzan la pubertad a una edad temprana. Pueden empezar incluso a los diez años.

Los trastornos físicos pitta tienden a estar relacionados con el calor y con el principio fuego. Estos individuos son propensos a la fiebre, a las enfermedades inflamatorias, a las indigestiones ácidas, al exceso de hambre, a la ictericia, a la transpiración profusa, a las úlceras, a los ojos enrojecidos, a la colitis y al dolor de garganta. Todas las «itis» son enfermedades inflamatorias y aparecen como consecuencia de un exceso de pitta. Las personas pitta tienen tendencia a sufrir quemaduras solares y rechazan la luz brillante.

Entre los síntomas del síndrome premenstrual tipo pitta se incluyen la sensibilidad en el pecho, los sofocos, la urticaria, la uretritis y, en ocasiones, una sensación de quemazón al orinar.

Los individuos pitta son despiertos e inteligentes, y tienen buena capacidad de comprensión y de concentración. Su intelecto es penetrante y agudo, y tienen muy buena memoria. Disponen de una mente lógica e investigadora y les encanta profundizar en los problemas y encontrar soluciones. Sus mentes están siempre trabajando y disfrutan resolviendo problemas y rompecabezas de todo tipo. También tienden a ser buenos oradores. Son grandes amantes del conocimiento y cuentan con una capacidad excelente para la organización y el liderazgo.

Los pitta son noctámbulos. Alrededor de la medianoche su cerebro se pone alerta y les encanta leer hasta altas horas de la madrugada.

El orden es muy importante para ellos. La casa o la habitación de una persona pitta está siempre limpia y arreglada. Guardan

Atributos de los individuos pitta

Estos son los atributos principales de la dosha pitta y su forma de expresarse en las características físicas, mentales y conductuales de un individuo pitta.

ATRIBUTOS	MANIFESTACIONES EN EL CUERPO
Caliente	Buen fuego digestivo; buen apetito; la temperatura corporal tiende a ser más elevada de lo normal; odia el calor; cabello gris con línea del nacimiento en recesión o calvicie; cabello marrón y suave
Agudo	Dientes agudos, ojos bien definidos, nariz puntiaguda, barbilla puntiaguda, cara en forma de corazón; absorción y digestión buenas; memoria y comprensión agudas; irritable
Ligero	Estructura corporal ligera o mediana; no tolera la luz brillante; piel clara y lustrosa, ojos brillantes
Graso	Piel, cabello y heces suaves y grasos; no le gusta la comida frita (puede provocarle dolor de cabeza)
Líquido	Deposiciones blandas y líquidas; músculos suaves y delicados; orina, sudor y sed excesivos
Expansivo	Pitta se expande en forma de erupción, acné, inflamación por todo el cuerpo o en determinadas áreas afectadas; los sujetos pitta desean extender su nombre y su fama por todo el país
Agrio	Estómago ácido y agrio, pH ácido; dientes sensibles; exceso de salivación
Amargo	Regusto amargo en la boca, náuseas, vómitos; repulsión hacia el sabor amargo; cínico
Picante	Ardor de estómago, sensación general de ardor; fuertes sentimientos de ira y de odio
Olor corporal	Olor fétido en las axilas, la boca, las plantas de los pies; olor en los calcetines
Rojo	Piel enrojecida y arrebolada; ojos, mejillas y nariz rojas; el color rojo agrava pitta
Amarillo	Ojos, piel, orina y heces amarillos; puede provocar ictericia, sobreproducción de bilis; el color amarillo aumenta pitta

la ropa en su sitio, colocan los zapatos en filas ordenadas y organizan los libros según su altura o siguiendo algún otro sistema concreto.

A los pitta les entusiasman las profesiones nobles. Son médicos, ingenieros, abogados, jueces…, personas muy brillantes y cerebrales. Tienen buena capacidad administrativa y les gusta desempeñar un papel de liderazgo. Son buenos planificadores, ambiciosos y disciplinados. Agresivos por naturaleza, se hacen fácilmente con el control de las situaciones. Pueden convertirse en figuras públicas. Tienen mucho carisma. La gente se siente atraída hacia ellos.

Suelen ser personas sabias y brillantes, pero también pueden tener una personalidad controladora y dominante. Poseen ciertas tendencia a comparar, competir y mostrarse agresivos, y son meticulosos y perfeccionistas. ¡Todo debe hacerse puntualmente y bien! Los individuos pitta no ceden jamás ni un milimetro en sus principios, lo que en ocasiones les conduce al fanatismo. Tienden a ser críticos, especialmente cuando la dosha pitta se ha agravado; si no hay nadie a quien criticar, entonces se criticarán y juzgarán a ellos mismos.

La duración de la vida de las personas pitta es solo moderadamente larga. Estos individuos queman su energía vital con su exceso de actividad mental, su perfeccionismo, su agresividad y la búsqueda constante del éxito. Tienen un miedo muy asentado al fracaso. No les gustan las palabras *no* ni *fracaso*, por lo que pueden sentirse muy estresados. Son los típicos adictos al trabajo.

Los pitta suelen buscar la prosperidad material y tienden a alcanzar una situación económica bastante desahogada, aunque con frecuencia gastan más de lo que ahorran. Les gusta vivir en casas lujosas y conducir coches de alta gama; les encantan los perfumes, las gemas, las joyas y demás artículos caros, y disfrutan exhibiendo su riqueza y sus posesiones.

Existen diversos factores que pueden aumentar pitta hasta agravarla. Uno es sencillamente consumir demasiadas especias picantes, como pimienta negra, cayena, curry o jalapeños. También puede verse incrementada por la fruta ácida y los cítricos, como los pomelos y las naranjas ácidas. A estos individuos puede resultarles perjudicial tomar yogur añejo, fumar y beber vino agrio. Trabajar cerca del fuego o tumbado al sol también provoca un aumento de pitta.

El consumo de alimentos fritos grasientos o de comida grasa, como la manteca de cacahuete, puede provocar náuseas o dolores de cabeza a las personas pitta.

El verano es la época del año más difícil para los pitta. El tiempo caluroso y húmedo puede hacer que la dosha pitta se agrave con facilidad. El calor se acumula en el organismo y los individuos pitta se vuelven más susceptibles a los trastornos relacionados con el calor que mencionamos anteriormente. Pueden mostrarse bastante irritables y se agitan y enfadan con facilidad. Pierden los estribos. Su mente aguda se vuelve supercrítica y enjuiciadora. Pueden dispararse los celos y la envidia. ¡Necesitan enfriar los ánimos!

Normas generales para equilibrar pitta
Evita el calor excesivo
Evita el exceso de aceite
Evita el exceso de vapor
Limita la ingesta de sal

Consume alimentos refrescantes y no especiados
Toma bebidas frescas (pero no heladas)
Haz ejercicio durante las horas más frescas del día

Características del individuo kapha

Las personas kapha gozan de un cuerpo fuerte, sano y bien desarrollado. Tienen el pecho amplio y expandido, músculos fuertes y huesos largos y pesados. Debido a su estructura grande y a que tienen una constitución en la que dominan los elementos agua y tierra, los kapha aumentan de peso con facilidad y les cuesta adelgazar. Para complicar más el asunto, suelen tener una digestión y un metabolismo lentos. Eso hace que con frecuencia muestren tendencia al exceso de peso y a ser un poco regordetes. ¡Una persona kapha puede incluso hacer un ayuno de agua y coger peso!

Además de tener una estructura de mayor tamaño, los individuos kapha tienen una gran capacidad vital, mucha energía y, por regla general, buena salud. Tienen la piel suave, lisa, lustrosa y gruesa, con tendencia a ser grasa; sus ojos son grandes, oscuros y atractivos, con pestañas y cejas largas y espesas. El blanco de los ojos es muy blanco. Tienen dientes grandes, fuertes y blancos. Su cabello suele ser espeso, oscuro, suave, ondulado y abundante. ¡Tienen pelo por todas partes!

Los individuos con un tipo corporal kapha tienen un apetito y una sed uniformes, aunque su digestión es lenta. Pueden saltarse sin problemas una comida o trabajar sin comer, mientras que a una persona pitta le resulta muy difícil concentrarse si no ha comido.

Debido a su índice metabólico lento, los kapha que conservan la salud y el equilibrio suelen gozar de una vida larga, más larga que las de los otros dos tipos, que tienden a «quemarse» con más rapidez. Sin embargo, si se consiente el agravamiento de la dosha kapha, es probable que la persona se vuelva obesa, lo que supone una de las causas principales de diabetes, hipertensión y ataques cardíacos. Una persona así no puede vivir una vida muy larga.

Los kapha son golosos; les encantan los caramelos, las galletas y el chocolate. Suelen sentirse atraídos por la comida dulce, salada y grasienta, aunque este tipo de alimentos contribuye a que retengan líquidos y cojan peso; sus cuerpos necesitan algo más ligero y les van mejor los sabores amargo, astringente y picante.

Debido a las cualidades nebulosa y pesada de kapha, es frecuente que estos individuos se sientan pesados y atontados por la mañana y que les cueste ponerse en marcha si no se toman una taza de café o de té. La mañana no es su mejor hora. Prefieren el mediodía, aunque es fácil que les apetezca echarse una siesta después de comer; con frecuencia se sienten adormilados tras haber ingerido una comida abundante. Por desgracia, dormir durante el día aumenta kapha y no es bueno para ellos.

Los kapha evacúan despacio y sus deposiciones tienden a ser blandas y de color pálido. Su sudoración es moderada, mayor que la de los vata pero menos abundante que la de los pitta. Tienen un sueño profundo y prolongado.

A pesar de gozar de unos cuerpos fuertes y de una gran vitalidad, los kapha rehúyen el ejercicio. Los ejercicios vigorosos les vienen estupendamente, ¡pero les gusta más sentarse, comer y no hacer nada! En lugar de correr, prefieren pasear… ¡despacio! Es frecuente que les guste la natación, pero este deporte no es especialmente bueno para ellos, pues al practicarlo su cuerpo absorbe algo de agua. Cuando hacen ejercicio, se les abre el apetito y quieren comer. Tras pasar un rato en el gimnasio, se van al restaurante a tomar un tentempié.

La dosha kapha es lenta y constante en todos los sentidos. Estos individuos se mueven despacio y hablan despacio (su forma de hablar puede llegar a ser monótona). Comen despacio, son lentos a la hora de decidir y lentos a la hora de actuar. Se mueven lentamente y con elegancia.

Los individuos kapha gozan de una disposición amable y cariñosa. Son por naturaleza pacíficos, pacientes, tolerantes, cariñosos, compasivos e indulgentes. Les encanta abrazar a la gente. Son estables, íntegros y fieles. Su fe espiritual o religiosa es profunda y duradera, y sus mentes son tranquilas y estables.

Una de las cualidades dominantes de kapha es la suavidad, que se manifiesta en una piel suave, un cabello suave, una forma de hablar suave y amable, una naturaleza apacible y una mirada suave, amable y cariñosa. La mirada de una persona pitta es aguda y penetrante. ¡La mirada de un vata se pierde en el espacio! Una persona kapha, sin embargo, da sensación de tranquilidad, calma, estabilidad; da la impresión de tener los pies en el suelo. ¡Es una persona que está *aquí*, en este mismo momento!

Los kapha pueden ser lentos de entendimiento, pero cuando aprenden algo, re-

tienen ese conocimiento para siempre. Tienen una excelente memoria a largo plazo.

Aunque los individuos kapha son indulgentes, si los insultas o hieres sus sentimientos, te perdonarán, pero no olvidarán jamás. Una persona kapha te puede decir: «el veinticuatro de enero de 1972, a las tres y media de la tarde, cuando estábamos tomando una taza de té, me dijiste esto y lo otro…, ¡pero te he perdonado!».

Su tendencia al enraizamiento y a la estabilidad les ayuda a ganar dinero y a conservarlo, y se les da muy bien ahorrar. Sus locuras suelen ser menores y normalmente se manifiestan en gastar un poco de dinero en queso, caramelos y tartas.

Una persona kapha experimenta un impulso sexual constante y puede disfrutar del sexo durante horas sin que se disipe su energía, sin orgasmo o eyaculación. Es posible que tarde un rato en sentirse interesada, pero una vez estimulada, tiende a seguir estándolo.

La dosha kapha se agrava con alimentos productores de kapha, como la sandía, las frutas dulces, los caramelos, las galletas, el yogur y demás productos lácteos. Los alimentos fríos y congelados y el agua helada, dormir durante el día y quedarse sentado sin hacer nada aumentan kapha. El trabajo sedentario, en especial si se combina con estar constantemente comiendo mientras se realiza, produce una gran abundancia de kapha en el cuerpo. El exceso de kapha ralentiza la digestión y el metabolismo, y disminuye el fuego digestivo, por lo que la persona puede volverse regordeta o incluso obesa.

La época más difícil del año para los individuos kapha es el invierno y el comienzo de la primavera, cuando el tiempo es opre-

Atributos de los individuos kapha

Estos son los atributos principales de la dosha kapha y su forma de expresarse en las características físicas, mentales y conductuales de un individuo kapha.

ATRIBUTOS	MANIFESTACIONES EN EL CUERPO
Pesado	Huesos y músculos pesados, estructura corporal grande; tiende al sobrepeso; tiene los pies en la tierra; voz profunda y pesada
Lento	Camina y habla lentamente; digestión y metabolismo lentos; gestos perezosos
Fresco	Piel fría y húmeda; apetito y sed estables con metabolismo y digestión lentos; resfriados, congestión y tos frecuentes y repetitivos; deseo de dulces
Graso	Piel, cabello y deposiciones grasos; articulaciones y órganos lubricados y untuosos
Húmedo	Congestión en el pecho, los senos paranasales, la garganta y la cabeza
Suave	Piel suave; naturaleza apacible y amable; suavidad en los órganos
Denso	Capa densa de grasa; cabello espeso; piel, uñas y deposiciones gruesas; órganos rechonchos y redondeados
Blando	Mirada suave y agradable; amor, atención, compasión y amabilidad
Estático	Le encanta estar sentado, dormir y no hacer nada
Viscoso	La cualidad viscosa, pegajosa, adherente, hace que las articulaciones y los órganos sean compactos y firmes; le encanta abrazar; en el amor y en las relaciones se muestra muy apegado
Nebuloso	A primeras horas de la mañana la mente está nebulosa y confusa; generalmente necesita tomar café como estimulante para empezar el día
Dulce	La acción anabólica del sabor dulce estimula la formación de esperma, lo que aumenta la cantidad de este; fuerte deseo de practicar el sexo y de procrear; un funcionamiento anormal puede provocar antojo de dulce
Salado	Favorece la digestión y el crecimiento, da energía; mantiene el estado osmótico; un funcionamiento anormal puede provocar antojo de sal y retención de líquidos

sivo, húmedo, nublado y frío. En esas condiciones, la dosha kapha se acumula en el
organismo y provoca desequilibrios físicos,
emocionales y mentales de tipo kapha. Los
problemas físicos tienden a estar relacionados con el principio agua y se reflejan en
resfriados, gripe, congestión de los senos
paranasales y otras enfermedades que im-
pliquen mucosidad, como la congestión
bronquial. También son frecuentes el ale-
targamiento, el exceso de peso, la diabetes,
la retención de líquidos y los dolores de cabeza provocados por la sinusitis.

En términos emocionales, cuando la
dosha kapha se desequilibra, estos individuos pueden mostrar avaricia, apego, envidia, posesividad, lujuria y pereza, unas actitudes que llegan incluso a conducir a una
depresión tipo kapha.

Es interesante señalar que kapha puede
agravarse con la luna llena, porque, según
han descubierto los biólogos, en ese momento existe una tendencia a la retención
de líquidos en el organismo.

Las mujeres kapha pueden padecer síntomas de síndrome premenstrual tales como
un exceso de emocionalidad, retención de
líquidos, flujo vaginal blanco y micción excesiva. En esa época pueden sentir apego,
avaricia y letargo, y es probable que tengan
tendencia a dormir en exceso.

Normas generales para equilibrar kapha
Haz mucho ejercicio
Evita las comidas pesadas
Mantente activo
Varía tu rutina
Evita los productos lácteos
Evita comidas y bebidas heladas
Evita alimentos grasientos
Toma alimentos ligeros y secos

Cómo utilizar estos conocimientos

El hecho de conocer tu constitución
ayurvédica *(prakruti)* te ofrece muchos beneficios que puedes incorporar a tu vida y
a tu salud:

• Aumenta considerablemente tu capacidad para comprenderte a ti mismo, que es
lo que constituye la base de la vida. El ayurveda afirma que cada persona es un libro
único y divino. Saber leer ese libro constituye un gran arte. El conocimiento del *prakruti* puede ayudarte a leer tu propio libro,
es decir, a entender tu vida. Si comprendes
tu constitución puedes llegar a comprender
mejor tus tendencias psicológicas, tus for-
talezas y tus debilidades, así como tus áreas
psicológicas fuertes y débiles.

• Puedes comprobar que tus hábitos y
tendencias, es decir, aspectos tales como llevar un estilo de vida y una planificación
erráticos *(vata)*, la irascibilidad *(pitta)* o la
pereza *(kapha)*, o problemas físicos como
el sobrepeso *(kapha)*, las úlceras *(pitta)* o el
estreñimiento *(vata)*, están directamente
relacionados con tu constitución. La tendencia hacia estos desequilibrios es inherente a la forma en que está diseñado tu sistema mente-cuerpo.

• Cuando eres capaz de anticipar el tipo
de enfermedades y desequilibrios que
puedes padecer, tienes la posibilidad de tomar precauciones para evitar que surjan.
Puedes ajustar tu estilo de vida —rutina diaria, dieta, cantidad y tipo de ejercicios y demás— para mantener tus doshas equilibradas y tu salud en las mejores condiciones.

• También pues utilizar el conocimiento de los tipos constitucionales para entender a otras personas con las que tengas relación, tanto en tu vida personal como en

el trabajo. Para tener éxito en las relaciones, que hoy en día suponen un área tan confusa y problemática, resulta útil conocer la constitución de tu marido o de tu mujer, de tu novio o de tu novia. El hecho de comprendernos los unos a los otros nos aporta claridad; la claridad trae consigo la compasión, y la compasión es amor. Una relación así aporta felicidad, alegría y longevidad.

Utilizando este conocimiento del *prakruti*, si tu pareja está molesta y enfadada puedes decirle: «¡Cariño, no eres tú, es tu pitta!». Eso abrirá una nueva dimensión ante vosotros que os permitirá entender las reacciones emocionales en la relación.

Utiliza el conocimiento de tu *prakruti* como línea de partida, para ver dónde deberías estar. Analiza luego tu *vikruti*, tus desequilibrios actuales, como una clave que te ayude a recuperar el equilibrio utilizando las tablas de alimentos, las posturas de yoga, las hierbas, los ejercicios recomendados y todo lo demás que presentamos a lo largo de este libro.

Por ejemplo, si tu *vikruti* muestra más pitta que tu *prakruti*, deberás seguir las directrices para apaciguar pitta. Si tienes un trastorno provocado por un exceso de vata, pitta o kapha, sigue las indicaciones para apaciguar esa dosha. Para la congestión nasal, por ejemplo, sigue una dieta reductora de kapha hasta que haya remitido la enfermedad.

Si tu *prakruti* y tu *vikruti* están aproximadamente iguales, elige la dieta y las normas de vida de tu dosha más fuerte.

Por último, recuerda que «equilibrio» no significa cantidades iguales de vata, pitta y kapha; lo que realmente significa es mantener *la proporción* de las tres doshas que marca tu constitución individual. No es un estado estático, sino un equilibrio dinámico que exige una renovación constante.

Capítulo 3

Por qué enfermamos

¿Qué es la salud? ¿Qué es la enfermedad? ¿Dependen ambas, tanto la salud como la enfermedad, solo de la suerte o de qué bacterias encontremos en nuestra vida diaria? ¿Qué podemos hacer para mantener un estado positivo de salud y para evitar ponernos enfermos?

Estas son preguntas que la tradición de cinco mil años de antigüedad de la medicina ayurvédica ha estudiado en profundidad. Las respuestas, extraídas de unos conocimientos profundos y de generaciones de experiencia práctica, pueden ayudarnos a prevenir las enfermedades y a curarlas cuando brotan.

Empecemos por examinar el concepto ayurvédico de salud. Luego analizaremos diez causas potenciales de enfermedad y la forma de contrarrestarlas. Cuando eres consciente de los factores que pueden ayudarte a conservar tu buen estado de salud o que van a perturbar el equilibrio de tu organismo y van a poner en marcha el proceso de la enfermedad, puedes organizar tu vida de una forma que te permita gozar de salud y de equilibrio. Por último, analizaremos la idea ayurvédica de cómo se desarrollan las enfermedades, desde sus etapas iniciales e invisibles hasta que se manifiestan ya plenamente.

Definición de salud

Según el ayurveda, la salud no es solo la ausencia de enfermedad. Es más bien un estado de equilibrio entre el cuerpo, la mente y la consciencia.

La salud es un estado equilibrado de los tres humores (doshas), los siete tejidos (dhatus), los tres desechos (malas) y el fuego gástrico (agni), unido a la claridad y el equilibrio de los sentidos, la mente y el espíritu.

Aunque no vas a necesitar dominar todos estos términos y consideraciones para poder utilizar de forma eficaz los remedios contenidos en la tercera parte del libro, tener un ligero conocimiento de ellos te dará una idea más amplia de la profundidad y el sentido práctico de esta ciencia.

Ya estás familiarizado con las tres doshas, los humores o principios biológicos que rigen toda la actividad del cuerpo: vata, la energía o principio del movimiento; pitta, la energía de la digestión y el metabolismo; y kapha, el principio de la lubricación y la estructura. El equilibrio de las tres doshas mantiene la salud; el desequilibrio conduce a la enfermedad.

Las *dhatus* son los tejidos básicos del cuerpo. Son los responsables de la estructura del organismo en su conjunto y del funcionamiento de los diferentes órganos y sistemas. Las *dhatus*, fundamentales para el desarrollo y la nutrición del cuerpo, van desplegándose de manera sucesiva, empezando por la nutrición que se deriva del producto de la digestión:

1. *Rasa* (plasma o citoplasma). Contiene nutrientes procedentes de los alimentos digeridos y con ellos alimenta a todos los tejidos, órganos y sistemas.
2. *Rakta* (sangre). Rige la oxigenación de todos los tejidos y órganos vitales, y mantiene, con ello, el funcionamiento de la vida.
3. *Mamsa* (músculo). Cubre los delicados órganos vitales, realiza los movimientos de las articulaciones y conserva la fuerza física del cuerpo.
4. *Meda* (grasa). Mantiene la lubricación de los tejidos y sirve como material aislante para proteger el calor del cuerpo.
5. *Asthi* (hueso y cartílago). Soporta la estructura del cuerpo.
6. *Majja* (médula ósea y nervios). Rellena los espacios vacíos de los huesos, transporta los impulsos motores y sensoriales y facilita la comunicación entre las células y los órganos del cuerpo.
7. *Shukra* y *artava* (tejidos reproductores masculino y femenino). Contienen la esencia pura de todos los tejidos del cuerpo y pueden crear una vida nueva.

Cada *dhatu* depende de la anterior. Si los materiales originales de la digestión son inadecuados o si aparece algún problema en una de las etapas, cada una de las sucesivas *dhatus* dejará de recibir el alimento que necesita, con lo que sus respectivos tejidos o sistemas orgánicos sufrirán. Por eso, para gozar de buena salud es imprescindible que las siete *dhatus* se desarrollen y funcionen correctamente.

Los tres productos de desecho *(malas)* son las heces, la orina y el sudor. El organismo debe ser capaz de producirlos en la cantidad adecuada y de eliminarlos a través de sus respectivos canales.

El agni es el fuego biológico o la energía calorífica que rige el metabolismo. Puede equipararse a las enzimas digestivas y a los procesos metabólicos implicados en la descomposición, la digestión, la absorción y la asimilación de los alimentos. Agni mantiene la nutrición de los tejidos y la fortaleza del sistema inmunitario. Destruye los microorganismos, las bacterias foráneas y las toxinas del estómago y los intestinos. Es un factor vital para la conservación de un buen estado de salud.

El agni sustenta la vida y la vitalidad. Un individuo provisto de un agni adecuado vive una vida larga y tiene una salud excelente. Sin embargo, cuando el agni se descompensa como consecuencia de un desequilibrio de las doshas, el metabolismo se ve perjudicado. La resistencia y la inmunidad del organismo se descompensan y la persona empieza a sentirse mal. Cuando el fuego vital se extingue, la muerte se produce muy pronto.

Además de estos factores corporales, los sentidos, la mente y el espíritu desempeñan también un papel vital en el mantenimien-

Agni

En el ayurveda se afirma que las personas son tan viejas como lo es su agni. Según el *Charaka Samhita*, uno de los grandes clásicos de la medicina ayurvédica:

«La duración de la vida, la salud, la inmunidad, la energía, el metabolismo, la complexión, la fuerza, el entusiasmo, el lustre y el aliento vital dependen todos ellos del agni (el fuego del cuerpo). Las personas viven una vida larga y saludable si este fuego funciona correctamente, enferman si está alterado y mueren si se extingue. La nutrición adecuada del cuerpo, de las *dhatus*, *ojas*, etc. depende del funcionamiento correcto del agni en la digestión.

»Los cinco tipos de agni, que se corresponden con el éter, el aire, el fuego, el agua y la tierra, digieren los componentes respectivos de los alimentos [...] De esta forma, un agni equilibrado cocina los alimentos adecuadamente elegidos y consumidos en el momento correcto y da como resultado una mejoría de la salud [...].

»El agni es necesario para el proceso de la digestión, y su energía sutil transforma las moléculas sin vida de los alimentos, el agua y el aire en la consciencia de la célula».

to de la buena salud, tal y como veremos en la siguiente sección. Cuando todos estos factores están equilibrados, se produce un estado denominado *swastha*, que significa «totalmente feliz dentro de uno mismo».

Si llevamos un estilo de vida acorde con la naturaleza y con los requerimientos de nuestra propia constitución, podemos crear y mantener este estado de felicidad y equilibrio. La nutrición correcta, el ejercicio correcto, las relaciones saludables, las emociones positivas y una rutina diaria regulada contribuyen a que tengamos una vida saludable. Por el contrario, una dieta incorrecta, un ejercicio inadecuado, unas relaciones turbulentas, unas emociones negativas o reprimidas y un horario errático son la raíz de las enfermedades. Estos factores provocan el desequilibrio de las doshas, debilitan a agni y a las *dhatus*, y dan lugar a un estado de salud malo.

Diez factores que determinan la salud y la enfermedad

La enfermedad no es algo que aparezca de repente. Existe un vínculo causal directo entre los factores que influyen sobre nosotros y los efectos que producen. *La causa es el efecto escondido, y el efecto es la causa revelada*. La causa es como una semilla en la que se esconde el árbol que aún no se ha manifestado. El árbol es el valor expresado de la semilla. La salud es el efecto de un estilo de vida y unos hábitos saludables; la enfermedad es el «árbol» que brota de unos hábitos no saludables.

Según el *Charaka Samhita*, «es necesario examinar tanto al paciente como al entorno del paciente para llegar a comprender la enfermedad y las causas de esta. Es importante conocer dónde nació y dónde se crio el paciente y el momento en que nació el desequilibrio. También es importante conocer el clima, las costumbres, las enfermedades comunes de la zona, la dieta, los hábitos, lo que le gusta y lo que le disgusta a esta persona, su fuerza, su condición mental, etc.».

Esta enumeración da entrada a una amplia variedad de factores que están constantemente influyendo sobre nuestra salud. Vamos a analizar algunos de ellos.

CADA COSA AUMENTA LO QUE ES IGUAL A ELLA

El primer principio importante a la hora de considerar las posibles causas de la enfermedad es que «cada cosa aumenta lo que es igual a ella». Una dosha crece gracias a las experiencias e influencias (como la comida, el tiempo y las estaciones del año) que tienen unas cualidades similares a las suyas. Los alimentos secos, la fruta seca, correr, hacer marcha, saltar, tener siempre prisa y trabajar demasiado son factores que agravan la dosha vata en el organismo. Los factores tipo pitta, como las comidas calientes y especiadas, los cítricos, los alimentos fermentados y un tiempo cálido y húmedo, provocan un exceso de pitta. Un tiempo frío, nublado y húmedo, tomar productos lácteos, el trigo y la carne, así como estar sentado sin hacer nada, aumentan kapha.

El antídoto a la premisa de que «cada cosa aumenta lo que es igual a ella» es que «las cualidades opuestas disminuyen o equilibran». Esta es la clave de la sanación.

Nota: En general, el *prakruti* de una persona indica su tendencia a sufrir determinadas enfermedades. Los individuos de constitución pitta, por ejemplo, tienden a contraer enfermedades pitta. Pero esta regla no es inmutable. Una persona de constitución vata que tome muchos alimentos calientes y especiados, consuma bebidas alcohólicas, pase mucho tiempo tumbado al sol, fume y reprima sus enfados contraerá sin duda una enfermedad pitta. Si toma caramelos, galletas, helados y otros productos lácteos, y se expone al frío, tendrá muchas probabilidades de contraer trastornos congestivos kapha.

ALIMENTOS Y DIETA

Ya hemos hablado de los efectos de los alimentos en las doshas, y en el capítulo 8 trataremos este tema tan importante en profundidad, por lo que no vamos a extendernos ahora con él. El principio es sencillamente que consumir los tipos de alimentos correctos para tu *prakruti* te permite mantener la vitalidad y el equilibrio, mientras que el consumo de los tipos erróneos crea desequilibrio en las doshas, el primer paso en la génesis de una enfermedad.

Tomar alimentos especiados o agrios, o frutos cítricos y bebidas alcohólicas, aumenta el calor y la acidez del organismo, algo que una persona pitta no puede permitirse. Para un individuo vata, los frutos secos, las legumbres (incluyendo los garbanzos, las judías pintas y el aduki) son difíciles de digerir y provocarán un agravamiento de vata. Las ensaladas crudas, que son frías y astringentes, también aumentarán vata. Para un individuo kapha, los productos lácteos, las bebidas frías y los alimentos fritos y grasientos incrementarán claramente su kapha. Por eso, una persona vata que siga una dieta vatagénica, una persona pitta que siga una dieta que provoque un aumento de pitta y una persona kapha que consuma alimentos que agraven kapha están claramente provocando un desequilibrio y sembrando semillas para tener una mala salud.

Las combinaciones erróneas de alimentos (véase la tabla de la página 116), los alimentos pasados, los alimentos con aditivos químicos y los hábitos de comida equivocados, tales como cenar demasiado tarde o comer con prisa, también contribuyen al desequilibrio y derivan en una mala digestión y una mala salud. Por eso, la dieta es una de las principales causas de la mala salud; pero comprender estos principios y comer según las directrices de nuestro tipo constitucional es además una de las formas que más nos ayudan a coger las riendas de nuestra vida y a mantener un equilibrio saludable.

ESTACIONES DEL AÑO

El ayurveda clasifica las estaciones según su dosha predominante. El tiempo ventoso, frío y seco del otoño es en gran medida vata, y le siguen las cualidades oscuras, pesadas, húmedas y nubladas de kapha del invierno. El comienzo de la primavera sigue siendo fundamentalmente kapha, pero a medida que va avanzando la estación, el aumento del calor, la luz y la luminosidad expresan cualidades pitta, que florecen con toda su intensidad en el verano.

Cada estación trae consigo sus propios desafíos a la salud. La dosha predominante de la estación tenderá a aumentar en esa época y puede llegar a agravarse, especialmente en las personas que tengan el mismo *prakruti*. Si actuamos con inteligencia, podemos evitar esta acumulación y este agravamiento.

Por ejemplo, como el otoño y el principio del invierno tienden a aumentar vata, los individuos con una constitución predominantemente vata necesitan consumir alimentos calientes, vestir ropa abrigada, evitar los alimentos y las bebidas fríos y no exponerse al mal tiempo. De lo contrario, caerán presas de las enfermedades y molestias vata, tales como estreñimiento, insomnio y dolor lumbar. Si los individuos pitta desean permanecer libres de los enfados, así como de la urticaria, las erupciones y la diarrea, tienen que mantenerse frescos en verano y evitar los alimentos especiados, el agotamiento y la sobrexposición al sol ardiente. Los kapha deben cuidarse durante el invierno y el principio de la primavera para evitar catarros, tos, alergias y sinusitis, producto todos ellos del tiempo húmedo, frío y opresivo.

En el capítulo 5 estudiaremos con más detalle las estaciones, sus efectos y la mejor forma de vivir en armonía con sus ritmos y sus cambios; analizaremos el estilo de vida ideal para el ayurveda, en el que se incluyen las rutinas diarias y estacionales.

EJERCICIO

El ejercicio es otro factor que puede influir poderosamente sobre la salud, para bien o para mal. El ejercicio regular mejora la circulación e incrementa la fuerza, la vitalidad y la inmunidad. Nos ayuda a relajarnos y a dormir apaciblemente. Beneficia al corazón y a los pulmones; es vital para que la digestión y la eliminación sean eficaces, y ayuda al organismo a eliminar toxinas a través del sudor y de la respiración profunda. El ejercicio aumenta el índice de combustión de las calorías, por lo que es muy bueno para mantener el peso corporal y para perderlo cuando es excesivo. También favorece que la mente esté más alerta y ágil, y desarrolla una percepción más aguda.

Por el contrario, el ejercicio insuficiente, el exceso de ejercicio o realizar un ejercicio inapropiado para la constitución de la persona puede dar lugar a problemas de salud.

La falta de ejercicio acaba por provocar pérdida de flexibilidad y de fuerza, y aumenta el riesgo de sufrir muchas enfermedades como diabetes, hipertensión, osteoporosis y trastornos cardíacos.

Una sudoración moderada ayuda a eliminar toxinas, reduce la grasa corporal y nos hace sentirnos bien. Sin embargo, el ejercicio excesivo puede provocar deshidratación, falta de aliento y dolor en el pecho y en los músculos, y llega a desencadenar artritis, ciática o enfermedades de corazón.

Los estiramientos de yoga y un poco de ejercicio aeróbico son muy adecuados para todos los·tipos, pero la cantidad y la intensidad de los ejercicios deben estar basadas en la constitución de la persona. Los kapha pueden hacer incluso los ejercicios más agotadores, los pitta pueden con un ejercicio moderado y los vata solo deben hacer los más suaves. Aunque a los vata, a los que gusta el movimiento rápido, les atraen los deportes activos, los ejercicios más tranquilos como caminar y los estiramientos de yoga son mejores para ellos. Deben dejar otros como correr, andar deprisa en bicicleta, el baile aeróbico y caminar rápido para los tipos pitta y kapha. A los kapha es a los que más les cuesta hacer ejercicio, y prefieren que este sea escaso o nulo, pero es importante que no lo dejen, porque, en caso contrario, tienden a coger peso y a sentirse emocionalmente pesados y embotados.

Una vez más vemos cómo el autoconocimiento —el conocimiento de nuestra propia constitución—, cuando va unido a una serie de datos fundamentales, nos concede la oportunidad y el desafío de mantener una buena salud o de caer en el desequilibrio y la enfermedad.

En la segunda parte del libro, en la que analizamos la rutina ayurvédica diaria, encontrarás más información acerca del ejercicio.

EDAD

Como ya mencionamos brevemente en el capítulo 1, el ayurveda divide la vida de las personas en tres etapas. En cada una de estas etapas se dan con más frecuencia unas enfermedades o unos tipos de enfermedades concretos. La niñez es la edad de kapha. Los cuerpos de los niños están creciendo y construyendo su estructura, por lo que la dosha kapha es la dominante. Los niños tienen cuerpos blandos y suaves (cualidades de kapha), necesitan más horas de sueño que los adultos y son más susceptibles a enfermedades kapha, como los resfriados y la congestión.

La edad adulta exhibe más características de pitta. Los adultos son más competitivos, agresivos y ambiciosos que los niños; trabajan duro, necesitan menos horas de sueño y son presa de trastornos tipo pitta, como la gastritis, la colitis y las úlceras pépticas.

La ancianidad es la edad de vata. Los ancianos duermen bastante menos y con interrupciones. Tienden a sufrir estreñimiento, chasquidos en las articulaciones y enfermedades degenerativas como artritis reumatoide y enfermedad de Alzheimer, y olvidan las cosas, características todas ellas de la dosha vata.

Esto demuestra que nuestra edad y la etapa de la vida en la que estamos son factores que deben tenerse en cuenta a la hora de tomar decisiones para mantener las doshas equilibradas y para conservar la salud. Las personas mayores, por ejemplo, no deben realizar ejercicios agotadores y, si es posible, deberían minimizar los viajes, dos de los muchos factores que aumentan vata. Deben elegir una dieta que equilibre esta dosha, con más alimentos calientes y húmedos, más aceite y menos ensaladas y frutos secos.

FACTORES MENTALES Y EMOCIONALES

Nuestra vida es un todo formado por el cuerpo, la mente y la consciencia pura. Tanto la salud como la enfermedad tienen orígenes psicológicos, además de físicos. La enfermedad puede empezar en la mente y las emociones, y luego afectar al cuerpo; el desequilibrio mental produce desequilibrio físico. Del mismo modo, los trastornos y desequilibrios físicos pueden generar trastornos mentales. Por este motivo, en el ayurveda la mente y el cuerpo nunca se consideran por separado.

Cada percepción, cada pensamiento, cada sentimiento y cada emoción, tanto si es positivo como si es negativo, constituye un acontecimiento bioquímico que influye sobre las doshas y afecta a las células, a los tejidos y a los órganos del cuerpo. El miedo, el enfado, la pena, el odio, la envidia, la posesividad y demás emociones negativas perturban nuestro equilibrio dóshico; del mismo modo, cuando las doshas ya están desequilibradas, pueden hacer que surjan estas mismas emociones negativas.

- *Un aumento de vata* está asociado con la ansiedad, la inseguridad, el miedo, el nerviosismo, la intranquilidad, la confusión, la aflicción y la tristeza.
- *Un aumento de pitta* está asociado con el enfado, la envidia, el odio, la ambición, la competitividad, la actitud de crítica, la actitud enjuiciadora, el lenguaje hiriente, el perfeccionismo y la necesidad de tener el control.
- *Un aumento de kapha* está asociado con la avaricia, el apego, la posesividad, el aburrimiento, la pereza y el letargo.

Cada emoción tiene afinidad con un órgano concreto: la aflicción y la pena, con los pulmones; la ira, con el hígado; el odio, con la vesícula biliar. Los riñones pueden convertirse en el reducto del miedo, y el corazón (además de los pulmones), el lugar donde se asientan la aflicción y la pena. El nerviosismo se asocia con el colon, mientras que el estómago es el hogar de la agitación y la tentación; el bazo, por su parte, puede relacionarse con el apego.

Como ya hemos visto, las emociones tienen un aspecto físico, además del psicológico. Las emociones son reacciones ante las situaciones. Si no comprendemos una emoción ni mantenemos una consciencia clara de su trayectoria total, desde que surge hasta que se disuelve, esta tenderá a afectar negativamente a un órgano concreto provocándole tensión y debilidad, y creando lo que se conoce como un «espacio defectuoso» *(khavaigunya)* en el que en el futuro puede llegar a manifestarse una enfermedad (véase la página 51, «Cómo se desarrollan las enfermedades»).

ESTRÉS

La medicina moderna suele considerar el estrés como el resultado de un estilo de vida concreto o la consecuencia del exceso de trabajo, de un trauma emocional o de algo parecido. El ayurveda lo ve no tanto como un resultado o un trastorno, sino más bien como el factor causal de las enfermedades. Una rutina diaria regular, una dieta alimenticia, las emociones positivas y unas relaciones en las que reine el cariño dan como resultado fuerza y salud. Sin embargo, quedarse levantado hasta muy tarde, tomar unas comidas que agraven nuestra constitución, viajar mucho, utilizar demasiado la mente o estimular excesivamente los sentidos, reprimir emociones negativas como el enfado o el miedo y mantener relaciones problemáticas con otras personas provocan estrés en el organismo y en la mente. Además, las toxinas que están presentes en los alimentos y en el agua, la contaminación del aire, el ruido excesivo y muchos otros factores medioambientales también provocan estrés.

El estrés es uno de los principales factores presentes en muchas enfermedades. Puede disparar alergias, asma y herpes, y puede incluso provocar enfermedades cardíacas.

El estrés perturba las doshas y puede generar desequilibrio de vata, pitta o kapha, dependiendo de la constitución de cada individuo. Los individuos vata pueden desarrollar trastornos vata como ansiedad o pusilanimidad. Los individuos pitta pueden reaccionar ante el estrés con ira o pueden sufrir hipertensión, úlcera péptica, colitis ulcerosa y otros trastornos pitta. Los individuos kapha, cuando están estresados, tienden a comer y comer y comer.

En la tercera parte del libro encontrarás muchas sugerencias para minimizar los efectos del estrés en tu vida y para aliviar los síntomas que este provoca en caso de que lleguen a desarrollarse.

SOBRESTIMULACIÓN E INFRAUTILIZACIÓN SENSORIAL Y OTROS USOS INCORRECTOS DE LOS SENTIDOS

Nuestros sentidos nos proporcionan placer, además de transmitirnos información vital. A través de la experiencia cotidiana, nuestros sentidos del gusto, el tacto, el olfato, la vista y el oído nos proporcionan alimento y también nos permiten encontrar la sanación por medio de terapias sensoriales como la aromaterapia, la terapia del color, los mantras y otros sonidos sanadores, el masaje y el sabor de las hierbas y de los alimentos.

Sin embargo, como todas nuestras percepciones —y también nuestros pensamientos y sentimientos— son acontecimientos bioquímicos además de experiencias de la consciencia, un uso incorrecto de los sentidos puede provocar desequilibrio o daño en el cuerpo y dar como resultado una enfermedad.

La *sobrestimulación* sensorial fuerza y pone en tensión nuestro sistema nervioso. Por poner un ejemplo sencillo, la exposición repetida a la luz brillante daña la retina y fuerza el nervio óptico, lo que dispara pitta, y, antes o después, la vista de la persona se resiente o presenta síntomas relacionados con la neuritis. Si escuchamos música a un volumen muy alto u oímos sonidos muy fuertes, el tímpano y el resto del aparato auditivo resultan dañados y debilitados; si esto sucede con mucha frecuencia, la persona puede llegar a quedarse sorda. Los sonidos fuertes afectan también a la dosha vata sistémica y dan lugar a síntomas vata, como artritis o cambios degenerativos en los huesos. Estar tumbado al sol fuerza el sentido del tacto, agrava pitta y puede provocar cáncer de piel.

El *mal uso* de los sentidos se produce cuando los utilizamos de forma incorrecta. Cuando, por ejemplo, intentamos leer unas letras muy pequeñas, miramos por un microscopio o un telescopio (que generan tensión en los ojos) o leemos tumbados boca abajo (lo que cambia el ángulo de enfoque y acumula tensión en los músculos del globo ocular), estamos favoreciendo la aparición de un trastorno pitta o vata. Comer grandes cantidades de los alimentos equivocados, como platos picantes, especiados y estimulantes aderezados con cayena, es un mal uso del órgano del gusto. Escuchar sonidos fuertes por teléfono y mantener conversaciones telefónicas largas agravan vata. Exponer los sentidos a estímulos equivocados, como ver películas violentas por televisión, también es un mal uso de los sentidos.

La *infrautilización* de los sentidos supone no percibir con total atención, ignorar lo que percibimos o no utilizar plenamente nuestro maravilloso equipamiento sensorial. Esto puede conducir, por ejemplo, a sufrir un accidente. El trastorno afectivo es-

tacional es una forma de depresión que afecta a las personas que no reciben suficiente luz solar durante el invierno; es un tipo de infrautilización del sentido de la vista. Las personas que se sienten enjauladas cuando están demasiado tiempo sin salir al aire libre sufren, al menos en parte, un trastorno provocado por una privación sensorial. El ayuno prolongado —infrautilización del sentido del gusto— agrava la dosha vata.

«SER MÁS LISTOS QUE NADIE»

Muchas veces nos ponemos enfermos porque despreciamos nuestro propio conocimiento y nuestra sabiduría. Comprender nuestro *prakruti*, nuestra constitución psicobiológica, supone conocernos a nosotros mismos; comprender cómo unos alimentos determinados, por ejemplo, pueden perturbar el equilibrio de nuestro sistema mente-cuerpo y hacer que contraigamos una enfermedad, mientras que otros alimentos nos equilibran y nos fortalecen, es un conocimiento que podemos utilizar para seguir estando sanos. Y, sin embargo, muchas veces seguimos los impulsos del momento y elegimos ciertos alimentos que sin duda van a desencadenar problemas en nuestro organismo.

Si una persona que sabe que tiene una constitución fundamentalmente pitta decide tomar una comida picante y especiada a mediodía y luego pasa el resto de la tarde veraniega trabajando en el jardín, está haciendo un desprecio a su inteligencia y a su entendimiento, y está pidiendo a gritos un trastorno.

Como individuos, formamos parte de la Consciencia Cósmica, la inteligencia universal que organiza de un modo tan exquisito toda la naturaleza. Esta inteligencia está en nuestro interior, y cuando seguimos los principios del ayurveda, cuya eficacia se ha comprobado a lo largo de siglos, y prestamos atención a nuestra propia intuición y a nuestra sabiduría interior, que nos indican lo que es bueno para nosotros, podemos regular nuestras vidas en armonía con ella.

RELACIONES

Nuestra vida está formada por relaciones. Nos relacionamos con la tierra, con la luna, con el sol, con el aire que respiramos, con el agua que bebemos y con los alimentos que comemos. Nos relacionamos con nuestros amigos, con nuestros padres y con nuestros hijos, con nuestro cónyuge y con los compañeros del trabajo, así como con nuestro cuerpo, con nuestros pensamientos y con nuestros sentimientos, con nuestro trabajo y con nuestra cuenta del banco. En la vida cotidiana, las relaciones son lo más importante.

Muchas veces utilizamos nuestras relaciones personales como una especie de juego de poder, por el afán de controlar a otras personas. En ese caso, las relaciones dejan de ser un jardín de amor y se convierten en un campo de batalla. Siempre que surja una emoción negativa en una relación —resentimiento por un daño ya pasado o por un insulto, enfado, miedo, ansiedad o crítica—, préstale atención. No juzgues a la otra persona ni te juzgues a ti mismo. Cuando tu cónyuge te diga algo que haga que te sientas herido o enfadado, mira en tu interior para ver qué te están diciendo tus pensamientos y tus sentimientos. Sé honesto contigo mismo. De la honestidad procede la claridad.

Cuando falta claridad, cuando se reprimen los sentimientos o cuando no existe comunicación en tiempos de crisis en la relación, el estrés se acumula, y esta es una de las causas que provocan la aparición de enfermedades. El estrés perturba nuestra bioquímica interior, las doshas se desequilibran y se siembran las semillas de la enfermedad.

Marido y mujer, hermano y hermana, padre e hijo…, todas nuestras relaciones deben ser absolutamente claras. La claridad en las relaciones desarrolla la compasión, y la compasión es amor. Por tanto, el amor es claridad. Y, como todos sabemos, el amor es la clave para alcanzar el éxito en las relaciones.

Si repasas los diez factores que presentamos en esta sección, verás que dispones de una enorme capacidad de decisión y de control sobre la posibilidad de que creen un desequilibrio potencialmente patógeno en las doshas. Esto sucede incluso en relación con factores aparentemente incontrolables, como las estaciones y el tiempo atmosférico: si hace frío, te puedes abrigar; si hace calor, tómatelo con calma y no te pongas al sol.

Cómo se desarrollan las enfermedades

Según el ayurveda, la enfermedad es el resultado final de un largo proceso que puede detectarse y afrontarse en cualquiera de sus etapas. Este proceso ha sido estudiado muy a fondo y se han delineado sus distintas fases con todo lujo de detalles.

Cómo transformar sentimientos negativos

Los sentimientos negativos pueden hacernos daño, tanto a nosotros mismos como a los demás. Si, por ejemplo, expresamos enfado o crítica, infligimos dolor a otra persona. Por otra parte, reprimir estos sentimientos nos genera problemas a nosotros, pues cuando nuestro estado bioquímico interior está en tensión, afecta a todos los órganos y sistemas internos hasta llegar al nivel celular.

Si tanto expresar como reprimir los sentimientos negativos puede ser perjudicial, ¿qué debemos hacer cuando estas emociones hierven en nuestro interior? El ayurveda nos ofrece una forma de aprender de este tipo de situaciones y de resolverlas de una forma positiva.

En el momento en que surge el sentimiento, analízalo. Supongamos que es un sentimiento de cólera. Haz una inspiración larga y profunda, siente el enfado y exhálalo. Dale al sentimiento libertad total para expresarse *dentro de ti*, de forma que te permita estudiarlo honestamente y sentirlo. Lleva la respiración hacia él, ríndete a él y permanece con él. Aspira llevando el aire hacia él y exhala. Pronto observarás cómo el sentimiento se disuelve por sí mismo.

Tienes que ser consciente del suceso externo —lo que está diciendo tu cónyuge o tu amigo— y, al mismo tiempo, llevar tu consciencia a tu yo interior. Cuando tu consciencia se dirige a ambos espacios, el exterior y el interior, la comprensión es total. Este enfoque no deja ninguna cicatriz en la mente.

Observa el sentimiento —cualquier sentimiento o emoción— sin etiquetarlo ni ponerle nombre. En ese momento el observador y lo observado se convierten en una sola cosa. Observa con consciencia total, sin establecer ninguna división entre el sujeto y el objeto, sin que haya ninguna separación entre el sentimiento y tú. Da libertad al sentimiento; permítele que florezca y que luego se desvanezca.

El proceso de la enfermedad empieza con perturbaciones en el equilibrio de las doshas. Los desequilibrios temporales son comunes y bastante normales; los problemas surgen cuando no se corrige la situación agravada. En el curso normal de los acontecimientos, vata, pitta y kapha atraviesan ciclos de cambio que constan de tres etapas: acumulación, provocación o agravamiento y apaciguamiento. Pitta, por ejemplo, empieza a acumularse a finales de primavera. Se ve provocado o agravado en los calurosos meses estivales y se apacigua de forma natural cuando el tiempo refresca en otoño.

Si la dosha aumentada no se apacigua de forma natural gracias a un cambio de estación, seguirá sufriendo más cambios y puede llegar a producir una enfermedad. Si una persona con una constitución predominantemente vata experimenta un cierto grado de incremento de vata en otoño debido al tiempo frío, seco y ventoso, pero vuelve a la normalidad al poco tiempo, no desarrollará ninguna enfermedad. Esta persona puede favorecer el proceso de recuperación del equilibrio comiendo alimentos húmedos y calientes, y abrigándose cuando hace viento, por ejemplo.

Si el agravamiento de vata continúa, esta dosha pasará a la circulación general y penetrará en el profundo tejido conjuntivo, donde generará cambios patológicos. Se desarrollará entonces una enfermedad. El desequilibrio es desorden y el desorden es enfermedad.

La enfermedad es como un niño. Tiene su propia creación en el seno del organismo, según un proceso conocido como *samprapti*, o patogénesis, que significa literalmente «el nacimiento del dolor». De forma resumida, así es como se produce:

1. ACUMULACIÓN

Como consecuencia de diversas causas, tales como la alimentación, el tiempo atmosférico, las estaciones, las emociones y otras que ya hemos visto, las doshas empiezan a acumularse en sus respectivos emplazamientos: vata en el colon, pitta en los intestinos y kapha en el estómago. Esta es la etapa en la que resulta más fácil tratar cualquier incipiente problema de salud. Un médico ayurvédico experto llega a sentir el desequilibrio en el pulso del paciente ya en esta etapa, y hasta tú mismo puedes conseguir detectarlo.

La acumulación de vata puede experimentarse como estreñimiento, distensión abdominal o gases en el colon. Una acumulación de pitta puede percibirse como calor alrededor de la zona del ombligo y como una decoloración ligeramente amarillenta en el blanco de los ojos, o como una orina de color amarillo oscuro. La persona que tiene esta acumulación de pitta tendrá mucha hambre y antojos de caramelos y azúcar. Un kapha acumulado produce sensaciones de pesadez, letargo y pérdida de apetito.

En esta etapa, el individuo está todavía bastante sano y, cuando una dosha empieza a acumularse, la inteligencia del cuerpo crea una aversión al factor que está provocando el desequilibrio y un anhelo de las cualidades opuestas, que son las que pueden reequilibrarlo. Por ejemplo, si has tomado helado tres días seguidos, la idea de tomar más no te resultará atractiva; más bien, el cuerpo te pedirá cayena o algún otro alimento picante para quemar el kapha y contrarrestarlo. Deberíamos escuchar a esta sabiduría y no seguir aumentando la causa del trastorno.

2. AGRAVAMIENTO

La dosha acumulada continúa creciendo en su propio emplazamiento. El estómago se llena hasta arriba de kapha, los intestinos se inundan de pitta y el colon rebosa vata. En ese momento, estas doshas acumuladas intentan salir de sus emplazamientos. La dosha kapha intenta subir hasta los pulmones, la pitta se esfuerza por trasladarse al estómago y a la vesícula biliar, y la vata lucha por llegar hasta los flancos.

También puedes percibir esta etapa. Por ejemplo, si el sábado por la noche comes demasiados alimentos kapha, cuando te despiertes el domingo por la mañana te sentirás lleno y pensarás: «Quizá hoy sería preferible que ayunara o que comiera algo muy ligero». Pero entonces alguien te invita a almorzar y vuelves a hacer otra comida pesada. Es posible que al día siguiente tengas tos o una sensación de congestión en los pulmones, provocada por la ascensión de kapha. La segunda etapa de un exceso de pitta puede provocar ardor de estómago o indigestión ácida. Puede incluso llegar a producir náuseas. La subida de vata puede provocar dolor en los flancos o en la parte central de la espalda, e incluso falta de aliento.

Según la terapéutica ayurvédica, el proceso de enfermedad puede encararse en cualquier etapa, pero cada una de estas etapas necesita un tratamiento específico. En las dos primeras, uno mismo puede revertir el proceso utilizando el sentido común para aplicar el principio de las cualidades opuestas y tomando algunos remedios caseros. Una vez el proceso de la enfermedad ha superado el tracto gastrointestinal y ha entrado en la tercera fase, deja de estar bajo nuestro control y se hace necesario buscar ayuda médica experta (véase el recuadro sobre ama).

Ama, agni y el proceso de la enfermedad

El fuego biológico del cuerpo, que rige la transformación de la materia en energía, puede ser de trece tipos fundamentales. El fuego central, denominado *jatharagni*, rige la digestión y la asimilación de los alimentos. Los otros agnis (el componente fuego de las células, los tejidos y los órganos) realizan los procesos locales de digestión y nutrición. Cuando agni está fuerte y sano, todo lo que pueda comer una persona es digerido, asimilado y absorbido por el sistema, que a continuación elimina las impurezas. Sin embargo, cuando las doshas están agravadas como consecuencia de una dieta inadecuada, un estilo de vida poco saludable o unas emociones negativas, a lo primero que afectan es al agni, que se desequilibra. Cuando el agni está debilitado o alterado, los alimentos no se digieren bien.

Las partículas no digeridas ni absorbidas de los alimentos se acumulan en el tracto gastrointestinal y en otros lugares sutiles del cuerpo, y se convierten en una sustancia tóxica, pegajosa y maloliente denominada *ama* (esta *ama* puede formarse también por una invasión bacteriana y por los productos de desecho de la actividad metabólica celular). En la tercera etapa («expansión») del proceso de la enfermedad, el *ama* se desborda de su emplazamiento original hacia los demás canales corporales —vasos sanguíneos, capilares y vasos linfáticos— y tapona los canales y las membranas celulares.

Cuando estas moléculas de *ama* taponan los canales, la inteligencia celular *(prana)*, que está constantemente fluyendo entre las células, se bloquea y algunas células quedan aisladas. Una célula aislada es una célula solitaria, y una célula solitaria es una célula confusa. En ese momento empiezan a producirse cambios patológicos. Sin embargo, la raíz de los cambios citopatológicos es el movimiento de estas moléculas de *ama*. Por eso es preciso eliminarlas del organismo mediante *panchakrama* o por otros medios distintos (véase «Técnicas para limpiar y purificar», en el capítulo 4).

3. EXPANSIÓN

La dosha empieza a salir de su lugar de origen y rebosa hacia el torrente sanguíneo y la circulación general del cuerpo, «buscando» un lugar en el que entrar. En este momento el proceso de la enfermedad ha superado el punto en el que eliminar el factor causal es suficiente para revertirlo. Hace falta llevar a cabo un programa *panchakarma* de purificación (o un régimen purificador similar) para devolver las doshas a sus respectivos emplazamientos en el tracto gastrointestinal, de manera que puedan ser excretadas del organismo.

4. INFILTRACIÓN

La dosha agravada entra en un órgano, un tejido o un sistema que está débil o defectuoso como consecuencia de un trauma anterior, una predisposición genética, una acumulación de estrés emocional, emociones reprimidas u otros factores. Estas áreas débiles del cuerpo pueden describirse como lugares negativos, algo así como los baches de la carretera. Fumar, por ejemplo, provoca debilidad en los pulmones; tomar demasiado azúcar produce debilidad en el páncreas y en la sangre, etc.

El humor (dosha) agravado recién llegado crea confusión en la inteligencia celular del tejido debilitado y la abruma, lo que le obliga a transformar sus cualidades y funciones normales. La cualidad de la dosha agravada suprime las cualidades normales del tejido y se combina con él creando un estado alterado, pues se han cambiado su estructura y su funcionamiento. De esta forma, las «semillas» de la enfermedad empiezan a germinar.

Hasta este momento, la enfermedad no ha salido todavía a la superficie. Pero un médico experto puede detectarla o reconocerla a través de los desequilibrios de las doshas, similares a los que hemos mencionado anteriormente. Una persona que esté alerta es capaz de percibir cambios sutiles en el cuerpo. Si la afección no se interrumpe en esta etapa, brotará como una enfermedad completamente desarrollada.

5. MANIFESTACIÓN

En esta fase, los cambios cualitativos se hacen visibles. Las señales y los síntomas de una enfermedad salen a la superficie; la persona enferma. Ya sea en los pulmones, en los riñones, en el hígado, en las articulaciones, en el corazón, en el cerebro o en cualquier otro lugar, las semillas de la enfermedad ya han germinado y empiezan a manifestarse en la zona del tejido defectuoso.

6. DEFORMIDAD CELULAR, QUE PROVOCA DISTORSIÓN ESTRUCTURAL

En este momento el proceso patológico está totalmente desarrollado y la enfermedad es completamente visible. Aparecen cambios estructurales y las complicaciones en otros órganos, tejidos o sistemas se hacen evidentes. Esta es también la etapa en la que la enfermedad, ahora totalmente desarrollada, resulta por ello más difícil de tratar.

En la quinta fase, por ejemplo, cuando la dosha pitta agravada está invadiendo la pared del estómago, puede manifestarse como una úlcera. Sin embargo, en la sexta fase la dosha pitta perforará la úlcera y producirá hemorragias, o quizá incluso desemboque en un tumor. En la quinta fase, el funcionamiento empieza a verse alterado, pero en esta sexta etapa se ha visto afectada la estructura del tejido, así como los tejidos y sistemas circundantes.

Resulta evidente que el tratamiento —la recuperación del equilibrio y del funcionamiento normal— es mucho más fácil en las etapas iniciales. Por eso en el ayurveda se hace tanto hincapié en la prevención. Resulta mucho más efectivo tratar la enfermedad en la etapa en la que es aún una semilla, antes de que germine y crezca.

Tanto la salud como la enfermedad son procesos. La enfermedad es un proceso provocado por un movimiento anormal de las doshas, mientras que la salud es un proceso provocado por su funcionamiento normal. La persona inteligente comprende que es posible restablecer el ritmo y la cualidad normales del proceso si se cambia la alimentación y el estilo de vida, y se evitan los factores etiológicos que causan la enfermedad.

La clave está en ser consciente. Cuanto más alerta estés sobre cómo están reaccionando tu mente, tu cuerpo y tus emociones ante las circunstancias cambiantes, cuanto más consciente seas de tu constitución y de las decisiones que tienes que tomar en cada momento para mantener la salud, menos ocasiones de enfermar estarás creando.

SAMPRATI (PATOGÉNESIS): LAS SEIS ETAPAS DEL PROCESO DE LA ENFERMEDAD

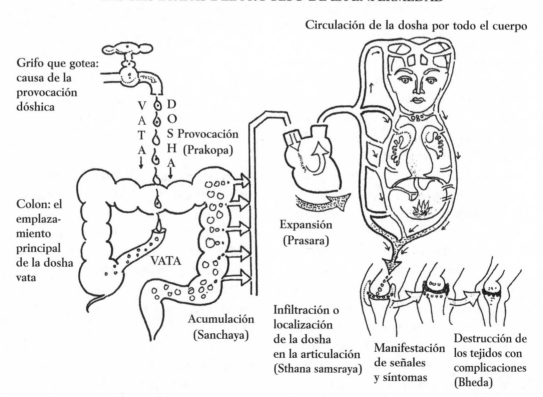

Circulación de la dosha por todo el cuerpo

Grifo que gotea: causa de la provocación dóshica

V A T A
D O S H A

Provocación (Prakopa)

Colon: el emplazamiento principal de la dosha vata

VATA

Expansión (Prasara)

Acumulación (Sanchaya)

Infiltración o localización de la dosha en la articulación (Sthana samsraya)

Manifestación de señales y síntomas

Destrucción de los tejidos con complicaciones (Bheda)

PARTE II

Manos a la obra con el ayurveda

Capítulo 4

Cómo podemos permanecer sanos

Los objetivos del ayurveda son conservar la salud de la persona sana y curar la afección de la persona enferma. La tercera parte de este libro contiene cientos de sugerencias que pueden servirte de ayuda si ya has caído enfermo. Sin embargo, permanecer sano es muchísimo más fácil que curarse de una enfermedad, sobre todo cuando el desequilibrio ha alcanzado ya las fases más avanzadas del proceso de la enfermedad. Por eso en la medicina ayurvédica se hace tanto hincapié en la prevención. En este capítulo vamos a tratar algunos de los principios fundamentales y de las propuestas que recomienda el ayurveda para seguir estando sano.

Consciencia

La clave para permanecer sano es la *consciencia*. Si sabes cuál es tu constitución y eres capaz de permanecer alerta al modo en que están respondiendo tu mente, tu cuerpo y tus emociones ante las condiciones variables del entorno y ante los numerosos aspectos de tu vida diaria —como los alimentos que consumes, por ejem-

plo—, puedes tomar decisiones avaladas que te permitan conservar un buen estado de salud.

Como ya vimos en el capítulo 3, la causa es el efecto escondido, y el efecto es la causa revelada, al igual que la semilla contiene el árbol potencial y el árbol revela la potencia de la semilla. Tratar la causa es tratar el efecto, impedir que llegue a fructificar. Si en primavera una persona kapha sufre siempre problemas kapha, tales como fiebre del heno, resfriado, congestión, sinusitis y aumento de peso, debe vigilar su dieta y eliminar de ella los alimentos que producen kapha, como el trigo, la sandía, el pepino, el yogur, el queso, los caramelos, los helados y las bebidas frías (el hielo no es bueno para una persona kapha; produce trastornos congestivos).

El conocimiento de las causas de la enfermedad y el hecho de comprender que «las cosas aumentan lo que es igual a ellas» y que «los opuestos equilibran» nos proporciona toda la información que necesitamos para mantener o recuperar la salud sencillamente prestando atención consciente en todo momento a nuestro comportamiento.

Si vivo de forma consciente puedo observar que, después de haber tomado yogur hace dos semanas, me sentí congestionado y desarrollé un catarro. Más tarde las molestias desaparecieron y me sentí bien durante unos días. Cuando vuelva a cruzarme con el yogur, recuperaré ese recuerdo y mi cuerpo dirá: «¡Eh, un momento, la última vez que tomaste yogur te pusiste enfermo!». Si yo tengo capacidad de discernimiento y escucho a mi cuerpo, este me dirá: «No quiero yogur». Escuchar a la sabiduría del cuerpo, a su inteligencia, es ser consciente, y esta es una de las formas más eficaces de prevenir la enfermedad.

Desarrollar una consciencia de las posibles causas de desequilibrio y de nuestro estado de bienestar en cada momento es el primer paso necesario para conservar la salud. El segundo paso es actuar.

Actuar para modificar la causa

No podemos controlar el clima, pero sí podemos vestirnos de forma adecuada para que los vientos fríos, la lluvia o el calor del verano no agraven nuestras doshas. Los cambios en el tiempo son una causa posible de desequilibrio dóshico. Un tiempo ventoso, frío y seco agrava la dosha vata; un tiempo caluroso y pegajoso provoca con seguridad un aumento de pitta; un tiempo frío, nublado y húmedo aumenta la dosha kapha. Una vez que disponemos de conocimiento y comprensión, ha llegado el momento de pasar a la acción. Ponte un gorro, una bufanda, un buen abrigo; apártate del sol directo. Modifica la causa.

Constantemente están surgiendo posibles causas de enfermedad y de desequilibrio, tanto dentro de nosotros como en el exterior. El tiempo cambia, nuestro entorno se modifica, nuestros pensamientos y sentimientos varían y las situaciones estresantes van y vienen. Para poder responder a estos cambios debemos actuar con habilidad. Tal y como afirma el Bhagavad Gita, «La habilidad en acción se denomina *yoga*».

Tengo que ser suficientemente listo como para conocer mi historial previo y aprender de él. Cuando como garbanzos, me duele el estómago, así que *esta* vez no voy a comerlos. O, si no hay nada más que garbanzos para comer, puedo añadirles comino en polvo, ghee y un poco de semilla de mostaza, con lo que habré conseguido que se conviertan en un alimento adecuado para mí. El efecto vatagénico seco y ligero de los garbanzos habrá sido modificado por el ghee húmedo y graso y las especias caloríficas.

Una parte sustancial de la farmacia ayurvédica es el arte ayurvédico de cocinar. Al añadir unos aderezos concretos cambiamos las propiedades del alimento y podemos hacer que una comida «prohibida», una comida que podría haber provocado un desequilibrio, se convierta en otra aceptable. Algunas personas, por ejemplo, son sensibles a las patatas. Estos tubérculos les producen gases y pequeñas molestias en los músculos y alrededor de las articulaciones. Sin embargo, si las pelan y las saltean con ghee y un poco de cúrcuma, semilla de mostaza, comino en polvo y cilantro, mitigan sus propiedades vataestimulantes y el cuerpo puede manejarlas. Podemos actuar para modificar la causa; la respuesta del organismo será distinta y ese factor causal concreto dejará de tener un efecto adverso.

Este principio se aplica también a los factores psicológicos. Quizá sepas que las películas violentas te perturban y te provocan pesadillas. Las imágenes agresivas alteran tu equilibrio dóshico y te producen ansiedad y temor. Has observado que eso te sucede, así que la próxima vez que tengas que afrontar la «oportunidad» de verte delante de una película violenta, sencillamente di que no.

Volvemos una y otra vez al mismo tema central: consciencia, reconocimiento, descubrir «¿qué papel desempeño yo en esta situación? ¿Qué es lo que sé? ¿Qué puedo hacer?».

Recuperar el equilibrio

El primer paso para conservar la salud es aprender a reconocer las posibles causas de enfermedad, para así evitarlas o manejarlas con inteligencia. El segundo paso es actuar para modificar aquellas causas que no puedes evitar o controlar (como el tiempo). El siguiente paso es recuperar el equilibrio cuando empieza a perderse. El método principal para hacerlo es aplicando la cualidad o cualidades opuestas.

Si tienes frío, tómate una sopa caliente o bebe algo templado. Si estás agitado o alterado (a lo mejor al final viste la película violenta, a pesar de considerar que no debías hacerlo), siéntate y medita un poco para tranquilizar tu mente y tus emociones. Si tu pitta ha sido excitada y sientes calor bajo el cuello de la camisa, vete a nadar o toma un poco de fruta dulce y refrescante.

Este principio parece tan sencillo y tan lógico que resulta fácil pasarlo por alto en la vida cotidiana. Sin embargo, es extremadamente poderoso y efectivo. Si lo aplicas descubrirás la rapidez con que consigues recuperar el equilibrio de la mente y el cuerpo, y verás que no supone ningún esfuerzo.

Técnicas para limpiar y purificar

Ahora tenemos que estudiar otro nivel más de autosanación ¿Qué pasa si no has aprovechado la oportunidad de desarrollar el discernimiento, de modificar la causa o de aplicar las cualidades opuestas para recuperar el equilibrio, y has empezado a enfermar? ¿Qué hacemos ahora?

El principio de los contrarios es casi universalmente válido y útil en cualquier etapa de la enfermedad. Sin embargo, una vez que la enfermedad ha empezado a desarrollarse, no es suficiente. En esta etapa se hace necesario utilizar una serie de técnicas para limpiar y purificar el organismo del exceso de doshas y de las toxinas acumuladas.

Como ya hemos visto, cuando las doshas se han agravado como consecuencia de una dieta incorrecta, un estilo de vida poco saludable, unas emociones negativas o cualquier otro factor, lo primero que se ve afectado es el agni (el fuego biológico del cuerpo que rige la digestión y la asimilación). Cuando el agni se debilita o se altera, la comida no se digiere correctamente. Las partículas no digeridas ni absorbidas de los alimentos se acumulan en el tracto intestinal y se convierten en la sustancia tóxica y pegajosa denominada *ama*. En la tercera fase («expansión») del proceso de la enfermedad, el *ama* tapona los canales del organismo —los vasos sanguíneos, por ejemplo— y se infiltra en los tejidos del cuerpo provocando una enfermedad.

Por este motivo, la raíz de la enfermedad es el *ama*. Su presencia en el organismo puede percibirse como fatiga o sensación de pesadez. Puede provocar estreñimiento, indigestión, gases y diarrea, o generar mal aliento, mal sabor de boca, rigidez en el cuerpo o confusión mental. La forma más fácil de detectarla es comprobar si la lengua muestra un espeso recubrimiento.

Según el ayurveda, la enfermedad es, en realidad, una crisis de *ama* en la que el cuerpo busca eliminar la toxicidad acumulada. Por eso, la clave de la prevención de las enfermedades —una vez que el *ama* ha empezado a acumularse— es ayudar al cuerpo a eliminar las toxinas.

Para eliminar *ama* del organismo, el ayurveda utiliza muchos programas internos de limpieza. Uno de ellos, el más conocido en Occidente, es un programa en el que se emplean cinco procedimientos y que se conoce como *panchakarma* («cinco acciones»). El programa *panchakarma* que se practica en los centros de tratamiento ayurvédico incluye métodos de prepurificación para preparar al cuerpo para que suelte las toxinas, seguidos por los métodos de purificación en sí mismos.

El primer paso preparatorio es el aceitado interno. Se pide al paciente que beba una cantidad pequeña, exacta, de ghee (mantequilla clarificada) durante varios días. El ghee crea una delgada película en los canales del cuerpo que los lubrica, lo que permite que el *ama* asentado en los profundos tejidos conjuntivos se mueva libremente, sin quedarse pegado a los canales, hasta el tracto gastrointestinal, para po-

der ser evacuado. El aceitado interno se realiza durante tres a cinco días, o incluso más, dependiendo de las circunstancias personales del individuo.

A este aceitado interno le sigue un aceitado externo en forma de masaje con aceite *(snebana)* y sudoración *(swedana)*. Para este tratamiento se aplica aceite a todo el cuerpo mediante un tipo especial de masaje que ayuda a las toxinas a moverse hacia el tracto gastrointestinal. Este masaje suaviza también los tejidos, tanto superficiales como profundos, lo que contribuye a aliviar el estrés y a nutrir el sistema nervioso. A continuación, el paciente recibe un baño de vapor que ablanda aún más las toxinas y favorece su movimiento hacia el tracto gastrointestinal.

Después de entre tres y siete días de estos procedimientos, las doshas ya están bien «maduras». En este punto el médico determinará si el paciente está listo para eliminar las doshas agravadas y el *ama* acumulada. Para ello elige uno de los cinco *karmas* o acciones, el que considera la ruta más rápida para eliminar el exceso de doshas. Estos procedimientos pueden incluir:

- Vómito terapéutico *(vamana)* para eliminar toxinas y el exceso de kapha del estómago.
- Purgación o terapia laxante *(virechana)* para facilitar la eliminación de *ama* y del exceso de pitta del intestino delgado, el colon, los riñones, el estómago, el hígado y el bazo.
- Enema medicado *(basti)* para facilitar la eliminación del exceso de vata del colon. Una vata agravada es uno de los principales factores etiológicos de la manifestación de enfermedades. Si so-

mos capaces de controlar a vata mediante el uso de *bastis*, habremos conseguido un gran avance a la hora de eliminar la causa de la inmensa mayoría de las enfermedades.

- *Nasya*, o administración nasal de medicación, en la cual se introducen hierbas secas en polvo o aceites como el ghee por la nariz para facilitar la eliminación de las doshas acumuladas en la zona de la cabeza, los senos paranasales y la garganta, y para despejar la respiración.

- *Rakta moksha*, o purificación de la sangre, que tradicionalmente se realiza de dos formas distintas. La primera es el sangrado, mediante el cual se extrae una pequeña cantidad de sangre de una vena. Este procedimiento es ilegal en Estados Unidos y en muchos países occidentales, por lo que es imposible realizarlo en ellos. La segunda forma de limpiar la sangre es utilizando hierbas, como la bardana, que la purifican.

El *panchakarma* no es el único método que utiliza el ayurveda para eliminar el *ama* del cuerpo. Dependiendo de la fortaleza del individuo y de la gravedad de la enfermedad, pueden utilizarse dos procedimientos distintos. Si la persona está débil y la enfermedad es fuerte, el método preferido es el de paliar y apaciguar *(shamanam)*, que neutraliza el *ama* con métodos más suaves de purificación, entre ellos el uso de hierbas. Si el paciente tiene más fortaleza y energía, y la enfermedad no es tan complicada ni tan grave, en ese caso es apropiado el uso de *panchakarma*.

Nota importante: Panchakarma es un tratamiento especial y poderoso que

¿Deberías utilizar ghee?

El uso del ghee para el aceitado interno está recomendado para la mayoría de las personas. Sin embargo, *los individuos que tengan un nivel elevado de colesterol, triglicéridos o azúcar en sangre no deberían utilizarlo. Por eso, antes de empezar el tratamiento en casa debes consultar con un médico para que te haga un análisis de sangre en el que se determinen estos niveles.*

Si están dentro de los valores normales, no hay ningún problema en utilizar ghee. Si están elevados, puedes sustituirlo por aceite de linaza, que proporciona un aceitado efectivo y contiene ácidos grasos, que ayudan a reducir los niveles de colesterol.

Toma dos cucharadas soperas de aceite de linaza tres veces al día durante tres días, un cuarto de hora antes de comer.

exige que lo dirija personal médico que cuente con formación adecuada para ello, y no solo una persona con un entrenamiento básico en ayurveda. Se realiza de forma individualizada para cada paciente, teniendo en cuenta su constitución concreta y su estado médico, y exige una vigilancia y una supervisión exhaustivas en todas las etapas, incluido el apoyo posterior, una vez finalizado el tratamiento.

Una sencilla purificación doméstica

Tanto si lo que buscas es la prevención periódica (para eliminar cualquier posible acumulación de *ama*) como si pretendes encarar un problema concreto de salud, el *panchakarma* es un arte de limpieza y desintoxicación muy recomendable. Si no tienes cerca ningún centro donde puedan aplicarte este tratamiento bajo la supervisión de un médico ayurvédico titulado, puedes llevar a cabo un eficaz programa depurativo en tu propia casa.

Empieza el programa doméstico de desintoxicación con el aceitado interno. Durante tres días seguidos toma unos 60 mililitros de ghee licuado y templado a primera hora de la mañana (véanse, en el apéndice 2, las instrucciones para preparar ghee). Una persona vata debe tomar el ghee con un pellizco de sal mineral. Una persona pitta debe tomar los 60 mililitros solos. El individuo kapha debe añadir al ghee un pellizco de *trikatu* (mezcla a partes iguales de jengibre, pimienta negra y *pippali*, o pimienta larga india).

El ghee proporciona aceitado y lubricación internos, necesarios para que el *ama*, o acumulación de toxinas, empiece a regresar del tejido profundo al tracto gastrointestinal para ser evacuado.

Tras tres días de aceitado interno, ha llegado el momento del aceitado externo. Durante los cinco a siete días siguientes debes aplicar unos 25 centilitros de aceite templado (¡caliente no!) a todo tu cuerpo, de la cabeza a los pies, frotando bien. El mejor aceite para los vata es el de sésamo, pues es pesado y calorífico; los pitta deben utilizar aceite de girasol, que produce menos calor; a los kapha les va mejor el aceite de maíz. Este masaje con aceite debe durar entre quince y veinte minutos.

Una vez hayas frotado bien el aceite, y la piel lo haya absorbido, date un baño o una ducha caliente. Lávate con algún jabón herbal ayurvédico, como el de *nim*. Deja algo de aceite sobre la piel.

Los antiguos textos ayurvédicos recomendaban frotarse la piel con un poco de harina de garbanzos para absorber y facilitar la eliminación del aceite, pero ese procedimiento es más adecuado en una cultura en la que la gente se baña fuera de casa. Hoy en día, si utilizas harina de garbanzos, sé consciente de que el aceite, la harina y el agua caliente se van a combinar para formar una masa capaz de taponar con mucha facilidad las cañerías de tu casa. Como remedio puedes echar agua muy caliente por el desagüe justo después del baño.

Durante la purificación doméstica debes tomar entre media y una cucharadita de *triphala* todas las noches, al menos una hora después de la cena (en el apéndice 2 encontrarás información sobre el *triphala*). Echa el *triphala* en polvo en media taza de agua hirviendo y déjalo reposar durante diez minutos o hasta que se haya enfriado; a continuación, bébetelo. Además de sus múltiples propiedades curativas y nutritivas, el *triphala* tiene un leve pero eficaz efecto laxante. Proporciona los beneficios que nos ofrecería un *virechana*, o tratamiento purgante, más potente, pero de una forma más suave y durante un lapso de tiempo más prolongado. El *triphala* es seguro y puede utilizarse de forma eficaz durante varios meses seguidos.

Para completar tu tratamiento de *panchakarma* doméstico, los últimos tres días debes ponerte un enema medicado ayurvédico, o *basti*, después del baño o la ducha calientes. Utiliza decocción de *dashamoola* para prepararlo. Hierve una cucharada sopera del compuesto herbal *dashamoola* en

Planificación del *panchakarma* doméstico

He aquí un programa ideal para tu tratamiento de purificación *panchakarma* doméstico:

DÍA	ACEITADO INTERNO	ACEITADO EXTERNO Y BAÑO	BASTI	DIETA
1	X			Tu dieta dóshica
2	X			—
3	X			—
4		X		Monodieta: kitchari con infusión de cilantro/comino/hinojo
5		X		—
6		X	X	—
7		X	X	—
8		X	X	—
9				Kitchari con verduras al vapor

medio litro de agua durante cinco minutos para preparar una decocción. Enfríalo, cuélalo y utiliza el líquido como enema (en el apéndice 3 encontrarás más instrucciones para el *basti*). Retén el líquido todo lo que puedas sin llegar a sentirte demasiado incómodo. Y no te preocupes si sale muy poco líquido o no sale nada. En determinados individuos, en particular en los vata, el colon puede estar tan seco y deshidratado que absorbe todo el líquido. Esto no es perjudicial en absoluto.

Este tratamiento de *snchana* (aceitado, tanto interno como externo, con ghee y aceite), *swedana* (sudoración mediante una ducha o baño caliente) y *virechana* (purgación) con *triphala*, seguidos de un *basti* con decocción de *dashamoola*, constituyen un *panchakarma* eficaz que puedes realizar fácilmente por tu cuenta en tu casa.

Durante todo este tiempo es importante que descanses mucho y que sigas una dieta ligera. Desde el cuarto hasta el octavo días debes tomar solo *kitchari* (cantidades iguales de arroz basmati y alubias mung cocidas con comino, semillas de mostaza y cilantro, y dos cucharaditas de ghee). El kitchari es un alimento completo, nutritivo y equilibrado, con una excelente combinación de proteínas. Es fácil de digerir y bueno para las tres doshas, y además tiene propiedades purificantes.

Sé tu propio sanador. Realiza este sencillo tratamiento doméstico de purificación, a ser posible en el paso de una estación a otra. Asume la responsabilidad de tu propia sanación. Empezarás a experimentar un gran cambio en tu forma de pensar y en tus sentimientos y ¡te enamorarás de verdad de tu vida!

Rejuvenecimiento y reconstrucción

El propósito del *panchakarma* no es solo ponerse bueno, sino purificar y fortalecer el cuerpo para que no se produzcan otras enfermedades y puedas disfrutar una vida larga gozando de buena salud. En este sentido, la purificación *panchakarma* puede considerarse un preliminar del rejuvenecimiento. Si tienes intención de teñirte la camisa, no lo hagas si está sucia. Lávala primero y luego la tiñes. El lavado es el programa de desintoxicación *panchakarma* y el teñido, el rejuvenecimiento y la revitalización.

Los rejuvenecedores ayurvédicos *(rasayanas)* aportan renovación y longevidad a las células, y, cuando las células viven más tiempo, la persona vive más tiempo. Los *rasayanas* dan fuerza, vitalidad y longevidad, refuerzan el tono vital, aumentan la energía y favorecen la inmunidad. Los diversos agnis del organismo se robustecen, con lo que la salud también se hace más robusta.

Para un individuo vata, la hierba *ashwagandha* constituye un excelente tónico rejuvenecedor. Toma una cucharadita de *ashwagandha* en una taza de leche caliente dos veces al día, por la mañana y por la noche.

Una hierba rejuvenecedora estupenda para los pitta es *shatavari*. Toma una cucharadita dos veces al día en una taza de leche templada. Los kapha pueden utilizar *punarnava*, una cucharadita dos veces al día, pero en una taza de agua templada.

También puedes utilizar las diversas mezclas herbales diseñadas para tonificar el organismo, como la receta tradicional *chyavanprash*.

Para que el rejuvenecimiento sea más eficaz, una vez completado el programa de

Tres advertencias acerca del *panchakarma* doméstico

1. El *panchakarma*, incluso en esta modalidad doméstica suave, produce un efecto muy potente y solo deben realizarlo las personas que tienen una fortaleza suficiente para soportarlo. Si estás anémico o te sientes débil, ni siquiera este tratamiento doméstico es adecuado para ti.

2. No hagas *panchakarma* en una clínica, ni tampoco esta purificación doméstica, por muy suave que sea, si estás embarazada.

3. Uno de los efectos del *panchakarma*, incluso en esta versión doméstica suave, es que el tejido conjuntivo profundo puede empezar a liberar emociones antiguas no resueltas, tales como aflicción, pena, miedo o cólera, al mismo tiempo que libera el *ama* acumulado y el exceso de doshas. Si eso sucediera, prepárate una infusión tranquilizante (véase la receta en la página 239) y medita utilizando cualquier método que hayas aprendido, o la meditación del cuenco vacío que se describe en el capítulo 7. Esta liberación de emociones puede producirse varias semanas o incluso meses después de haber finalizado el *panchakarma* doméstico.

purificación *panchakarma*, dedica un tiempo a recuperar tus fuerzas. Tanto si le dedicas un fin de semana como si lo haces durante una semana, un mes, o más incluso, utiliza ese tiempo como un periodo decidido de descanso, relajación y reconstrucción del cuerpo, la mente y el espíritu. He aquí unas cuantas sugerencias:

- Descansa mucho.
- Observa celibato para no desperdiciar tu energía vital.
- Come con cuidado, según las directrices de tu constitución.
- Medita y haz posturas de yoga con regularidad.

En la tercera parte del libro ofreceremos unas cuantas sugerencias más sobre hierbas, alimentos y tónicos rejuvenecedores para todos los tipos constitucionales. Consulta, por ejemplo, las recomendaciones de los epígrafes «Libido baja» y «Fatiga».

Autoestima

La autoestima es la clave de la sanación. Como consecuencia de la interconexión de la mente y el cuerpo, nuestra sensación de autoestima es la sensación de autoestima de nuestras células. Esto se debe, según el ayurveda, a que cada célula es, en sí misma, un centro de inteligencia y de consciencia. Cada célula lleva consigo su propia conciencia de sí misma para poder sobrevivir. Es esta conciencia de sí misma de la célula lo que le permite conservar su tamaño y su forma. La autoestima, la confianza en uno mismo y el respeto hacia uno mismo favorecen la inteligencia celular, muy necesaria para el correcto funcionamiento y la inmunidad de las células.

Hoy en día la ciencia moderna empieza a reconocer la importancia de la conexión entre la mente y el cuerpo, pero este conocimiento ha formado parte del ayurveda desde hace cinco mil años. Nuestra conciencia de nosotros mismos, nuestras actitudes y nuestro entendimiento, además de nuestros sentimientos, son todos sucesos psicobiológicos. La autoestima es uno de estos sucesos y fortalece nuestras células y todas las facetas de nuestro cuerpo. La falta de autoconfianza y de amor hacia uno mismo es perjudicial.

El cáncer es un ejemplo de esta carencia. Las células cancerosas han perdido su inteligencia y crecen de forma independiente con respecto al resto del cuerpo. Son irregulares y robustas, y tienen una conciencia de sí mismas aislada y egoísta que está en conflicto con la vida de las células normales y sanas. Cuando se desarrolla el cáncer, es como si hubiese estallado una guerra entre las células cancerosas y las sanas. Si estas últimas tienen una autoestima suficientemente fuerte, podrán conquistar y matar a las cancerosas. Sin embargo, si nosotros no nos queremos ni nos respetamos lo suficiente, las células cancerosas ganan y conquistan a las sanas.

Por este motivo, la autoestima es muy importante para mantener la inmunidad. Si te quieres tal y como eres, desarrollarás confianza en ti mismo, y de ese modo curarás las enfermedades. Esta es la razón de que la inmunidad celular, o resistencia natural, dependa de la autoestima.

Capítulo 5

El estilo de vida ayurvédico: la medicina preventiva suprema

Tu forma de vivir la vida cotidiana es el factor clave que determina tu salud y la calidad de tu experiencia vital. Es también el factor sobre el que puedes ejercer más control. No puedes controlar el clima ni tu constitución genética, pero lo que haces cada día aumenta tu salud, tu vitalidad y tu resistencia ante las enfermedades o te agota. Las decisiones que tomas en cada momento —lo que comes, cuánto comes, cómo respondes a los demás, si haces ejercicio o no, lo tarde que te acuestas, etc.— desempeñan un papel fundamental en tu salud mental y física.

¿Cómo creas tu estilo de vida, los ritmos de tu vida cotidiana? ¿Es solo cuestión de hábito, basado en cómo vivían tus padres y cómo creciste? ¿Debería la hora en la que entras a trabajar dictar la hora a la que te levantas, o la comida que puedes conseguir en las tiendas de comida rápida determinar lo que comes? Si decides asumir el control de tu estilo de vida y estructurar unos hábitos nuevos, más saludables, ¿qué principios son los que van a guiarte?

Según el ayurveda, lo mejor que puedes hacer es esforzarte por vivir la vida en armonía con la Madre Naturaleza.

En sintonía con la naturaleza

El ayurveda floreció en una civilización tremendamente distinta de la actual, en un mundo en el que la vida humana estaba íntimamente entrelazada con la vida de la naturaleza. Los grandes ritmos y fuerzas de la naturaleza —la alternancia del día y la noche, el ciclo rítmico de las estaciones— nos afectan a todos, como también lo hacen las inevitables estaciones y ciclos de la vida humana, el nacimiento y el crecimiento, el envejecimiento y la muerte. A través de las plantas que comemos, el agua que bebemos y el aire que respiramos en común con todos los seres, somos uno con la naturaleza e inseparables de ella.

Los sabios de mente serena que desvelaron la sabiduría del ayurveda fueron conscientes de este principio y vieron que la clave maestra para gozar de buena salud es estar en armonía con la naturaleza. Por eso, la rutina diaria ideal del ayurveda que te ofrecemos a continuación se basa, como puedes ver, en los patrones que marcan su existencia.

Estar en sintonía con la naturaleza significa también estar en sintonía con *tu* naturaleza, tu constitución o *prakruti* (que significa «naturaleza»). Significa ser fiel a tu propia naturaleza, a cómo estás hecho, mental y emocionalmente, además de físicamente. Significa que tus necesidades de alimento y ejercicio, lo que necesitas dormir, la cantidad de actividad sexual que resulta saludable para ti, el tipo de clima que te beneficia, son características que giran en torno a tu constitución dóshica, tu naturaleza individual.

Vivir de acuerdo con la naturaleza y con la ley natural significa estar continuamente equilibrando nuestra ecología interior y ajustándonos a un entorno en constante cambio.

Rutina ayurvédica diaria

Mantener una rutina diaria es esencial para conservar la salud y transformar nuestro cuerpo, nuestra mente y nuestra consciencia de manera que puedan llegar a alcanzar un nivel más elevado de funcionamiento. Una rutina diaria reglada nos armoniza con los ritmos de la naturaleza. Genera equilibrio en nuestra constitución y ayuda a regular nuestro reloj biológico. Favorece también, de forma indirecta, la digestión, la absorción y la asimilación de los alimentos, y genera autoestima, disciplina, paz, felicidad y una vida prolongada.

Despertarse demasiado temprano o demasiado tarde, unos hábitos de comida indisciplinados, quedarse levantado hasta muy tarde, el estrés en el trabajo y la evacuación intestinal a deshora son una serie de hábitos que pueden desestabilizarnos. La regularidad para dormir, para despertarse, para comer y para eliminar, es decir, se-

guir una rutina diaria regular, aporta disciplina a la vida y ayuda a mantener la integridad de las doshas.

Nuestro organismo es un reloj. Por decirlo con más exactitud, es varios relojes al mismo tiempo. Según el ayurveda, cada órgano tiene un momento concreto en el que funciona al máximo rendimiento. La mañana es la hora de los pulmones. El mediodía es la hora del estómago, el momento en que estamos hambrientos. Las primeras horas de la tarde son las horas del hígado y al final de la tarde es cuando el colon y los riñones alcanzan su máximo funcionamiento.

Este reloj biológico actúa de forma conjunta con el reloj dóshico. La mañana y el final de la tarde (amanecer y ocaso) son los momentos en los que la influencia de vata es mayor. En la madrugada, desde alrededor de las dos hasta la salida del sol, vata crea movimiento y las personas se despiertan y tienden a excretar los productos de desecho. Por la tarde, desde las dos hasta la puesta del sol, otra vez la influencia de vata nos hace sentirnos ligeros y activos.

La mañana y el atardecer son momentos kapha. Desde la salida del sol hasta alrededor de las diez de la mañana, kapha nos hace sentirnos frescos, pero un poco pesados. De nuevo, al atardecer, desde las seis de la tarde hasta alrededor de las diez de la noche, kapha abre un periodo de aire fresco, inercia y el declinar de la energía.

El mediodía y la medianoche son horas pitta. A mitad de la mañana, kapha se funde poco a poco en pitta, y a mediodía nos sentimos hambrientos y preparados para comer. De nuevo, desde las diez de la noche hasta alrededor de las dos de la madrugada, pitta está en su momento culminante y digerimos los alimentos.

Por tanto, existe un ciclo diario de vata-pitta-kapha:

6:00-10:00 = kapha
10:00-14:00 = pitta
14:00-18:00 = vata
18:00-22:00 = kapha
22:00-2:00 = pitta
2:00-6:00 = vata

Existen, por tanto, un reloj dóshico (cuando una dosha concreta está funcionando al máximo rendimiento) y un reloj biológico (cuando un órgano concreto está funcionando al máximo rendimiento). Basándose en estos relojes, los sabios ayurvédicos desarrollaron la *dinacharya*, o rutina diaria. Esta rutina diaria es el arte de armonizar el reloj biológico y el reloj dóshico con la hora cronológica. He aquí sus características más destacadas:

MADRUGA

Es muy recomendable despertarse antes de la salida del sol. A esa hora de la mañana las cualidades puras están muy activas en la naturaleza, lo que puede aportar frescura a la percepción y paz mental.

Lo ideal sería que las personas vata se levantaran hacia las seis de la mañana; las pitta, alrededor de las cinco y media, y las kapha, hacia las cuatro y media. Este es el ideal, tú debes aproximarte a él todo lo que puedas. Si te despiertas alrededor de las cinco y media, estará muy bien.

Justo después de despertarte, mírate las manos durante unos momentos y luego pásatelas por la cara, el cuello y el pecho, y bájalas hasta la cintura. Esto te despabilará.

REZA UNA ORACIÓN

Es bueno empezar el día recordando que nuestra vida es la Realidad Divina. Puedes hacerlo a tu manera, del modo que te dicten tu religión o tu experiencia personal. También puedes utilizar esta sencilla oración:

Querido Dios, tú estás dentro de mí,
Dentro de mi aliento,
Dentro de cada pájaro, de cada una de las
[majestuosas montañas.
Tu dulce tacto todo lo alcanza
Y yo estoy bien protegido.
Gracias, Dios mío,
Por este bello día que se abre ante mí.
Que la alegría, el amor, la paz y
[la compasión
Formen parte de mi vida
Y de la de todos los que me rodean en este
[día.
Estoy sanando y estoy sanado.

LÁVATE LA CARA, LA BOCA Y LOS OJOS

Échate agua fría por la cara un par de veces. Enjuágate y aclárate la boca. A continuación, báñate los ojos con agua fresca y masajea los párpados frotándolos con suavidad. Parpadea siete veces y luego mueve los ojos en todas direcciones: de un lado al otro, hacia arriba y hacia abajo, en diagonal, girando hacia la derecha y hacia la izquierda. Todo esto te ayudará a sentirte despierto y fresco (en el epígrafe «Cuidado ayurvédico de los ojos» de la tercera parte del libro encontrarás más ejercicios y lavados para los ojos).

BEBE UN VASO DE AGUA

Bebe un vaso de agua a temperatura ambiente, a ser posible en una taza o un vaso de cobre puro. (Llena el vaso antes de acostarte y déjalo reposar durante toda la noche). Si el agua está demasiado fría, puede provocar trastornos kapha tales como resfriados, tos y dolor de garganta. Los individuos kapha y vata es preferible que beban agua caliente, pero para los pitta es mejor el agua tibia.

Esta agua no se absorbe, sino que lava el tracto gastrointestinal y los riñones. También estimula la peristalsis intestinal, el colon descendente y la válvula ileocecal, y favorece asimismo una buena evacuación.

No es conveniente empezar la jornada tomando café o té negro. Estas bebidas drenan la energía de los riñones, sobrestimulan las glándulas suprarrenales y favorecen el estreñimiento. También provocan hábito.

EVACUACIÓN

Siéntate (o, aún mejor, ponte en cuclillas) en el retrete y evacúa. Aunque no tengas gana, siéntate unos minutos sin hacer esfuerzos. Si lo haces a diario después de beber el vaso de agua templada, acabarás desarrollando el hábito (en el epígrafe «Estreñimiento» encontrarás sugerencias para favorecer una evacuación saludable).

Tras la evacuación, lava el orificio anal con agua templada y, a continuación, lávate las manos con un jabón suave.

LÍMPIATE LOS DIENTES Y LA LENGUA

Utiliza un cepillo de dientes suave para lavarte los dientes y un polvo herbal preparado con hierbas astringentes, picantes y amargas (en el epígrafe «Cuidado ayurvédico de los dientes y de las encías» encontrarás más sugerencias).

Frótate la lengua todas las mañanas. Es una parte importante de la higiene diaria de la que puedes aprender muchas cosas acerca de tu salud y de tus hábitos. Observa si está sucia y cómo te huele el aliento. Si te llega el olor de la pizza de la noche anterior, eso significa que todavía no la has digerido totalmente. Si la lengua tiene mucho recubrimiento, significa que hay mucha *ama* o toxicidad en el organismo. Puede que cenaras demasiado tarde o que fuera una comida difícil de digerir.

Si tienes *ama* en la lengua y mal olor en el aliento, no desayunes. Desayunar no es bueno si no has digerido la cena de la noche anterior.

Observarás que este régimen diario te hace estar más consciente. Al seguir esta rutina entras en contacto con tu cuerpo y observas el funcionamiento del organismo. Sabes exactamente qué es lo que está sucediendo. Este conocimiento te proporciona el poder de mejorar tu salud cambiando tu conducta.

Para raspar la lengua, utiliza un raspador de lengua de acero inoxidable. También puedes emplear una cuchara. Ráspala con suavidad desde la parte posterior hacia adelante hasta que hayas cubierto toda la superficie (entre siete y catorce pasadas). Además de eliminar las bacterias de la lengua, el raspado envía un mensaje indirecto a todos los órganos internos y estimula el fuego gástrico y las enzimas digestivas.

HAZ GÁRGARAS

Para fortalecer los dientes, las encías y la mandíbula, así como para mejorar la voz y eliminar las arrugas de las mejillas, haz gárgaras dos veces al día con aceite de sésamo templado. Además, mantén el aceite en la boca y muévelo con fuerza de un lado a otro. A continuación, escúpelo y masajea suavemente las encías con el dedo índice.

GOTAS NASALES *(NASYA)*

Vierte entre tres y cinco gotas de ghee templado, ghee *brahmi* o aceite de sésamo en cada orificio nasal. Esto ayuda a limpiar los senos paranasales y mejora también la voz, la vista y la claridad mental. En climas secos y durante los inviernos fríos en que la casa se calienta por medio de aire caliente, las gotas nasales ayudarán a mantener la nariz lubricada (en el apéndice 3 encontrarás más información sobre *nasya*).

La nariz es el umbral del cerebro. El uso de gotas nasales nutre el *prana* y estimula la consciencia y la inteligencia.

MASAJE CON ACEITE

Frótate toda la cabeza y el cuerpo con entre 120 y 150 mililitros de aceite templado (no caliente). Masajear con suavidad el cuero cabelludo con aceite puede aportar felicidad a la jornada y prevenir dolores de cabeza, además de ralentizar la caída y

---

Los mejores aceites para cada tipo corporal

Para el masaje ayurvédico con aceite utiliza uno de los siguientes aceites, dependiendo de tu tipo constitucional:

Vata: aceite de sésamo
Pitta: aceite de girasol
Kapha: aceite de maíz

---

el encanecimiento del cabello. Si vuelves a aceitarte el cuerpo antes de acostarse, estarás favoreciendo la llegada de un sueño profundo.

El masaje con aceite mejora la circulación, calma la mente y reduce el exceso de vata. La piel de todo el cuerpo se suaviza y se pone más brillante.

BAÑO

Tras el masaje con aceite, date un baño o una ducha. Bañarse limpia y refresca el cuerpo. Elimina la fatiga, aporta energía y viveza, y favorece una vida prolongada. Bañarse cada día aporta santidad a la vida.

EJERCICIO

Todo el mundo debería hacer un poco de ejercicio cada día. Un paseo para tomar el aire fresco de la madrugada y unos estiramientos de yoga resultan muy saludables. También puede resultarte beneficioso realizar unos ejercicios aeróbicos adicionales, dependiendo de tu *prakruti*.

Los individuos kapha, gracias a su físico más fuerte y pesado, pueden hacer los ejercicios más agotadores, y eso les beneficia. Correr, montar en bicicleta, jugar al tenis, hacer aeróbic, senderismo y montañismo es estupendo para los kapha (¡aunque a ellos no les gusten unos ejercicios tan fuertes!). A los pitta les va bien una cantidad moderada de ejercicio (la natación es especialmente útil para refrescar pitta), y para los individuos vata lo mejor son los ejercicios más tranquilos, como caminar, la natación suave y las *asanas* de yoga.

Como norma general, el ayurveda recomienda hacer ejercicio hasta llegar a la mitad de la capacidad de cada persona. Una buena medida es ejercitarse hasta que aparezca sudor en la frente, en las axilas y a lo largo de la columna vertebral. No se recomienda de ninguna manera realizar un esfuerzo excesivo.

Los estiramientos de yoga son recomendables para todos los tipos. Entre las posturas especialmente beneficiosas para los individuos vata está el Saludo al Sol (doce ciclos hechos con lentitud). El emplazamiento más importante de vata en el cuerpo es la cavidad pélvica, y cualquier ejercicio que estire los músculos pélvicos ayuda a calmarla. Entre estos ejercicios encontramos la postura del Este, la flexión hacia atrás, la torsión de columna, la Vela, las posturas del Arado, el Camello, la Cobra, la Langosta, el Gato y la Vaca, y la elevación de piernas. También resultan beneficiosas la postura sobre la cabeza, la media rueda y el *mudra* de yoga (en el apéndice 4 encontrarás ilustraciones de distintas posturas de yoga).

El emplazamiento principal de pitta es el plexo solar, por lo que los ejercicios que estiren los músculos que rodean esta zona son beneficiosos para los individuos con un *prakruti* pitta y ayudan a aplacar pitta. Entre ellos están las posturas del Pez, el Barco, el Camello, la Langosta y el Arco. Los pitta deberían hacer también el Saludo a la Luna (dieciséis ciclos a una velocidad moderada). Evita la postura sobre la cabeza, la Vela, el Arado y demás posturas invertidas.

El emplazamiento más importante de kapha es el pecho. Los ejercicios que estiran la cavidad pulmonar y aumentan la circulación de esta zona resultan muy efectivos para los kapha y ayudan a aliviar y a prevenir la congestión bronquial, la tos y otras enfermedades kapha. Entre las posturas de yoga beneficiosas para este tipo constitucional están el Saludo al Sol (doce ciclos rápidos), la Vela, el Arado, la Langosta, el Puente, el Pavo Real, la Palmera y el León (en el apéndice 4 encontrarás ilustraciones de diversas posturas de yoga).

PRANAYAMA

Una vez terminados los ejercicios, siéntate tranquilamente y haz unas cuantas respiraciones profundas: doce respiraciones alternativas para vata, seis respiraciones refrescantes (*shitali*) para pitta y cien respiraciones de fuego (*bhastrika*) para kapha (en el capítulo 6 encontrarás las instrucciones de estos ejercicios respiratorios).

MEDITACIÓN

Termina el *pranayama* con una meditación. Puedes utilizar cualquier sistema o técnica. Si en la actualidad no practicas nin-

Horarios de comida para cada dosha

	VATA	PITTA	KAPHA
Desayuno	8:00	7:30	7:00
Comida	11:00-12:00	12:00	12:00-13:00
Cena	18:00	18:00-19:00	19:00-20:00

¡Nada de tentempiés!

gún tipo de meditación, prueba la del cuenco vacío, que se explica en el capítulo 7. Descubrirás que la meditación aporta paz y equilibrio a tu vida.

DESAYUNO

¡Y ha llegado el momento de disfrutar del desayuno! En los meses cálidos debe ser bastante suave, y más sustancioso en tiempo frío. Las personas vata y pitta deben desayunar algo; a los kapha les suele ir mejor no comer, pues hacerlo en las horas kapha aumenta esta dosha en el cuerpo. Sigue las directrices alimentarias de las tres doshas que encontrarás en el capítulo 8.

A TRABAJAR

Después del desayuno, acude a tu trabajo, o a clase si estás estudiando. Cuando vayas caminando hacia el trabajo (o al coche, al tren o al autobús), sé consciente de cada paso que des. Lleva contigo tu mente meditativa. Cuando mires a tu jefe o a un colega, mira al mismo tiempo tu interior. De ese modo, tu trabajo se convertirá en una meditación. Descubrirás que empiezas

a mirar a los demás con compasión y con mayor consciencia.

Es mejor no tomar té ni café en el trabajo. Si tienes sed, toma un poco de agua caliente o un zumo de fruta, si lo prefieres.

HORA DE COMER

Hacia el mediodía tendrás bastante hambre. Tómate un cuenco de sopa y una ensalada o un poco de arroz con verdura, según indiquen las directrices de tu constitución. Y no bebas demasiado durante la comida. Toma un vaso de agua (preferiblemente templada, pero en ningún caso helada) a sorbitos entre bocados. Beber un poco de agua mejora la digestión.

Podemos beber un vaso de agua una hora antes de comer o una hora después, pero no justo al terminar, pues eso ralentiza la digestión y crea *ama*.

SIÉNTATE DERECHO, CAMINA ERGUIDO

Mantén la columna vertebral recta. Cuando está erguida, la energía puede fluir hacia arriba y eres capaz de mantener tu consciencia. Es difícil ser consciente cuando la columna está aplastada.

DATE UN PASEO

Cuando termines el trabajo, ve a casa y date un paseo tú solo, en silencio, por los bosques, por el parque o por la orilla de un río. Escucha el sonido del agua, el canto de los pájaros, el murmullo de las hojas, el ladrido de un perro. Escuchando de esta manera recuperas la mente meditativa.

De esta forma, cada día se vuelve celestial. Cada día se convierte en una celebración, en algo nuevo. Por eso es tan importante la rutina. Su disciplina deja espacio para la consciencia, la apertura, la frescura.

HORA DE CENAR

Hacia las seis de la tarde (véase el recuadro «Horarios de comida para cada dosha») es la hora de cenar. Si te gusta guisar, puedes hacerlo siguiendo las recomendaciones del libro *Ayurvedic Cookbook for Self-Healing*, que escribí en colaboración con mi esposa, Usha Lad (véase la lista de lecturas recomendadas). Mientras estés comiendo, no te pongas a ver la televisión. Presta atención a la comida. Comer con atención se convierte en una forma de meditación. Y cuando comes de forma consciente, no comes demasiado, solo la cantidad suficiente.

Es preferible cenar cuando el sol está todavía alto. Hacerlo por la noche cambia la composición química del cuerpo, perturba el sueño y hace que no nos sintamos descansados por la mañana. Si cenas hacia las seis de la tarde, a las nueve ya tendrás

el estómago vacío y podrás dormir profundamente.

DESPUÉS DE CENAR

Canta mientras friegas los cacharros. Estate alegre. No dejes de sonreír.

Aproximadamente una hora después de cenar, y si sueles tomar *triphala* (compuesto herbal con acción fortalecedora y purificante), toma media cucharadita con un poco de agua caliente.

Luego, si te apetece, ponte a ver la televisión, las noticias. Debes saber lo que está sucediendo en este mundo nuestro. También puedes leer una revista o un libro.

ANTES DE ACOSTARTE

Antes de acostarse es importante leer algún texto espiritual, aunque solo sea durante unos minutos.

Y no te olvides de beber una taza de leche caliente con un poco de jengibre, cardamomo y cúrcuma. La leche a la hora de acostarse induce la llegada de un sueño profundo. Según el ayurveda, esta leche alimenta también la *shukra dhatu*, el refinadísimo tejido reproductor del organismo.

Frotar las plantas de los pies y el cuero cabelludo con un poco de aceite también produce efectos calmantes y favorece un sueño reparador.

Por último, medita unos minutos antes de acostarte. Siéntate tranquilamente y observa tu respiración. En las pausas entre las inhalaciones y exhalaciones te encontrarás con la nada, y la nada es energía e inteligencia. Deja que esa inteligencia sea la que

Horario ideal para levantarse y acostarse		
	VATA	PITTA	KAPHA
Levantarse	6:00	5:30	4:30
Acostarse	22:00	22:00-23:00	23:00-00:00

afronte tus problemas. De esta forma empezarás y terminarás el día con una meditación, y esta meditación permanecerá contigo incluso cuando estés profundamente dormido.

A LA CAMA

A las personas vata se les recomienda que se acuesten a las diez de la noche y que duerman sobre el costado izquierdo. Los pitta deben dormir sobre el derecho y retirarse entre las diez y las once de la noche. Para los kapha, la mejor hora de acostarse es entre las once y las doce de la noche; deben dormir sobre el costado izquierdo.

Por regla general, a los individuos kapha les gusta dormir unas nueve horas, y están convencidos de que eso es bueno para ellos. Esta creencia, sin embargo, no es más que una ilusión. Dormir tanto tiempo ralentiza su metabolismo, lo que les lleva a coger peso y a engordar. El mejor horario para ellos es quedarse levantados hasta las once o las doce de la noche, despertarse pronto, alrededor de las cuatro y media o las cinco de la madrugada, y salir a dar un paseo. Este sueño más corto induce una cualidad ligera en su cuerpo y empiezan a perder peso.

SEXO

El ayurveda nos ofrece sugerencias claras acerca del papel adecuado que debe desempeñar el sexo en nuestra vida. El sexo es una fuerza tremendamente creativa que permite a las personas compartir su amor y su compasión. Además, puede proporcionar un gran placer.

El sexo está también relacionado con nuestro tipo constitucional. La frecuencia recomendada para la actividad sexual difiere bastante según el tipo al que pertenezcamos. Los kapha, gracias a su fuerte constitución, pueden hacer el amor dos o tres veces a la semana, mientras que a los vata se les sugiere que lo hagan una o, como máximo, dos veces al mes. Los individuos pitta están en el medio y a ellos se les recomienda una frecuencia de una vez cada dos semanas.

Hacer el amor con demasiada frecuencia reduce el *ojas*, la energía vital del cuerpo, y deja a la persona debilitada y expuesta a contraer enfermedades. También agrava la dosha vata.

Para recuperar la fuerza y recargar el *ojas*, después de hacer el amor viene bien recibir un masaje o tomar una bebida nutritiva como la leche de almendras (véase la receta de la leche de almendras de la página 147). La mejor hora para hacer el amor es entre las diez y las once de la noche. No se recomienda practicar el sexo por la mañana o a lo largo del día.

Esta rutina diaria completa es muy importante.

> Yo estimo muchísimo un buen régimen que mantenga mis humores equilibrados y me procure un sueño reparador. Beber algo caliente cuando está helando, algo fresco en los días abrasadores… De todas las cosas, ni demasiado ni muy poco. Digiere, duerme, disfruta y no te preocupes por lo demás.
>
> *Voltaire*

Rutinas estacionales

Las estaciones, como las horas del día, están caracterizadas por ciclos de vata, pitta y kapha. Para conservar la salud durante las cuatro estaciones hace falta vivir en armonía con estos ciclos naturales y estar constantemente ajustándonos a los cambios de nuestro entorno mediante los alimentos que elegimos consumir, el tipo de ejercicio que hacemos, la ropa que nos ponemos y demás. Las sugerencias que te ofrecemos en esta sección te ayudarán a estar en plena forma durante todo el año.

Por favor, recuerda que no se pueden determinar las estaciones solo por la fecha del calendario. El ayurveda es un sistema de medicina natural, lo que significa que ¡tienes que ver lo que está sucediendo en la naturaleza! En cada región, las estaciones empiezan en una fecha diferente y poseen características distintas. Además, en un solo día pueden darse las cuatro estaciones: el sol y el canto de los pájaros que crean un aire primaveral por la mañana; la brisa cálida y veraniega a mediodía; rachas de viento otoñal, fresco y seco por la tarde; tiempo frío y nublado, invernal, después de oscurecer. Por tanto, observa la naturaleza y aplica los principios y prácticas que sean más apropiados.

DIRECTRICES PARA EL VERANO

El verano es caluroso, brillante y duro: la estación de pitta. Por eso, la recomendación principal para todo el mundo, y en especial para los individuos cuyo *prakruti* sea fundamentalmente pitta, es que se mantengan frescos y no permitan que se agrave la dosha pitta.

- Por la mañana, como parte de tu rutina diaria, frótate el cuerpo con unos 150 mililitros de aceite de coco o de girasol antes de bañarte. El aceite de coco es calmante, refrescante y suaviza la piel.
- Ponte ropas de algodón o de seda; son tejidos refrescantes, ligeros y dejan respirar a la piel. Las ropas sueltas son las mejores, pues permiten el paso del aire, que refresca el cuerpo.
- Los mejores colores para el verano son el blanco, el gris, el azul, el morado y el verde. Evita el rojo, el naranja, el amarillo oscuro y el negro, que absorben y retienen el calor y agravan la dosha pitta.
- Sigue la dieta para apaciguar pitta, que aparece en las orientaciones alimentarias del capítulo 8. Entre las frutas más apropiadas para el verano están las manzanas, las peras, los melones, las ciruelas frescas y las ciruelas pasas. Los

zumos de sandía y de lima también son apropiados para esta estación. Prueba los espárragos al vapor, el brécol, las coles de Bruselas, el raita de pepino y el arroz basmati. El kitchari preparado con arroz basmati y mung dal, con un poco de ghee y coco rallado, constituye una comida ligera y deliciosa. Evita la fruta ácida, los cítricos e incluso las remolachas y las zanahorias, pues todos ellos dan calor. El ajo, la cebolla, el chile, el tomate, la crema agria y los quesos salados tampoco son recomendables. En verano puedes tomar más ensaladas que en cualquier otra época, pues son muy refrescantes. Eso sí, debes tomarlas a mediodía. Si tomas carne, puedes consumir un poco de carne ligera —pollo, pavo o gambas— una vez a la semana. Evita las carnes rojas, pues son caloríficas.

- En verano no bebas agua caliente ni bebidas calientes en general. Es preferible tomarlas a temperatura ambiente o frescas. Sin embargo, el hielo y las bebidas heladas inhiben la digestión y crean toxinas (ama) en el cuerpo. Es mejor no consumirlas nunca.

- Una bebida muy refrescante es el *lassi* fresco. Mezcla una parte de yogur con cuatro partes de agua y bate entre dos y tres minutos hasta que esté cremoso. Puedes añadirle un cuarto de cucharadita de comino tostado antes de batirlo o, si deseas una bebida dulce, dos cucharadas de azúcar natural de caña u otro edulcorante y una gota de agua de rosas. El zumo de un cuarto de lima en un vaso de agua fresca con un pellizco de comino en polvo también es muy refrescante.

- Estar trabajando en una cocina caldeada provoca agravamiento de pitta. Si tienes que cocinar, hazlo a primera hora de la mañana o al atardecer. Si una persona guisa durante tres días seguidos, al cuarto día debes recompensarla invitándola a cenar en un restaurante. Esto evitará conflictos en las relaciones.

- Si tienes costumbre de tomar bebidas alcohólicas, evita el whisky, el brandy, el ron y el vino tinto, que son caloríficos. Una cerveza fresca en los días calurosos está bien.

- Esta es una estación en la que la energía está baja. Por eso es correcto echarse un sueñecito corto durante el día.

- Si tienes que trabajar al aire libre, ponte un sombrero de ala ancha.

- Al aire libre, usa gafas de sol en las horas de más luz. Los cristales deben ser grises o verdes, no rojos ni amarillos y, sobre todo, ni azules ni morados, pues estos últimos dañan los ojos.

- Si puedes, trabaja bajo techo. Pon aire acondicionado en el coche y en la habitación o en la oficina.

- Nunca te tumbes al sol en verano. Si hace mucho calor, no te pongas pantalón corto ni manga corta; usa ropas sueltas que te protejan la piel. Las personas que tengan muchos lunares no deben nunca tumbarse al sol; eso puede provocar un agravamiento extremo de pitta que desencadene un cáncer de piel.

- Si tienes realmente mucho calor, date un baño en un lago o en una piscina de agua fresca y luego bebe un poco de zumo de lima con agua.

- Evita el ejercicio agotador. Si estás acostumbrado a correr o a hacer otros ejercicios aeróbicos fuertes, hazlos a primera hora de la mañana, que es la hora más fresca del día.

- Haz ejercicios suaves de yoga y una meditación tranquila dos veces al día. Entre las posturas de yoga más adecuadas para el verano están el Pez, el Camello, el Barco, la Cobra, la Vaca y la Palmera. Los individuos pitta no deben hacer posturas invertidas como la postura sobre la cabeza y la Vela, pues estas posturas pueden provocar el aumento de pitta. También es muy recomendable el Saludo a la Luna (véanse las ilustraciones del apéndice 4).

- Haz *shitali pranayama*, un ejercicio respiratorio refrescante que se describe en el capítulo 6.

- Algunas joyas y piedras preciosas ayudan a refrescar pitta. Entre ellas están los collares de cuentas de sándalo, los collares de jade o de perlas, la amatista, la piedra de luna, la malaquita y cualquier joya de plata.

- Por la noche, después de cenar, sal a dar un paseo a la luz de la luna. Ponte ropa blanca y flores blancas en el pelo o una guirnalda de flores blancas alrededor del cuello.

- En las noches estivales puedes acostarte un poco más tarde, alrededor de las once o las doce. Frótate el cuero cabelludo y las plantas de los pies con un poco de aceite de coco antes de acostarte, pues produce un efecto refrescante. Duerme sobre el costado derecho.

- Los aceites de sándalo, jazmín y vetiver son refrescantes, y sus fragancias, muy adecuadas para el verano. También puedes poner unas gotas de aceite de sándalo en la almohada y dormirás con ese perfume toda la noche.

- En verano es preferible reducir la práctica del sexo, pues da calor y provoca un aumento de pitta. Si quieres practicarlo, hazlo entre las nueve y las diez de la noche, cuando ya ha refrescado pero todavía no es hora pitta.

En verano, el sol evapora la humedad de la tierra e induce con ello las cualidades de calor, sequedad y agudeza en la atmósfera, lo que produce un agravamiento de pitta. En el verano son beneficiosos los alimentos y bebidas dulces, fríos, líquidos y grasos. Se debe evitar o reducir al máximo el exceso de ejercicio y de sexo, el alcohol y las dietas saladas, agrias, picantes o calientes. Durante el verano se debe disfrutar de los bosques, los jardines, las flores y el agua fresca. Por la noche se debe dormir en la azotea aireada de la casa, refrescada por los rayos de la luna.

Charaka Samhita

DIRECTRICES PARA EL OTOÑO

El otoño es seco, ligero, frío, ventoso, áspero y vacío (los árboles pierden las hojas). Todas estas características provocan un aumento de la dosha vata. Por eso, como es natural, las directrices para el otoño están destinadas a calmar a vata.

- Si puedes, levántate temprano, alrededor de las cinco de la mañana, cuando el aire está tranquilo y los pájaros están todavía durmiendo. A esa hora del día se experimentan un silencio y una paz extraordinarios.

- Entre las *asanas* de yoga apropiadas para el otoño están el Loto, la postura del Este, la flexión hacia atrás, Vajrasana (sentarse sobre los talones), la torsión de columna, el Camello, la Cobra, la Vaca y el Gato. La postura sobre la cabeza y la Vela están bien si se practican con moderación. También debes hacer el Saludo al Sol un mínimo de doce ciclos. Como máximo puedes hacer tantos Saludos al Sol como años tengas, pero esto solo se consigue practicando todos los días con regularidad. Termina la sesión de yoga con *savasana*, la postura de relajación.

- El *pranayama* de respirar alternativamente por cada uno de los orificios nasales de forma suave es adecuado para practicarlo después de las posturas de yoga. A continuación, medita durante al menos diez o quince minutos.

- Todas las mañanas, antes de bañarte o de ducharte, frótate todo el cuerpo, de la cabeza a los pies, con entre 200 y 250 mililitros de aceite de sésamo templado. El aceite de sésamo es caliente y pesado, y te ayudará a equilibrar la dosha vata. A continuación, date una buena ducha caliente. No elimines todo el aceite de la piel.

- Los mejores colores para el otoño, los que aplacan vata, son el rojo, el amarillo y el naranja. También resulta útil el blanco.

- Después del yoga, la meditación y el baño, desayuna. Prueba las gachas de avena, la papilla de arroz, la papilla de trigo, la tapioca o cualquier cereal que sirva para apaciguar vata (en el capítulo 8 encontrarás las recomendaciones alimentarias para vata). Para comer y para cenar, las tortitas, el *chapati*, el arroz basmati, el kitchari mung dal y las verduras al vapor son alimentos muy apropiados para equilibrar vata. No es recomendable tomar ensaladas. Las sopas espesas y suaves y los estofados son buenos, y asegúrate de utilizar un poco de ghee.

- No tomes té negro ni café después de la cena. Prueba una infusión herbal como la de comino, cilantro e hinojo (a partes iguales) o la de jengibre, canela y clavo.

- El ayuno no es bueno para el otoño. Genera demasiada ligereza y vacío, lo que provoca un aumento de vata.

- Asegúrate de estar bien abrigado. Lleva ropa caliente tanto dentro de casa como fuera de ella. En los días ventosos, cúbrete la cabeza y las orejas.

- Se debe evitar el ejercicio muy activo y vigoroso, en especial por parte de los individuos de constitución vata.

- Una breve siesta por la tarde es aceptable para los vata.

- Intenta estar en la cama a las diez de la noche.

- Una taza de leche templada al acostarte es buena en la época otoñal. Induce un sueño profundo y natural. Calienta la leche hasta que empiece a hervir y suba, y luego déjala enfriar lo suficiente para que puedas beberla con comodidad. Puedes añadirle un pellizco de jengibre y cardamomo, y una pizquita de nuez moscada. Estas hierbas son caloríficas y calmantes, y te ayudarán a digerir la leche y a relajarte.

- En el paso del verano al otoño, un tratamiento *panchakarma* ayudará a eliminar el exceso de vata del organismo (véase capítulo 4). Si no puedes acudir a una clínica ayurvédica, prueba el tratamiento doméstico de purificación que se detalla en el capítulo 4. Un componente fundamental de este tratamiento debe ser el *basti*, o enema medicado, que se prepara de la siguiente forma:

1. Hierve 2 cucharadas soperas de *dashamoola* en polvo durante 5 minutos en medio litro de agua.
2. Cuela las hierbas y añade media taza de aceite de sésamo caliente al líquido.
3. Cuando la mezcla se haya enfriado hasta una temperatura agradable, utilízala como enema. Intenta retenerla durante 30 minutos.
4. Al cabo de media hora o después de haber realizado una buena evacuación, ponte otra media taza de aceite de sésamo caliente en el recto. Intenta retener este aceite al menos durante diez minutos.

- Este procedimiento lubrica el colon, calma vata y elimina la tensión de la parte baja de la espalda y del cuello. Durante la época otoñal puedes hacer este *basti* una vez a la semana para mantener la dosha vata bajo control.
- En esta estación pon especial atención en evitar los sonidos fuertes, la música a gran volumen (como el *rock*), la conducción rápida y la actividad sexual excesiva. Evita las corrientes y los vientos fríos. Todo ello agrava vata.
- Unas hierbas excelentes para apaciguar la dosha vata en otoño son *dashamoola* (que es una fórmula compuesta por diez hierbas), *ashwagandha*, *bala* y *vidari*.

DIRECTRICES PARA EL INVIERNO

En invierno el cielo está nublado y hace un tiempo frío, húmedo y pesado; la vida en las ciudades avanza despacio; es, en líneas generales, una estación kapha. Por eso todo el mundo, y sobre todo los individuos kapha, deben adoptar un régimen para aplacar esta dosha. Sin embargo, en algunos días invernales se dan determinadas cualidades, como sequedad, frío, viento y claridad, que provocan un aumento de vata, por lo que los individuos vata deben tenerlo en cuenta.

- En invierno no hay necesidad de levantarse temprano. Despertarse a las cinco de la mañana, tal y como sugeríamos para el verano y el otoño, ya no es necesario en esta época. A menos que tengas que madrugar para ir a trabajar, puedes quedarte en la cama hasta las siete.
- Después de lavarte los dientes y de rasparte la lengua (véase, «Rutina ayurvédica diaria», en la página 69), haz algunas *asanas* de yoga, incluido el Saludo al Sol. Entre las posturas beneficiosas para el invierno están el Pez, la Langosta, el Barco, el Arco, el León y el Camello, la Vela y la postura sobre la cabeza. Estas posturas ayudan a abrir el pecho, a estirar la garganta, a drenar los senos paranasales y a aliviar la congestión del pecho.
- Tras las posturas de yoga, haz unos ejercicios respiratorios. *Bhastrika* (respiración de fuego) limpia la dosha kapha. A continuación, puedes hacer unos minutos de respiración por el orificio derecho de la nariz, que favorece la circulación y calienta (véanse las instrucciones en el capítulo 6).

- El invierno es una estación de kapha. Por eso, al igual que la lenta y constante kapha, no tengas prisa. Asegúrate de complementar los ejercicios respiratorios con un poco de meditación tranquila.
- Tras la meditación, aplícate un poco de aceite de sésamo templado por todo el cuerpo y date una ducha caliente. El aceite de sésamo, que tiene efectos caloríficos, es beneficioso en invierno para todos los tipos constitucionales.
- Un buen desayuno de invierno está compuesto por gachas de avena, papilla de harina de maíz, sopa de cebada, tapioca, kitchari o poha (copos de arroz cocidos). Aproximadamente una hora después, toma una infusión de estas hierbas:

Jengibre seco	*½ cucharadita*
Canela	*½ cucharadita*
Clavo	*un pellizco*

Hiérvelas en un cuarto de litro de agua durante cinco minutos y tómate la infusión. Aumentará el calor y la dosha pitta, mejorará la circulación y eliminará la mucosidad del organismo. Si tienes úlcera, no tomes esta infusión, pues da demasiado calor.
- Ponte ropa de colores brillantes y cálidos, como el rojo y el naranja.
- Cuando salgas al aire libre, ponte siempre un gorro. Más del sesenta por ciento del calor del cuerpo se pierde por la cabeza. Cúbrete también el cuello y las orejas.
- Para comer, toma alimentos que calmen la dosha kapha pero que no agraven la vata. El pan de trigo integral, las verduras al vapor y las sopas calientes y espesas con mucho ghee y unos picatostes crujientes son perfectas.
- Si te gusta tomar carne, el ayurveda afirma que el invierno es la época de hacerlo, porque agni (el fuego digestivo) está fuerte. El pollo y el pavo son dos buenas opciones.
- Aunque las siestas son aceptables en verano y en otoño (especialmente para los individuos pitta y vata, respectivamente), dormir durante el día no es recomendable en invierno, porque aumenta la kapha, ralentiza el metabolismo y reduce el fuego gástrico.
- El ayurveda recomienda beber un poco de vino tinto —un vasito, como máximo— en invierno para mejorar la digestión y la circulación. El *draksha* (vino herbal ayurvédico) es una buena opción. Toma cuatro cucharaditas de *draksha* con una cantidad igual de agua antes o después de la cena.
- El invierno, esa época en la que el cielo está cubierto de nubes y fuera está todo gris, favorece la soledad y la depresión. Seguir una rutina que apacigüe la kapha resulta muy útil. Si puedes, evita estar lejos de tu marido, de tu mujer, de tu novio o de tu novia. Cuando hace frío fuera y dentro de casa no hay con quien dormir, te sientes muy solo. ¡En cambio, cuando estás con tu pareja en invierno te sientes de maravilla!
- Al final del día, frótate el cuero cabelludo y las plantas de los pies con un poco de aceite de sésamo.
- Según la tradición ayurvédica, el inverno es la estación en la que se puede practicar el sexo con más frecuencia.
- Las mejores hierbas para el invierno son:

pippali, regaliz, jengibre, *punarnava*, pimienta negra y *kutki*. También puedes utilizar el tónico herbal *chyavanprash*.

- Un ayuno ligero, de un día o dos, está bien si tienes el fuego digestivo fuerte. Si te apetece puedes beber un poco de zumo de manzana o de granada mientras estás ayunando.

- En el paso del otoño al invierno, los individuos con tendencia a sufrir problemas kapha en invierno (resfriados, tos, gripe, sinusitis y otros trastornos similares) deben recibir *panchakarma* en una clínica ayurvédica, bajo la supervisión de un médico ayurvédico, para eliminar el exceso de la dosha kapha. Esto les ayudará a pasar el invierno libres de problemas.

DIRECTRICES PARA LA PRIMAVERA

La primavera es la reina de las estaciones. En el *Bhagavad Gita*, el Señor Krishna revela sus atributos predominantes en el undécimo capítulo: «Yo soy el Alma en el cuerpo, la Mente en los sentidos, el Águila entre los pájaros, el León entre los animales. De entre todos los árboles, yo soy el sagrado árbol *Bodhi*, y de entre las estaciones, yo soy la primavera».

En primavera, la Madre Naturaleza despierta y hace brotar las plantas; la energía asciende; todo brota y florece, lleno de colores y de verdor. Las personas se sienten rebosantes de energía y con muchas ganas de estar al aire libre. Es la estación de las celebraciones.

Las cualidades de la primavera son: temperaturas moderadas, humedad, suavidad y untuosidad. Con la suave subida de la temperatura, la nieve y el hielo que se acumularon en invierno empiezan a derretirse. Del mismo modo, la kapha acumulada en el cuerpo empieza a licuarse y a correr. Por eso tanta gente coge resfriados primaverales. Además, como las flores sueltan el polen, su fragancia y su perfume, que hacen que los individuos vata y pitta se sientan contentos, muchos kapha cogen fiebre del heno y alergias.

Así como el principio del invierno conserva algunas de las cualidades del otoño, también el principio de la primavera se parece mucho al invierno, y muchas de las recomendaciones para esta estación son las mismas que las de la estación anterior. Por ejemplo, es muy recomendable someterse a una cura de *panchakarma* para limpiar el organismo de la dosha kapha que se haya acumulado y ayudar a prevenir alergias, fiebre del heno, catarros y sinusitis.

- Entre las hierbas apropiadas para la primavera están el jengibre, la pimienta negra, el *pippali* y una infusión de comino, cilantro e hinojo a partes iguales. *Sitopaladi*, *punarnava* y *sudarshan* también son beneficiosas.

- Evita totalmente los alimentos pesados y grasientos. También es preferible no tomar cosas agrias, dulces ni saladas, pues provocan un aumento de kapha. No consumas productos lácteos, especialmente por la mañana. Evita los helados y las bebidas frías, que son especialmente kaphagénicas.

- Elige alimentos amargos, picantes y astringentes. Son recomendables todas las legumbres (los garbanzos amarillos, las lentejas rojas, los garbanzos y las alubias pintas, por ejemplo). Puedes tomar rábanos, espinacas, okra, cebollas y ajo, además de especias picantes como el jengibre, la pimienta negra, la cayena y el chile (pero, si tu constitución es predominantemente vata o, sobre todo, pitta, no te excedas en su consumo). Después de cada comida toma una infusión de jengibre, pimienta negra y canela.

- Utiliza menos ghee y pocos productos lácteos, y toma más miel, que aporta calor. Una taza de agua caliente con una cucharadita de miel ayuda a equilibrar el kapha durante la primavera (no cuezas nunca la miel; cocida, tapona los canales sutiles y actúa como una toxina en el organismo). Puedes terminar las comidas con una taza de lassi recién preparado (en la página 78 encontrarás la receta).

- Para las personas que toman carne, se permite el consumo de pollo, pavo, conejo y venado; el pescado, los cangrejos, la langosta y el pato no son recomendables en primavera.

- Esta es una buena estación para hacer un ayuno tomando solo zumo de manzana, granada o bayas.

- Levántate temprano y sal a dar un paseo matutino. Además, haz el Saludo al Sol y unas posturas de yoga que reduzcan kapha, como el Pez, el Barco, el Arco, la Langosta, el León y el Camello, así como la postura sobre la cabeza o la Vela. También resultan útiles *bhastrika* y respirar por el orificio derecho de la nariz (véase capítulo 6).

- Dormir por el día agrava kapha, por lo que no se recomienda en esta estación.

A medida que la primavera va avanzando y va haciendo más calor, apetecerá cambiar el régimen para apaciguar la dosha kapha por el de apaciguar la pitta que sugerimos para el verano. De hecho, como el tiempo alterna del frío al calor, tendrás que estar alerta cada día y utilizar tu sentido común para no desequilibrar tu organismo.

Capítulo 6

Técnicas de respiración

Prana es el puente que une el cuerpo, la mente y la consciencia. Es el movimiento constante de la conciencia. Transporta la conciencia al objeto que hemos percibido; este movimiento de la conciencia a través de *prana* es lo que denominamos atención. El movimiento interno de *prana* es el movimiento de la sensación, del pensamiento, del sentimiento y de la emoción. Así, *prana* y mente están profundamente conectados entre sí.

La manifestación física de *prana* es la respiración. La respiración y la mente mantienen una conexión muy estrecha. El ayurveda afirma que la respiración es la parte física del pensamiento, y el pensamiento, la parte psicológica de la respiración. Cada pensamiento cambia el ritmo de la respiración y cada respiración cambia el ritmo del pensamiento. Cuando uno es feliz, cuando uno se siente dichoso y en silencio, la respiración es rítmica. Si nos angustia la ansiedad, el miedo o el nerviosismo, la respiración se vuelve irregular y entrecortada.

Los antiguos videntes védicos *(rishis)* descubrieron esta relación tan íntima entre la respiración y la actividad mental, y desvelaron el arte del *pranayama. Pranayama*

es la unión de *prana* y *ayam. Ayam* significa «controlar», y *prana*, «respiración». Cuando controlamos la respiración, podemos controlar la actividad mental.

El secreto del *pranayama*

Los *rishis* descubrieron también la existencia de una relación íntima entre el ciclo de respiración por el orificio nasal derecho y el ciclo de respiración por el orificio nasal izquierdo. Quizá hayas observado que a veces respiras con más facilidad por el orificio izquierdo, mientras que en otras ocasiones respiras mejor por el derecho. Este cambio se va sucediendo en periodos que duran entre 45 y 90 minutos. Así como el hemisferio izquierdo del cerebro rige el lado derecho del cuerpo, respirar mejor por el orificio nasal izquierdo activa el hemisferio derecho del cerebro, y respirar mejor por el derecho activa el hemisferio izquierdo.

El hemisferio izquierdo se asocia con la energía masculina, y el derecho, con la energía femenina. El hemisferio izquierdo es el encargado del pensamiento lógico, la investigación, las preguntas, la agresividad, la competitividad y el enjuiciamiento. Siempre que estamos juzgando, investigando y demás, nuestro ciclo de respiración por el orificio derecho es el dominante, y el hemisferio cerebral izquierdo es el que está operativo. A la inversa sucede exactamente lo mismo; cuando está actuando el hemisferio cerebral derecho y trabajando el ciclo de respiración por la izquierda, tenemos energía femenina, que se asocia con el amor, la compasión, la intuición, el arte, la poesía y la religión. Por eso, cuando un artista está pintando un cuadro o un poeta está escribiendo un poema, ya sea hombre o mujer, está usando una parte de su hemisferio cerebral derecho. Y cuando el científico está trabajando en su laboratorio, investigando y resolviendo el problema, en ese momento, tanto si es hombre como si es mujer, está utilizando una parte de su hemisferio cerebral derecho.

El secreto del *pranayama* es el secreto del manejo de las energías masculina y femenina que operan en nuestro sistema nervioso. En el *pranayama* de respiración alternativa, cuando inhalamos por el orificio nasal izquierdo, recargamos el hemisferio cerebral derecho. Cuando inhalamos a través del orificio nasal derecho, recargamos el hemisferio cerebral izquierdo. Cuando los yoguis respiran alternando los orificios nasales, sus energías masculina y femenina se equilibran en igual medida. Cuando estas energías están equilibradas, se despierta la energía neutra y la persona experimenta conciencia pura, lo que se denomina *brahman*.

Cuando hacemos *pranayama*, los *nadis* (canales sutiles del sistema nervioso) se purifican, la mente se controla y podemos superar las energías masculina y femenina, y

alcanzar la conciencia pura, sin elecciones, pasiva.

Esta es la base del *pranayama*. A partir de aquí, existen numerosos tipos: prácticas para calentar o refrescar el cuerpo, respiración por el orificio nasal derecho para despertar más energía masculina, respiración por el orificio nasal izquierdo para despertar más energía femenina, etc.

Seis técnicas de respiración

PRANAYAMA ALTERNANDO LOS ORIFICIOS NASALES

Una de las prácticas respiratorias más simples, y al mismo tiempo muy efectiva, como ya hemos visto, es el *pranayama* en el que se va alternando la respiración por ambos orificios nasales.

1. Siéntate cómodamente en el suelo con las piernas cruzadas y manteniendo la columna vertebral erguida. Si no estás cómodo en esta posición, siéntate erguido sobre el borde delantero de una silla con los pies bien apoyados en el suelo.
2. Cierra el orificio nasal derecho con el pulgar de tu mano derecha e inhala a través del orificio izquierdo. Lleva el aire hacia el vientre, no hacia el pecho.
3. Después de inhalar, contén la respiración un momento.
4. Exhala a través del orificio nasal derecho mientras cierras el izquierdo con los dedos anular y meñique de la mano derecha.
5. Repite los pasos 1 a 3, pero esta vez empieza inhalando por el orificio nasal

PRANAYAMA DE RESPIRACIÓN ALTERNATIVA

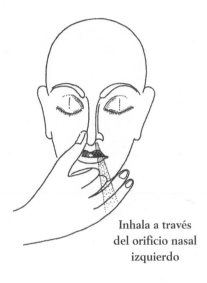

Inhala a través
del orificio nasal
izquierdo

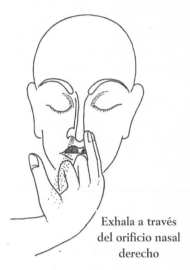

Exhala a través
del orificio nasal
derecho

derecho (mientras cierras el izquierdo con los dedos anular y meñique).

Puedes hacer este ejercicio de respiración durante cinco o diez minutos.

Nota: Este *pranayama*, así como todos los demás que aparecen en este libro, se aprenden mejor bajo la dirección de un maestro experto.

SHITALI PRANAYAMA
(RESPIRACIÓN REFRESCANTE)

Dobla la lengua para formar un tubo. Inhala lentamente a través de la lengua doblada, traga y luego exhala normalmente por la nariz con la boca cerrada. Sentirás que el aire entrante te refresca la saliva, la lengua y las membranas mucosas de la boca.

Esta forma de respiración es muy útil para aplacar una pitta elevada. Disminuye la temperatura de la boca, refresca la saliva, ayuda a calmar la sed y mejora la digestión, la absorción y la asimilación. *Shitali* es efectiva para disminuir la presión arterial elevada, cuando nos quemamos la garganta o la lengua y cuando tenemos sensación de ardor en los ojos. Refresca todo el cuerpo.

Si no consigues doblar la lengua para formar un tubo, un método alternativo de hacer *shitali* consiste en juntar las mandíbulas apretando un poco los dientes y presionar la lengua contra ellos. En este caso el aire se inhala a través de los dientes. A algunas personas, el paso del aire fresco por los dientes les causa dolor; al mantener la lengua pegada contra ellos les proporcionas calor y previenes esta molestia.

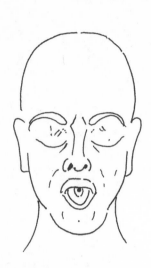

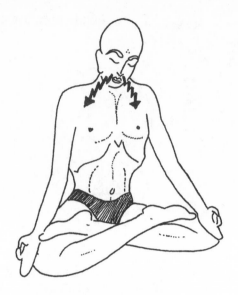

SHITALI PRANAYAMA
(RESPIRACIÓN REFRESCANTE)

BHASTRIKA PRANAYAMA
(RESPIRACIÓN DE FUEGO)

BHASTRIKA PRANAYAMA
(RESPIRACIÓN DE FUEGO)

Este ejercicio respiratorio aumenta la capacidad vital de los pulmones, alivia las alergias y el asma, y ayuda a fortalecer los pulmones y a que estén sanos. También calienta el cuerpo.

Inhala pasivamente (por la nariz), pero exhala activamente y con *un poco* de fuerza. Empieza despacio y ve aumentando la velocidad. Imagina que eres una locomotora de vapor que se mueve despacio y va cogiendo velocidad. Haz una ronda de treinta exhalaciones y descansa durante un minuto. Puedes hacer hasta cinco rondas de *bhastrika* por la mañana y otras cinco por la noche.

BHRAMARI PRANAYAMA
(ZUMBIDO DE LA ABEJA)

Al inhalar, contrae la epiglotis para producir una especie de zumbido. Al exhalar, emite un sonido largo y bajo. La inhalación, que tiene un tono más agudo, se considera tradicionalmente como el zumbido de una abeja hembra; la exhalación, que tiene un tono más profundo, se parece al zumbido de la abeja macho.

Si te resulta difícil emitir el zumbido en la inhalación, aspira de forma natural, lleva la respiración profunda hasta el vientre y haz el zumbido al exhalar.

Cuando estés haciendo *bhramari*, apoya ligeramente la punta de la lengua contra el borde del paladar blando, cerca de la parte posterior del paladar duro. Asegúrate de que no estás apretando los dientes.

Bhramari consigue hacer más melodiosa la voz. El zumbido hace vibrar el sistema nervioso y es una forma de terapia de sonido para el cerebro. También es buena para el tiroides, el timo y las glándulas paratiroides. Haz diez ciclos.

UJJAYI PRANAYAMA
(RESPIRACIÓN DE VICTORIA)

Siéntate en postura Vajrasana o en la postura del loto con las manos apoyadas en las rodillas y las palmas hacia arriba. Mantén la cabeza, el cuello y el pecho en línea recta. Baja la cabeza para hacer un ligero cierre de barbilla subiéndola y bajándola hacia el pecho. Lleva tu atención hacia la zona de la garganta.

Ahora viene la parte complicada. Sin llegar a tragar, empieza la acción de tragar mientras contraes la epiglotis, como si quisieras «decir» en silencio la letra e, e inhala lenta y profundamente hacia el vientre. El aire inhalado producirá un susurro suave y delicado, como de viento, al rozar contra la garganta, la tráquea, el corazón y el diafragma.

Después de inhalar, traga y contén la respiración en el vientre durante un momento. A continuación, exhala el aire lentamente volviendo a contraer la epiglotis. Es como si quisieras canturrear en voz baja pero sin llegar a producir ningún sonido.

Ujjayi pranayama da una gran alegría. Calma la mente, relaja los músculos intercostales y aporta realmente una sensación de victoria. Es buena para las tres doshas y ayuda a recuperar el equilibrio constitucional. Favorece la longevidad. Haz doce ciclos (repeticiones) cada vez.

SURYA BHEDI PRANAYAMA
(RESPIRACIÓN POR EL ORIFICIO NASAL DERECHO)

Ponte un tapón de algodón en el orificio nasal izquierdo para respirar por el derecho o tapona el izquierdo apretándolo suavemente con los dedos anular y meñique de la mano derecha. Siéntate cómodamente. Aspira y exhala solo por el orificio derecho. Repite diez veces.

Capítulo 7

Meditación y disciplina mental

La meditación es el arte de llevar armonía al cuerpo, a la mente y a la consciencia. La vida con meditación es un florecer de dicha y belleza. La vida sin meditación es tensión, confusión y espejismo.

En la antigüedad, la meditación se consideraba a menudo una forma de vida. En realidad, la meditación no es algo independiente de la vida diaria, pero si la consideramos una disciplina, entonces tenemos que practicar determinadas técnicas, métodos y sistemas. Una vez hayamos practicado una forma de meditación y la tengamos dominada, esa disciplina permanecerá con nosotros en cada uno de los diferentes aspectos de nuestra vida. Por lo tanto, sea cual fuere la técnica que emplees, sea cual fuere el sistema que sigas, según las instrucciones que hayas recibido de tu maestro, ponlo en práctica.

¿Y qué es meditación y qué no lo es?

La meditación no es concentración. En la concentración estrechamos la mente, y una mente estrecha es una mente limitada. Necesitamos esta mente limitada, dirigida, concentrada, cuando queremos profundizar en algún tema, solucionar problemas, aprender un idioma o pilotar un avión. En

estos casos la necesitamos, pero no cuando vamos a meditar.

Cuando nos concentramos, construimos un muro de resistencia, y al esforzarnos por controlar la mente, perdemos energía. Algunas personas meditan así durante una hora y, al acabar, se sienten cansadas porque durante esa hora han estado luchando sin parar, negando todo, diciendo que no a todos los pensamientos y percepciones, intentando focalizar la mente.

La concentración lo excluye todo, mientras que la meditación lo incluye todo. La meditación es una consciencia abierta, carente de decisiones. Todo es bienvenido. La meditación dice que sí a todo, mientras que la concentración dice que no a todo.

La concentración es esfuerzo. Siempre que existe un esfuerzo, existe alguien que realiza ese esfuerzo. El realizador del esfuerzo es el ego. La concentración nutre al ego, al realizador del esfuerzo. Cuanto mayor sea la concentración, mayor será el ego.

En la meditación no existe esfuerzo ni realizador de esfuerzo. Por tanto, hay libertad. Estás simplemente sentado tranquilamente escuchándolo todo, ya sea la llamada de un pájaro, el grito de un niño, el susurro de las hojas. Todos los sonidos son bienvenidos. Sea cual fuere el sonido que percibas, permítele que venga a ti. Cuando escuchas el sonido, te conviertes en el centro y el sonido se queda en la periferia, va hacia ti para encontrarse contigo.

Cuando escuchas todo tipo de sonidos sin juzgarlos, sin criticar, sin considerar si te gustan o te disgustan, te conviertes en el centro y todos los sonidos corren hacia ti para disolverse en ti. Sigue al sonido. Déjalo que pase a través de ti. No te resistas. En ese momento es cuando tiene lugar un fenómeno mágico. Te vacías. Te vuelves silencio, existencia pura.

Cuando una brisa llegue hasta ti, permítele que pase a través de ti. No hay esfuerzo, no hay resistencia. Recuerda que la paz no es lo contrario del sonido. Cada sonido se disuelve en la paz. Tú eres esa paz y el sonido acude para encontrarte y disolverse en ti.

Fija la mirada sobre cualquier objeto: un árbol, una flor, incluso la pared. No existe decisión a la hora de mirar, no hay juicio, solo una observación sin decisiones.

La conciencia es el acto de escuchar, el acto de mirar. No exige ningún esfuerzo, ninguna concentración. En la conciencia, en la meditación, la concentración sucede de forma natural. Se te concede como regalo. Sin embargo, en la concentración, al elegir, pierdes la meditación.

En la consciencia expandida, vacía, cesa el pensamiento, la respiración se acalla y uno existe simplemente como conciencia pura. Este estado está preñado de enorme alegría, belleza y amor. La consciencia individual se funde con la Consciencia Cósmica y la persona supera el tiempo y el pensamiento.

En este estado, no importa si los ojos están abiertos o cerrados. Llega como una brisa, sin ser invitado, porque este estado es tu verdadera naturaleza: amor, dicha, belleza y conciencia. No existe el miedo, ni la depresión, ni la ansiedad, ni la preocupación, ni el estrés. La persona se convierte en testigo de las ansiedades, las preocupaciones y el estrés. En este estado tiene lugar la sanación.

Esto es lo que se denomina disciplina. Disciplina significa aprendizaje, y a la persona que está aprendiendo se le llama discípulo. Por eso tenemos que aprender el arte de la disciplina. Disciplina significa poner todo en su sitio. El pensamiento tiene un sitio, el deseo tiene un sitio, el trabajo tiene un sitio, la obligación tiene un sitio. La disciplina lleva la armonía a nuestra vida. Por tanto, la disciplina y la meditación van de la mano. No existe meditación sin disciplina ni disciplina sin meditación. Son una única cosa. La mente en meditación es una mente en disciplina.

Eso que se denomina una mente concentrada es una mente controladora. Una mente que está confusa controla. Sin embargo, una mente que está libre, alerta y consciente es dichosa. Esa mente es una mente disciplinada. Y la disciplina es el perfume de la vida. Sin ese perfume, nuestra vida no puede convertirse jamás en una celebración.

Cuando medites, siéntate con la espalda derecha. Si puedes, siéntate en la posición del loto (o del medio loto, si te resulta más cómoda). Si no te sientes a gusto en esa postura, puedes sentarte en una silla, pero mantén la columna vertebral erguida.

Si practicas con constancia, puedes llegar a aumentar el tiempo que pasas en la postura del loto hasta una, dos o incluso tres horas. Si una persona se sienta correctamente en la postura del loto todos los días durante tres horas, pronto le llegará la iluminación.

Sentarse en la postura del loto ayuda a abrir el corazón. La respiración se acalla y automáticamente el pensamiento se ralentiza y se detiene. Ir más allá del pensamiento significa ir más allá del sufrimiento, porque el pensamiento es el que crea el sufrimiento.

Meditación del cuenco vacío

Siéntate cómodamente y en silencio con las palmas de las manos abiertas y hacia arriba, y apoyadas sobre las rodillas, como si fuesen cuencos vacíos. Abre ligeramente la boca y apoya la lengua sobre el paladar, justo detrás de los dientes.

Para empezar, centra tu atención en la respiración. Deja que tus pulmones respiren sin que tú hagas ningún esfuerzo. Sencillamente limítate a observar el movimiento de tu respiración. Inhala. Exhala.

Durante la inhalación, el aire toca la parte interior de los orificios nasales. Sé consciente de esa respiración. Durante la exhalación, el aire vuelve a tocar los orificios nasales. El aire que entra resulta fresco; el aire que sale es cálido. ¡Durante una fracción de segundo, entra en tu nariz! Céntrate en el orificio nasal y observa tu respiración: entra, sale, entra, sale. Deja que los pulmones hagan su trabajo. Tú estás solo sentado, observando.

Al cabo de cinco minutos, traslada la atención al aliento. Cuando los pulmones inhalen, ve con el aire hacia el interior de la nariz, a la parte posterior de la garganta, a la tráquea, los pulmones, el corazón, el diafragma. Sigue profundizando y llega a la parte posterior del ombligo, donde experimentarás una parada natural. Durante una fracción de segundo, la respiración se detiene. Permanece en esa parada y, cuando los pulmones exhalen, vuelve a focalizarte en el aliento mientras discurre a la inversa. Vuelve a subir desde el ombligo hasta el diafragma, el corazón, los pulmones, la tráquea y la garganta, otra vez a la nariz y luego sal del cuerpo.

En las exhalaciones, el aire sale del cuerpo y recorre una distancia de unos veinte centímetros por delante de la nariz, donde se produce una segunda parada. Una vez más, permanece en esa parada durante un momento.

Estas dos paradas son muy importantes. La primera se produce detrás del ombligo; la segunda, en el espacio, fuera del cuerpo. Cuando tu consciencia descansa en estas dos paradas, el tiempo se detiene, porque el tiempo es el movimiento de la respiración. Cuando la respiración se detiene, la mente se detiene, porque la mente es el movimiento de la respiración. Cuando la mente se queda callada, sencillamente existes, sin cuerpo, sin mente, sin respiración.

En esa parada te conviertes en una especie de cuenco vacío, y cuando te conviertes en un cuenco vacío, los labios divinos te tocan. Dios viene a ti, a verterte su amor. No necesitas buscar a Dios, porque Dios te está buscando a ti. Desde la antigüedad, Dios está buscando un cuenco vacío para llenarlo con su amor. Sin embargo, todos los cuencos están llenos de deseo, de ambición, de negocios, de competencia, de éxito y de fracaso.

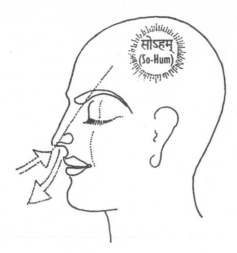

Limítate a quedarte sentado y en silencio, y permanece en la parada. Esta parada es una puerta. Entra por la puerta y salta al abismo interior. Te sentirás rodeado por una tranquilidad y una paz extraordinarias.

Practica esta meditación durante un cuarto de hora por la mañana y otro cuarto de hora por la noche. A medida que vayan pasando los días, las semanas y los meses irás observando que el tiempo que pasas en las paradas va aumentando de forma natural hasta que el interior y el exterior se funden, y todo sucederá dentro de ti.

Nota: Si te resulta más cómodo, puedes practicar esta meditación tumbado.

Meditación *So-Hum*

En la meditación *So-Hum* nos sentamos en silencio y observamos nuestra respiración, tal y como hacíamos en la meditación del cuenco vacío, pero añadimos el sonido *So* a la inhalación y el sonido *Hum* a la exhalación (lo hacemos en silencio, mentalmente, sin pronunciar dichas palabras en voz alta).

Cuando el sonido, la respiración y la conciencia se unen, se convierten en luz. Hemos visto que cada átomo irradia luz y energía calorífica, que forman una onda cuántica. En el momento en que prestamos atención a nuestra respiración y empezamos a sentir *So-Hum, So-Hum,* junto con la respiración, esta se convierte en una onda cuántica e irradia luz. Esta luz de vida se puede ver en el tercer ojo.

Inspirar (respirar hacia adentro) es vivir; espirar (respirar hacia afuera) es morir. Cuando un niño nace, con su primera respiración la vida se expresa a sí misma a través de la inspiración Cuando una persona muere, decimos que ha expirado. La respiración ha salido.

Hum significa «yo» o «ego individual»; *So* significa «Él, el Divino». Por tanto, en el curso natural de la meditación *So-Hum,* cuando *So* entra en el cuerpo, entra con él la energía de vida, y *Hum,* el ego, nuestra individualidad limitada, sale. Este es el significado de la meditación *So-Hum.* Cuando inhalas *So* estás inhalando vida. Cuando exhalas *Hum* estás exhalando ego y limitación.

La meditación *So-Hum*, cuando se practica correctamente, conduce a la unión del individuo con la Consciencia Cósmica universal. Irás más allá del pensamiento, más allá del tiempo y del espacio, más allá de la causa y del efecto. Las limitaciones se disiparán. Tu consciencia se vaciará, y en ese vacío se expandirá, y la paz y la alegría descenderán como una bendición.

Atención de doble sentido (atestiguar)

En la ciencia védica, el hecho de atestiguar se denomina *samyag darshan*. Es el proceso de mirar hacia afuera y hacia adentro simultáneamente.

Cuando miramos un árbol, una estrella, una montaña o una flor, hay algo que sale de nuestros ojos, toca el objeto y regresa a nosotros. Eso que sale de nuestros ojos para poder tocar el objeto de nuestra percepción es lo que denominamos atención. El ayurveda afirma que la atención se produce cuando el *prana* sale y lleva la vibración de la conciencia hacia el objeto. De ese modo, la atención es conciencia con *prana*, movimiento.

Una flecha va hacia afuera y toca el objeto. Al mismo tiempo, una segunda flecha de atención debe ir hacia adentro, hacia el centro de nuestro corazón, para observar al observador. En el momento de mirar, cuando miras al objeto exterior, mira al mismo tiempo al que mira, contempla al que contempla, observa al que observa. Lo que sucede cuando el observador es observado es que el observador desaparece. Este sencillo observar sin que exista un observador es lo que se denomina atestiguar. En ese acto desarrollas intimidad, relación, con el objeto de tu percepción.

CONCIENCIA ATESTIGUADORA

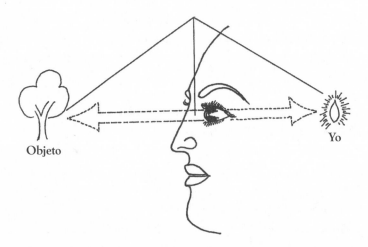

Objeto   Yo

Capítulo 8

Directrices alimentarias ayurvédicas

El propósito de este capítulo es ayudarte a elegir una dieta adecuada que, basándose en los principios ayurvédicos, proporcione equilibrio, armonía y salud a tu vida. En la actualidad, las personas que son conscientes de su salud se interesan por el papel que una buena nutrición puede representar en su sanación y en su salud. Muchos se han dado cuenta de que unos alimentos y una dieta adecuados pueden suponer una contribución fundamental a la buena salud, mientras que una alimentación inadecuada es a menudo la responsable de la mala salud, la falta de vitalidad y la susceptibilidad a padecer enfermedades.

La tradición ayurvédica ofrece muchos detalles sobre qué alimentos serán los más adecuados para cada individuo, cuáles le van a equilibrar, qué forma es la más adecuada para prepararlos y cocinarlos, cómo se evitan las combinaciones alimentarias que crean toxinas en el organismo y qué hábitos alimentarios se deben cultivar —y cuáles evitar— para obtener la máxima nutrición de lo que comemos. Todos estos temas, excepto las directrices específicas sobre cómo preparar y cocinar los alimentos, es lo que vamos a analizar en este capítulo.

(Las personas que estén interesadas en la cocina ayurvédica pueden consultar el libro *Ayurvedic Cooking for Self-Healing*, de Usha Lad y el doctor Vasant Lad. En él encontrarán una guía completa de la cocina ayurvédica que incluye las especias y las hierbas, las cualidades sanadoras de los alimentos corrientes, una planificación de menús y docenas de recetas deliciosas.)

Directrices alimentarias para los distintos tipos constitucionales

Lo que comes debe ser adecuado a tu constitución física. Lo ideal, a la hora de decidir lo que vas a comer, sería que conocieras cuál es tu constitución y comprendieras su relación con las cualidades de los diversos tipos de alimentos; entre otras cosas, es importante saber si cada uno de los alimentos va a favorecer o a agravar tu equilibrio dóshico personal y único. Deberías tener en cuenta el sabor de ese alimento (veremos ese tema en este capítulo, más adelante) y si sus cualidades son ser pesado o ligero, grasiento o seco, líquido o sólido. También deberías saber si el alimento es refrescante o calorífico *(virya)* y el efecto que genera tras la digestión *(vipaka)*.

Si estás interesado en este tema, puedes profundizar más en la teoría ayurvédica hasta comprender plenamente estos factores (véase la lista de lecturas recomendadas). En caso contrario, los listados que encontrarás a continuación tienen en cuenta estos factores a la hora de recomendar qué alimentos se deben consumir y cuáles es preferible evitar.

Los listados clasifican los alimentos según su grado de adecuación para cada tipo dóshico. He aquí unos cuantos puntos que conviene tener presentes:

- Los alimentos marcados como «no» tienden a agravar esa dosha concreta, mientras que los que están marcados como «sí» la apaciguan o la equilibran. Al planificar tu dieta, elige alimentos que creen equilibrio y evita los que podrían provocar un incremento de tus doshas predominantes o de la dosha que está en ese momento agravada o incrementada.
- Las recomendaciones no pretenden ser normas absolutas, sino orientativas. Si un alimento está en tu lista del «no», significa que debes evitarlo la mayor parte del tiempo y que, si lo tomas, debes ingerir una cantidad moderada o hacer algo para que sus efectos sean distintos. Las manzanas, por ejemplo, provocan un aumento de vata si se consumen crudas; pero si las cocinas y las tomas calientes, con un poco de ghee y unas especias caloríficas como cardamomo o canela, en cantidades moderadas pasan a ser aptas para los individuos vata.
- Ten en cuenta las estaciones. El verano, por ejemplo, es una estación pitta y no es bueno —especialmente para las personas

con una constitución predominantemente pitta— consumir muchos alimentos calientes y especiados, pues de lo contrario la dosha pitta se agravará. Del mismo modo, durante el otoño, cuando el aire está seco y fresco y hay más vata presente en la atmósfera, todo el mundo —pero en especial los individuos de constitución vata— debería evitar los frutos secos, las ensaladas, los alimentos fríos y otros elementos que provoquen un aumento de vata. En invierno y a principios de primavera, la estación pesada, fría y húmeda de kapha, deberíamos hacer un esfuerzo extra para evitar los alimentos y bebidas fríos, los helados, el queso, el yogur, los melones y el resto de los alimentos que aumentan la dosha kapha.

- Los individuos con una constitución dual (dos dosha aproximadamente iguales) deben tener un poco más de cuidado, pero seguro que eres capaz de deducir lo que resulta más apropiado para ti. Por ejemplo, un individuo vata-pitta tiene que evitar, en otoño y en invierno, los alimentos que aumentan vata (pero sin aumentar demasiado pitta) y minimizar los que provocan un aumento de pitta en verano (aunque sin agravar a vata). Dicho en términos positivos, en otoño debes favorecer el consumo de alimentos que equilibren la vata y en verano, los que apacigüen la pitta.

He aquí algunas directrices alimentarias generales para equilibrar las doshas:

Vata

- 50 por 100 de cereales integrales: cereales integrales cocinados, un poco de pan y de galletas saladas

- 20 por 100 de proteínas: huevos, productos lácteos de calidad, aves, pescado, marisco, ternera, tofu, lentejas rojas y negras
- 20-30 por 100 de verduras frescas y un 10 por 100 opcional de fruta fresca

Pitta

- 50 por 100 de cereales integrales: pan integral, cereales, cereales guisados
- 20 por 100 de proteínas: legumbres (excepto lentejas), tofu, *tempeh*, requesón, queso ricota, leche cruda, clara de huevo, pollo y pavo (solo pechuga), gambas, conejo, venado
- 20-30 por 100 de verduras frescas y un 10 por 100 opcional de fruta fresca

Kapha

- 30-40 por 100 de cereales integrales: galletas de centeno, cereales secos, cereales cocinados
- 20 por 100 de proteínas: pollo, pavo, huevos duros o escalfados, una pequeña cantidad de leche de cabra y la mayoría de las legumbres (incluidos garbanzos, adzukis, alubias pintas, ls frijoles negros, lentejas rojas, alubias blancas, guisantes y alubias carillas)
- 40-50 por 100 de verduras frescas, y un 10 por 100 opcional de fruta fresca o seca. Es conveniente tomar una ensalada diaria.

Los seis sabores

El sabor es importante y produce un efecto directo sobre las doshas del cuerpo. Según el ayurveda, cada sustancia alimenticia (y también cada hierba medicinal) tiene un sabor concreto. Cuando estos sabores se utilizan en la cantidad correcta, tanto individual como colectivamente, aportan equilibrio a nuestro organismo.

Los seres humanos tenemos en la lengua seis tipos distintos de papilas gustativas, que se corresponden con los seis sabores reconocidos por el ayurveda: dulce, agrio, salado, amargo, picante y astringente. Estos seis sabores básicos se derivan de los cinco elementos:

Tierra + agua = dulce
Tierra + fuego = agrio
Agua + fuego = salado
Fuego + aire = picante (especiado)
Aire + espacio = amargo
Aire + tierra = astringente

Cada grupo de papilas gustativas de la lengua percibe un sabor determinado y envía una señal al cerebro; de este salen mensajes que no solo van a influir directamente sobre la digestión, sino que también van a afectar a las doshas y a todas las células, tejidos, órganos y aparatos del organismo.

DULCE

El sabor dulce está presente en alimentos como el arroz, el azúcar, la leche, el trigo, los dátiles y el sirope de arce. Las cualidades de los alimentos dulces suelen ser aceitoso, refrescante y pesado. El sabor dulce aumenta la esencia de la vida. Cuando se emplea con moderación, es saludable para el organismo y favorece el crecimiento de las siete *dhatus* (plasma, sangre, músculos, grasa, huesos, tuétano y tejido nervioso, y fluidos reproductores). Su uso adecuado aporta fortaleza y longevidad. Estimula los

DIRECTRICES ALIMENTARIAS PARA LOS TIPOS CONSTITUCIONALES BÁSICOS

Nota: las directrices de esta tabla son generales. Puede que sea necesario realizar ajustes específicos para los requerimientos individuales de cada persona (por ejemplo, alergias alimentarias, fuerza del agni, estación del año y grado de predominancia o de agravamiento de una dosha).
*adecuado con moderación **adecuado si se consume muy rara vez

FRUTAS	VATA		PITTA		KAPHA	
	NO	SÍ	NO	SÍ	NO	SÍ
	Como norma general, la mayor parte de la fruta, seca	Como norma general, la mayor parte de la fruta, dulce	Como norma general, la mayor parte de la fruta, ácida	Como norma general, la mayor parte de la fruta, dulce	Como norma general, la mayor parte de la fruta, dulce y ácida	Como norma general, la mayor parte de la fruta, astringente
	Arándanos rojos	Aguacate	Albaricoques (ácidos)	Aguacate	Aguacate	Albaricoques
	Caquis	Albaricoques	Arándanos rojos	Albaricoques (dulces)	Ciruelas	Arándanos rojos
	Ciruelas pasas (secas)	Bayas	Bayas (ácidas)	Bayas (dulces)	Coco	Bayas
	Dátiles (secos)	Cerezas	Caquis	Cerezas (dulces)	Dátiles	Caquis
	Granadas	Ciruelas	Ciruelas (ácidas)	Ciruelas (dulces)	Higos (frescos)	Cerezas
	Higos (secos)	Ciruelas pasas (remojadas)	Fresas	Ciruelas pasas	Kiwi	Ciruelas pasas
	Manzanas (crudas)	Coco	Guindas	Coco	Mangos**	Compota de manzana
	Peras	Compota de manzana	Kiwis**	Compota de manzana	Melón	Fresas*
	Sandía	Dátiles (frescos)	Limones	Dátiles	Naranjas	Granadas
	Uvas pasas (secas)	Fresas	Mangos (verdes)	Granadas	Papaya	Higos (secos)*
		Higos (frescos)	Manzanas (ácidas)	Higos	Piña	Limas*
		Kiwi	Melocotones	Limas*	Plátanos	Limones*
		Limas	Naranjas (ácidas)	Mangos (maduros)	Pomelo	Manzanas
		Limones	Piña (ácida)	Manzanas (dulces)	Ruibarbo	Melocotones
		Mangos	Plátanos	Melón	Sandía	Peras
		Manzanas (cocidas)	Pomelo	Naranjas (dulces)	Tamarindos	Uvas*
		Melocotones	Ruibarbo	Papaya*		Uvas pasas
		Melón	Tamarindos	Peras		
		Naranjas	Uvas (verdes)	Piña (dulce)		
		Papaya		Sandía		

	VATA NO	VATA SÍ	PITTA NO	PITTA SÍ	KAPHA NO	KAPHA SÍ
FRUTAS (Continuación)		Piña Plátanos Pomelo Ruibarbo Tamarindos Uvas Uvas pasas (remojadas)		Uvas (rojas y moradas) Uvas pasas		
VERDURAS	*Como norma general, las verduras, congeladas, crudas o secas* Aceitunas, verdes Alcachofas Apio Berenjenas Brécol Brotes de agropiro Cebollas (crudas) Col crespa Coles de Bruselas Coliflor (cruda) Colirrábano Guisantes (crudos) Higos chumbos (fruto y hojas) Hojas de diente de león Hojas de remolacha** Maíz (fresco)**	*Como norma general, las verduras deben estar cocinadas* Aceitunas negras Ajo Batatas Berros Brotes de mostaza* Brotes germinados* Calabacines Calabaza Calabaza amarilla Cebollas (guisadas)* Cilantro Coliflor* Chirivías Espárragos Espinacas (crudas)* Espinacas (guisadas)* Guindillas verdes Guisantes	*Como norma general, las verduras, picantes* Aceitunas verdes Ajo Berenjenas** Brotes de mostaza Cebollas (crudas) Colirrábano** Espinacas (crudas) Espinacas (guisadas)** Guindillas verdes Higos chumbos (fruto) Hojas de remolacha Maíz (fresco)** Nabiza Nabos Pimientos (picantes) Puerros (crudos) Rábano daikon	*Como norma general, las verduras, dulces y amargas* Aceitunas negras Alcachofas Apio Berros* Boniatos Brécol Brotes de agropiro Brotes germinados (no picantes) Calabacines Calabaza Calabaza amarilla Cebollas (guisadas) Cilantro Col crespa Coles de Bruselas Coliflor Chirivías	*Como norma general, las verduras, dulces y jugosas* Aceitunas, negras o verdes Boniatos Calabacines Calabaza Calabaza amarilla de invierno Chirivías** Pepino Raíz de taro Tomates (crudos)	*Como norma general, la mayoría de las verduras, picantes y amargas* Ajo Alcachofas Apio Berenjenas Berros Brécol Brotes de agropiro Brotes de mostaza Brotes germinados Calabaza amarilla de verano Cebollas Cilantro Col crespa Coles de Bruselas Coliflor Colirrábano Guindillas verdes

	VATA		PITTA		KAPHA	
	NO	SÍ	NO	SÍ	NO	SÍ
VERDURAS (Continuación)	Melón amargo Nabos Patatas blancas Pimientos, dulces y picantes Rábano picante** Rábanos (crudos) Raíz de bardana Repollo (crudo) Setas Tomates (cocinados)** Tomates (crudos)	Guisantes (cocinados) Hinojo (anís) Judías verdes Lechuga* Nabiza* Okra Patacas* Pepino Perejil* Puerros Rábano daikon* Rábanos (guisados)* Raíz de taro Remolacha Repollo* (cocinado) Rutabaga Verduras de hoja* Zanahorias	Rábano daikon Rábano picante Rábanos (crudos) Raíz de bardana Remolachas (crudas) Tomates	Espárragos Guisantes Higos chumbos (hojas) Hinojo (anís) Hojas de diente de león Judías verdes Lechuga Melón amargo Okra Patacas Patatas blancas Pepino Perejil Pimientos dulces Puerros (guisados) Rábanos (guisados) Raíz de taro Remolacha (guisada) Repollo Rutabaga Setas Verduras de hoja Zanahorias (crudas)* Zanahorias (guisadas)		Espárragos Espinacas Guisantes Higos chumbos (fruto y hojas) Hinojo (anís) Hojas de diente de león Hojas de remolacha Judías verdes Lechuga Maíz Melón amargo Nabiza Nabos Okra Patacas Patatas blancas Perejil Pimientos dulces y picantes Puerros Rábano daikon Rábano picante Rábanos Raíz de bardana Remolachas Repollo Rutabaga Setas Tomates (guisados) Verduras de hoja Zanahorias

CEREALES	VATA		PITTA		KAPHA	
Cuando aparezca el «genérico», utiliza siempre los cereales apropiados	NO	SÍ	NO	SÍ	NO	SÍ
	Alforfón (trigo sarraceno)	Amaranto*	Alforfón (trigo sarraceno)	Amaranto	Arroz (integral, blanco)	Alforfón (trigo sarraceno)
	Avena (seca)	Arroz (todos los tipos)	Arroz (integral)**	Arroz (basmati, blanco, salvaje)	Avena (cocinada)	Amaranto*
	Cebada	Avena (cocinada)	Avena (seca)	Avena (cocinada)	Pan (con levadura)	Arroz (basmati, salvaje)*
	Centeno	Harina de Durham	Centeno	Cebada	Pasta**	Avena (seca)
	Cereales para desayuno (fríos, secos o inflados)	Pan de trigo germinado (esenio)	Maíz	Cereales secos para desayuno	Tortas de arroz**	Cebada
	Cuscús	Quinua	Mijo	Cuscús	Tortitas	Centeno
	Espelta	Seitán (carne de trigo)	Muesli**	Espelta	Trigo	Cereales para desayuno (fríos, secos o inflados)
	Galletas saladas	Tortitas	Pan (con levadura)	Galletas saladas		Cuscús
	Granola	Trigo	Polenta**	Granola		Galletas saladas
	Maíz		Quinua	Harina de Durham		Granola
	Mijo			Pan de trigo germinado (esenio)		Harina de Durham*
	Muesli			Pasta		Maíz
	Pan (con levadura)			Sago		Mijo
	Pasta**			Salvado de avena		Muesli
	Polenta**			Salvado de trigo		Pan de trigo germinado (esenio)
	Sago			Seitán (carne de trigo)		Polenta
	Salvado de avena			Tapioca		Quinua*
	Salvado de trigo			Tortas de arroz		Sago
	Tapioca			Tortitas		Salvado de avena
	Tortas de arroz**			Trigo		Salvado de trigo
						Seitán (carne de trigo)
						Tapioca

	VATA		PITTA		KAPHA	
	NO	SÍ	NO	SÍ	NO	SÍ
LEGUMBRES	Alubias adzuki Alubias blancas Alubias carillas Alubias de soja Alubias pintas Alubias rojas Frijoles carete Frijoles negros Garbanzos Guisantes (secos) Guisantes partidos Habas Harina de soja Lentejas (pardinas) Miso** Pochas Soja en polvo Tempeh	Alubias mung Leche de soja* Lentejas (rojas)* Mung dal Queso de soja* Salchichas de soja* Salsa de soja* Tofu* Tur dal Urad dal	Miso Salchichas de soja Salsa de soja Tur dal Urad dal	Alubias adzuki Alubias blancas Alubias de soja Alubias mung Alubias pintas Alubias rojas Frijoles carete Frijoles negros Garbanzos Guisantes (secos) Guisantes partidos Habas Harina de soja* Leche de soja Lentejas, marrones y rojas Mung dal Pochas Queso de soja Soja en polvo* Tempeh Tofu	Alubias de soja Alubias rojas Harina de soja Miso Queso de soja Salsa de soja Soja en polvo Tofu (frío) Urad dal	Alubias adzuki Alubias blancas Alubias carillas Alubias mung* Alubias pintas Frijoles carete Frijoles negros Garbanzos Guisantes (secos) Guisantes partidos Habas Leche de soja Lentejas (rojas y pardinas) Mung dal* Pochas Salchichas de soja Tempeh Tofu (caliente)* Tur dal
PRODUCTOS LÁCTEOS	Leche de cabra (en polvo) Leche de vaca (en polvo) Yogur (natural, helado o con fruta)	*La mayoría de los productos lácteos son apropiados:* Crema agria* Ghee Helado* Leche de cabra Leche de vaca	Crema agria Mantequilla (salada) Queso (curado) Suero de leche Yogur (natural o helado, con fruta)	Ghee Helado Leche de cabra Leche de vaca Mantequilla (sin sal) Queso (tierno, no curado, sin sal) Queso de cabra (tierno, sin sal)	Crema agria Helado Leche de vaca Mantequilla (salada) Mantequilla (sin sal)** Queso (tierno y curado)	Ghee* Leche de cabra desnatada Queso de cabra (sin sal y no curado)* Requesón (de leche de cabra desnatada) Suero de leche* Yogur (diluido)

	VATA		PITTA		KAPHA	
	NO	SÍ	NO	SÍ	NO	SÍ
PRODUCTOS LÁCTEOS (Continuación)		Mantequilla Queso (curado)* Queso (tierno) Queso de cabra Requesón Suero de leche Yogur (diluido y especiado)*		Requesón Yogur (fresco y diluido)*	Yogur (natural, helado o con fruta)	
ALIMENTOS DE ORIGEN ANIMAL	Cerdo Conejo Cordero Pavo (pechuga) Venado	Atún Búfalo Gambas Huevos Marisco Pavo Pavo (muslo) Pescado (de río y de mar) Pollo (muslo) Pollo (pechuga)* Salmón Sardinas Vacuno	Atún Cerdo Cordero Huevos (yema) Marisco Pavo Pavo (muslo) Pescado (de mar) Pollo (muslo) Salmón Sardinas Vacuno	Búfalo Conejo Gambas* Huevos (solo la clara) Pavo (pechuga) Pescado (de río) Pollo (pechuga) Venado	Atún Búfalo Cerdo Cordero Marisco Pavo Pavo (muslo) Pescado (de mar) Pollo (muslo) Salmón Sardinas Vacuno	Conejo Gambas Huevos Pavo (pechuga) Pescado (de río) Pollo (pechuga) Venado
CONDIMENTOS	Chocolate Rábano picante	Algas Brotes germinados* Chalotas Chutney, mango (dulce y especiado) Dulse	Algas Chalotas Chocolate Chutney, mango (especiado) Encurtido de lima	Brotes germinados Chutney, mango (dulce) Dulse* Hijiki* Hojas de cilantro	Chocolate Chutney, mango (dulce) Encurtido de lima Encurtido de mango Gomasio	Algas* Brotes germinados Chalotas Chutney, mango (especiado) Dulse*

	VATA		PITTA		KAPHA	
	NO	SÍ	NO	SÍ	NO	SÍ
CONDIMENTOS (*Continuación*)		Encurtido de lima Encurtido de mango Gomasio Guindillas* Hijiki Hojas de cilantro* Kelp Kétchup Kombu Lima Limón Mayonesa Mostaza Pepinillos Pimienta negra* Sal Salsa de soja Tamari Vinagre	Encurtido de mango Gomasio Guindillas Kelp Ketchup Limón Mayonesa Mostaza Pepinillos Rábano picante Sal (en exceso) Salsa de soja Vinagre	Kombu* Lima* Pimienta negra* Tamari*	Kelp Kétchup** Lima Mayonesa Pepinillos Sal Salsa de soja Tamari Vinagre	Guindillas Hijiki* Hojas de cilantro Limón* Mostaza (sin vinagre) Pimienta negra Rábano picante
FRUTOS SECOS	Ninguno	*Con moderación:* Almendras Anacardos Avellanas Avellanas moradas Cacahuetes Coco Charoli Nueces Nueces de Brasil Nueces de macadamia	Almendras (con piel) Anacardos Avellanas Avellanas moradas Cacahuetes Nueces Nueces de Brasil Nueces de macadamia Nueces negras Nueces pecanas Piñones	Almendras (remojadas y peladas) Coco Charoli	Almendras (remojadas y peladas)** Anacardos Avellanas Avellanas moradas Cacahuetes Coco Nueces Nueces de Brasil Nueces de macadamia	Charoli

	VATA		PITTA		KAPHA	
	NO	SÍ	NO	SÍ	NO	SÍ
FRUTOS SECOS (*Continuación*)		Nueces negras Nueces pecanas Piñones Pistachos	Pistachos		Nueces negras Nueces pecanas Piñones Pistachos	
SEMILLAS	Palomitas de maíz Psyllium**	Calabaza Chía Girasol Halva Lino Sésamo Tahini	Chía Sésamo Tahini	Calabaza* Girasol Halva Lino Palomitas de maíz (sin sal, con mantequilla) Psyllium	Halva Psyllium** Sésamo Tahini	Calabaza* Chía Girasol* Lino* Palomitas de maíz (sin sal ni mantequilla)
ACEITES	Linaza	*Para uso interno y externo (los más apropiados, al principio de la lista):* Sésamo Ghee Oliva La mayoría de los demás aceites *Exclusivamente para uso externo:* Aguacate Coco	Albaricoque Almendras Cártamo Maíz Sésamo	*Para uso interno y externo (los más apropiados, al principio de la lista):* Girasol Ghee Colza Oliva Soja Linaza Prímula Nuez *Exclusivamente para uso externo:* Aguacate Coco	Aguacate Albaricoque Cártamo Coco Linaza** Nuez Oliva Prímula Sésamo (interno) Soja	*Para uso interno y externo en pequeñas cantidades (los más apropiados, al principio de la lista):* Maíz Colza Sésamo (externo) Girasol Ghee Almendra

BEBIDAS	VATA		PITTA		KAPHA	
	NO	SÍ	NO	SÍ	NO	SÍ
	Batido de chocolate	Alcohol (cerveza o vino)*	Alcohol (licores o vino)	Alcohol (cerveza)*	Alcohol (cerveza, licores, vino dulce)	Alcohol (vino seco, tinto o blanco)
	Bebidas carbonatadas	Algarroba*	Batido de chocolate	Algarroba	Batido de chocolate	Algarroba
	Bebidas con cafeína	Café de malta	Bebidas carbonatadas	Bebidas lácteas frescas	Bebidas carbonatadas	Café de malta
	Bebidas lácteas frías	Chai (leche caliente y especiada)	Bebidas con cafeína	Café de malta	Bebidas con cafeína**	Chai (leche caliente y especiada)*
	Bebidas muy frías	Leche de almendra	Bebidas muy frías	Caldo de verduras	Bebidas lácteas frías	Jugo de ciruelas pasas
	Bebidas V-8	Leche de arroz	Bebidas V-8	Chai (leche caliente y especiada)*	Bebidas muy frías	Leche de soja (caliente y muy especiada)
	Café	Leche de soja (caliente y muy especiada)*	Café	Leche de almendra	Bebidas V-8	Néctar de melocotón
	Caldo de verduras	Limonada	Limonada	Leche de arroz	Café	Sidra
	Leche de soja (fría)	Néctar de melocotón	Sidra	Leche de soja	Leche de almendra	Té negro (especiado)
	Té con hielo	Sidra	Té con hielo	Néctar de melocotón	Leche de arroz	Zumo de albaricoque
	Té negro	Sopa de miso	Zumo de arándano rojo	Sopa de miso*	Leche de soja (fría)	Zumo de aloe vera
	Zumo de arándano rojo	Zumo de albaricoque	Zumo de bayas (ácido)	Té negro	Limonada	Zumo de arándano rojo
	Zumo de ciruelas pasas**	Zumo de aloe vera	Zumo de cereza (ácido)	Zumo de albaricoque	Sopa de miso	Zumo de bayas
	Zumo de granada	Zumo de bayas (excepto arándanos rojos)	Zumo de papaya	Zumo de aloe vera	Té con hielo	Zumo de cerezas (dulce)
	Zumo de manzana	Zumo de cereza	Zumo de piña	Zumo de bayas (dulce)	Zumo de cereza (ácido)	Zumo de granada
	Zumo de pera	Zumo de mango	Zumo de pomelo	Zumo de cerezas (dulce)	Zumo de naranja	Zumo de mango
	Zumo de tomate**	Zumo de naranja	Zumo de tomate	Zumo de ciruelas pasas	Zumo de papaya	Zumo de manzana*
	Zumo de verduras mixtas	Zumo de papaya	Zumo de zanahoria	Zumo de granada	Zumo de pomelo	Zumo de pera
		Zumo de piña	Zumos ácidos	Zumo de mango	Zumo de tomate	Zumo de piña*
	Infusiones herbales:	Zumo de pomelo		Zumo de manzana	Zumos ácidos	Zumo de uva
	Albahaca**	Zumo de uva	*Infusiones herbales:*	Zumo de naranja*		Zumo de zanahoria
	Alfalfa**	Zumo de zanahoria	Ajwan	Zumo de pera	*Infusiones herbales:*	
	Barbas de maíz	Zumos ácidos	Albahaca**	Zumo de uva	Escaramujo**	*Infusiones herbales:*
	Bardana		Alholva	Zumo de verduras mixtas	Malvavisco	Achicoria
	Borraja**	*Infusiones herbales:*	Baya de junípero		Red Zinger	Alfalfa
	Canela**	Achicoria	Canela*	*Infusiones herbales:*		Alholva
	Cebada**	Ajwan	Clavo	Achicoria		Bancha
	Diente de león	Alholva	Efedra	Alfalfa		
	Efedra		Escaramujo**	Bancha		
	Flor de la pasión**		Espino albar			
	Ginseng					

BEBIDAS (*Continuación*)

	VATA		PITTA		KAPHA	
	NO	SÍ	NO	SÍ	NO	SÍ
	Hibisco	Azafrán	Eucalipto	Bardana		Baya de junípero
	Jazmín**	Bancha	Ginseng	Borraja		Canela
	Lúpulo**	Baya de junípero	Hisopo	Cebada		Cebada
	Melisa**	Citronela	Jengibre (seco)	Citronela		Citronela
	Milenrama	Clavo	Poleo	Consuelda		Clavo
	Ortiga**	Consuelda	Red Zinger	Diente de león		Consuelda*
	Red Zinger**	Crisantemo*	Salvia	Flor de la pasión		Diente de león
	Trébol rojo**	Escaramujo	Sasafrás	Frambuesa		Efedra
	Violeta**	Espino albar	Yerba mate	Fresa		Flor de la pasión
	Yerba mate**	Eucalipto		Gaulteria		Frambuesa
	Zarzamora	Flor de saúco		Hibisco		Fresa
		Frambuesa*		Hierbabuena		Gaulteria
		Fresa*		Hinojo		Ginseng*
		Gaulteria*		Jazmín		Hibisco
		Hierbabuena		Jengibre (fresco)		Hierbabuena
		Hinojo		Kukicha		Hisopo
		Jengibre (fresco)		Lavanda		Jazmín
		Kukicha*		Lúpulo		Jengibre
		Lavanda		Malvavisco		Kukicha
		Malvavisco		Manzanilla		Lavanda
		Manzanilla		Melisa		Manzanilla
		Menta		Menta		Melisa
		Menta de gato*		Menta de gato		Menta
		Paja de avena		Milenrama		Milenrama
		Piel de naranja		Ortiga		Ortiga
		Poleo		Paja de avena		Regaliz*
		Regaliz		Regaliz		Sasafrás
		Salvia		Trébol rojo		Trébol rojo
		Sasafrás		Violeta		Yerba mate
		Zarzaparrilla		Zarzamora		Zarzamora
				Zarzaparrilla		Zarzaparrilla*

ESPECIAS	VATA		PITTA		KAPHA	
	NO	SÍ	NO	SÍ	NO	SÍ
	Alcaravea	¡Todas las demás especias son buenas!	Ajedrea	Albahaca (fresca)	Sal	¡Todas las demás especias son buenas!
		Ajedrea	Ajo	Alcaravea*		Ajedrea
		Ajo	Ajwan	Azafrán		Ajo
		Ajwan	Albahaca (seca)	Canela		Ajwan
		Albahaca	Alholva	Cardamomo*		Albahaca
		Alholva*	Anís	Cilantro		Alcaravea
		Anís	Anís estrellado	Comino		Alholva
		Anís estrellado	Asafétida	Cúrcuma		Anís
		Asafétida	Cayena	Eneldo		Anís estrellado
		Azafrán	Clavo	Estragón*		Asafétida
		Canela	Extracto de almendra	Gaulteria		Azafrán
		Cardamomo	Jengibre (seco)	Hierbabuena		Canela
		Cayena*	Laurel	Hinojo		Cardamomo
		Cilantro	Macis	Hojas de curry		Cayena
		Clavo	Mejorana	Hojas de nim*		Cilantro
		Comino	Nuez moscada	Jengibre (fresco)		Clavo
		Cúrcuma	Orégano	Menta		Comino
		Eneldo	Pimentón	Perejil*		Cúrcuma
		Estragón	Pimienta de Jamaica	Piel de naranja*		Eneldo
		Extracto de almendra	Pippali	Pimienta negra*		Estragón
		Gaulteria	Romero	Vainilla*		Extracto de almendra
		Hierbabuena	Sal			Gaulteria
		Hinojo	Salvia			Hierbabuena
		Hojas de curry	Semillas de amapola			Hinojo*
		Jengibre	Semillas de mostaza			Hojas de curry
		Laurel	Tomillo			Hojas de nim
		Macis				Jengibre
		Mejorana				Laurel
		Menta				Macis
		Nuez moscada				Mejorana
		Orégano				Menta
		Perejil				Nuez moscada
		Piel de naranja				Orégano

	VATA		PITTA		KAPHA	
	NO	SÍ	NO	SÍ	NO	SÍ
ESPECIAS (*Continuación*)		Pimentón Pimienta de Jamaica Pimienta negra Pippali Romero Sal Semillas de amapola Semillas de mostaza Tomillo Vainilla				Perejil Piel de naranja Pimentón Pimienta de Jamaica Pimienta negra Pippali Romero Salvia Semillas de amapola Semillas de mostaza Tomillo Vainilla*
EDULCORANTES	Azúcar blanca Sirope de arce**	Azúcar de caña Azúcar morena Concentrados de zumo de fruta Fructosa Malta de cebada Melaza Miel (cruda y no procesada) Panela Sirope de arroz	Azúcar blanca** Melaza Miel** (cruda y no procesada) Panela	Azúcar de caña Azúcar morena Concentrados de zumo de fruta Fructosa Malta de cebada Sirope de arce Sirope de arroz	Azúcar blanca Azúcar de caña Azúcar morena Fructosa Malta de cebada Melaza Panela Sirope de arce Sirope de arroz	Concentrados de zumo de fruta Miel (cruda y no procesada)

	VATA		PITTA		KAPHA	
SUPLEMENTOS ALIMENTARIOS	NO	Sí	NO	Sí	NO	Sí
	Germinado de cebada Levadura de cerveza	Aminoácidos Cianobacterias Espirulina Jalea real *Minerales*: calcio, cobre, hierro, magnesio, zinc Polen de abeja Vitaminas A, complejo B, B_{12}, C, D y E Zumo de aloe vera*	Aminoácidos Jalea real** *Minerales*: cobre, hierro Polen de abeja** Vitaminas A, complejo B, B_{12} y C	Cianobacterias Espirulina Germinado de cebada Levadura de cerveza *Minerales*: calcio, magnesio, zinc Vitaminas D y E Zumo de aloe vera	*Minerales*: potasio	Aminoácidos Cianobacterias Espirulina Germinado de cebada Jalea real Levadura de cerveza *Minerales*: cobre, calcio, hierro, magnesio, zinc Polen de abeja Vitaminas A, complejo B, B_{12}, C, D y E Zumo de aloe vera

sentidos, mejora el cutis y ayuda a tener un pelo y una piel saludables, así como una buena voz. El sabor dulce puede aliviar la sed y los ardores, y es estimulante. Favorece la estabilidad.

A pesar de todas estas buenas cualidades, un consumo excesivo de alimentos con este sabor puede provocar muchos trastornos. Los alimentos dulces agravan kapha y ocasionan resfriados, tos, congestión, pesadez, pérdida de apetito, pereza y obesidad. También pueden provocar congestión linfática, tumores, edema, diabetes y cambios fibroquísticos en las mamas.

AGRIO

El sabor agrio lo encontramos en alimentos como los frutos cítricos, la crema agria, el yogur, el vinagre, el queso, el limón, las uvas verdes y los alimentos fermentados. Las sustancias agrias son de naturaleza líquida, ligera, calorífica y aceitosa. Cuando se utilizan con moderación, son refrescantes y deliciosas, estimulan el apetito y la salivación, mejoran la digestión, dan energía al cuerpo, nutren el corazón e iluminan la mente.

Cuando consumimos una cantidad excesiva de alimentos de sabor agrio pueden provocarnos mucha sed, hiperacidez, ardor de estómago, indigestión ácida, úlceras y sensibilidad en los dientes. Como este sabor posee una acción fermentadora, puede ser tóxico para la sangre y provocar trastornos en la piel como dermatitis, acné, eccema, forúnculos y psoriasis. Su cualidad de caliente puede dar lugar a que el pH del organismo se acidifique y provoque ardor en la garganta, el pecho, el corazón, la vejiga y la uretra.

SALADO

La sal marina, la sal de roca y el alga kelp son ejemplos de alimentos de sabor salado. Lo salado es calorífico, pesado y grasiento. Usado con moderación alivia vata y aumenta pitta y kapha. Gracias a su elemento agua, es laxante, y gracias a su elemento fuego, alivia los espasmos y el dolor del colon. Con moderación favorece el crecimiento y mantiene el equilibrio hidroelectrolítico. Estimula la salivación, mejora el sabor de la comida y favorece la digestión, la absorción y la eliminación de los desechos.

La ingesta excesiva de sal en la dieta puede provocar un agravamiento de pitta y kapha. Hace que la sangre esté espesa y viscosa, provoca hipertensión y empeora los trastornos de la piel. Cuando experimentamos sensación de calor o desmayos, y también la aparición de arrugas en la piel y calvicie, puede deberse a un uso excesivo del sabor salado. La sal puede asimismo dar lugar a retención de líquidos y edema. Un uso excesivo de sal puede provocar caída localizada del cabello, úlceras, hemorragias, erupciones cutáneas e hiperacidez.

PICANTE

El sabor picante está presente en diversos pimientos picantes (chiles o guindillas) y en las pimientas (cayena, pimienta negra), así como en las cebollas, los rábanos, el ajo, la mostaza y el jengibre. Tiene una naturaleza ligera, secante y calorífica. Usado con moderación, mejora la digestión y la absorción, y limpia la boca. Al estimular la secreción nasal y el lagrimeo de los ojos, despeja los senos paranasales. El sabor picante favorece la circulación, descompone los coágulos, facilita la eliminación de los productos de desecho y puede matar gérmenes y parásitos. Aporta claridad a la percepción.

Por otra parte, un uso excesivo del sabor picante en la dieta diaria puede provocar reacciones negativas. Puede matar a los espermatozoides y a los óvulos, provocando debilidad sexual en ambos sexos. Puede provocar ardores, atragantamiento, desmayos y fatiga, acompañados de sensación de calor y de sed. Como agrava pitta, puede provocar diarrea, ardor de estómago y náuseas. También puede agravar vata (deriva de los elementos fuego y aire), lo que provoca vértigos, temblores, insomnio o dolor muscular en las piernas. Una ingesta excesiva puede llegar a provocar úlceras gástricas, asma, colitis y trastornos en la piel.

AMARGO

Este sabor lo podemos encontrar en el café, el melón amargo, el aloe vera y el ruibarbo, y tambien en hierbas como la acedera brava *(Rumex crispus)*, la alholva, la raíz de cúrcuma, la raíz de diente de león y el sándalo. El sabor amargo es el que está menos presente en la dieta occidental. Es de naturaleza fresca, ligera y seca; aumenta vata y disminuye pitta y kapha. Aunque por sí mismo no es un sabor agradable, realza los demás. Es antitóxico y puede matar los gérmenes. Ayuda a aliviar los ardores, el picor, los desvanecimientos y los trastornos cutáneos rebeldes. Reduce la fiebre y estimula la firmeza de la piel y de los músculos. Una dosis pequeña puede aliviar los gases intestinales y funciona como tónico diges-

tivo. Es secante para el organismo y provoca una reducción de la grasa, la médula, la orina y las heces.

Un consumo excesivo de alimentos de sabor amargo puede agotar el plasma, la sangre, los músculos, la grasa, la médula ósea y el semen, y provocar debilidad sexual. Asimismo, puede dar como resultado sequedad y aspereza extremas, emaciación y agotamiento. En ocasiones puede llegar a provocar incluso mareo y pérdida de consciencia.

ASTRINGENTE

El sabor astringente está presente en los plátanos no maduros, las granadas, los garbanzos, las judías verdes, los guisantes amarillos, la okra, el germinado de alfalfa y en algunas hierbas como el sello de oro, la cúrcuma, la semilla de loto, así como en la corteza de *Terminalia arjuna* y el alumbre. Es de naturaleza refrescante, secante y pesada, y produce una sensación seca y asfixiante en la garganta. Tomado con moderación, el sabor astringente calma la dosha pitta y kapha, pero excita la vata. Es útil en la curación de las úlceras y detiene las hemorragias al favorecer la coagulación de la sangre.

En exceso puede provocar sequedad de boca, dificultades para hablar y estreñimiento, así como distensión abdominal, espasmos en el corazón y estancamiento de la circulación. Puede afectar al impulso sexual y provocar agotamiento del esperma. Puede ocasionar emaciación, convulsiones, parálisis de Bell, hemiplejia y otros trastornos neuromusculares vata.

EFECTOS DE LOS SABORES EN LAS DOSHAS

Los diferentes sabores ejercen los siguientes efectos sobre las doshas:

Vata. Las personas de constitución vata deben evitar el consumo excesivo de sustancias amargas, picantes y astringentes, porque aumentan el elemento aire y tienen tendencia a producir gases. Para los individuos de esta constitución, los más adecuados son los alimentos y hierbas de sabor dulce, agrio y salado.

Pitta. Los individuos pitta deben evitar las sustancias agrias, saladas y picantes, que agravan el fuego corporal. Los sabores dulce, amargo y astringente, sin embargo, son beneficiosos para ellos.

Kapha. Los individuos kapha deben evitar alimentos de sabor dulce, agrio y salado porque aumentan el volumen de agua en el cuerpo. Para ellos son mejores los sabores picantes, amargos y astringentes.

Hábitos alimentarios saludables y perjudiciales

Nuestra forma de comer es tan importante como los alimentos que ingerimos. He aquí algunas sugerencias para comer de forma saludable, seguidas por una lista de hábitos que debemos evitar.

HÁBITOS ALIMENTARIOS QUE DEBEMOS CULTIVAR

- Elige los alimentos según tu constitución física. Te nutrirán y no agravarán tus doshas.
- Elige los alimentos según la estación en la que estés.
- Toma comida fresca, *sattvica*, de la mejor calidad que puedas permitirte.
- No comas a menos que tengas hambre.
- No bebas a menos que tengas sed. Si tienes hambre y bebes en lugar de comer, el líquido disolverá las enzimas gástricas y reducirá tu fuego gástrico.
- Come sentado, no de pie.

Cómo afectan los sabores a las doshas

SABOR	VATA	PITTA	KAPHA
Dulce	↓	↓	↑
Agrio	↓	↑	↑
Salado	↓	↑	↑
Picante	↑	↑	↓
Amargo	↑	↓	↓
Astringente	↑	↓	↓

Las hierbas y los seis sabores

El sabor de una hierba no es casual, sino que está directamente relacionado —de hecho, es su responsable directo— con gran parte de su valor terapéutico. Ese es el motivo de que las hierbas ayurvédicas suelan tomarse en una presentación que exija saborearlas, en lugar de esconder su sabor en una cápsula.

Tomar una hierba que tenga un sabor dulce, picante o tentador en algún sentido no supone ningún problema. Sin embargo, a la mayor parte de la gente, en especial en la cultura occidental, no le gustan los sabores amargos y astringentes, y si han de tomar una hierba que tenga uno de esos sabores, prefieren meterla en una cápsula y tragarla sin saborearla. Como el estómago carece de papilas gustativas, cuando tomamos la hierba de esta forma, los efectos y beneficios que se derivan del sabor resultan minimizados, porque no los percibimos. Cuando comemos, no perdemos el efecto de los sabores, porque tenemos que masticar; cuando tomamos cápsulas, dejamos de percibir el sabor de la hierba.

Una de las razones por las que un médico ayurvédico prescribe una hierba es para equilibrar algún sabor del que el organismo carece. La hierba transmite ese sabor y su efecto a la *rasa dhatu* (plasma). El *triphala*, por ejemplo, proporciona todos los sabores excepto el salado, pero tiende a dar el sabor que más escasea en el cuerpo, que para la mayoría de los occidentales es el amargo. Por eso a mucha gente le sabe amargo durante un tiempo. Más tarde, tras un uso regular, el sabor amargo habrá sido recibido en la *rasa dhatu* y el *triphala* puede saber agrio o dulce.

En la medicina ayurvédica, la mayoría de las hierbas se clasifican según su sabor predominante, su regusto secundario y su sabor «potencial». El sabor principal actúa sobre la *rasa dhatu*, el regusto actúa sobre el sistema nervioso y el tercer sabor ejerce un efecto calorífico o refrescante.

Esto explica por qué es importante percibir el efecto del gusto en la lengua cuando tomamos medicinas ayurvédicas.

- Cuando estés comiendo, come. Es decir, no leas ni veas la televisión ni te distraigas con un exceso de conversación. Concéntrate en la comida.
- Mastica bien, al menos 32 veces cada bocado. Esto permite a las enzimas digestivas de la boca hacer su trabajo correctamente.
- Come a una velocidad moderada. No tragues como si fueras un pavo.
- Llena un tercio de tu estómago con comida, un tercio con agua y deja el otro tercio vacío.
- En cada comida no ingieras más de lo que puedes coger dos veces en el cuenco de las manos. En realidad, comer en exceso expande el estómago, lo que te hará sentir la necesidad de comer más. También genera toxinas en el tracto digestivo.
- Durante las comidas, no tomes bebidas heladas ni zumo de fruta; bebe sorbitos

de agua templada entre bocados de comida.

- La miel no debe cocinarse nunca. Si se cocina, las moléculas se convierten en una especie de pegamento que se adhiere a las membranas mucosas y tapona los canales sutiles produciendo toxinas.

HÁBITOS ALIMENTARIOS NO SALUDABLES

- Comer en exceso
- Comer demasiado pronto después de una comida completa
- Beber demasiada agua o no beber nada de agua en las comidas
- Beber agua muy fría durante las comidas o en cualquier momento
- Comer cuando estamos estreñidos
- Comer a una hora inadecuada, ya sea demasiado pronto o demasiado tarde (véase «Rutina ayurvédica diaria», que empieza en la página 69)
- Comer demasiada comida pesada o demasiado poca comida ligera
- Comer fruta o beber zumo de fruta en las comidas
- Comer sin tener verdadera hambre
- Comer de forma emocional
- Tomar combinaciones incompatibles de alimentos (véase la tabla de la página 116)
- Picotear entre comidas

Combinaciones incompatibles de alimentos

En la actualidad, las estanterías de las farmacias y de los herbolarios están repletas de alivios para la digestión y píldoras para la indigestión y los gases. Es probable que la mayoría de estos trastornos gastrointestinales se originen por combinar mal los alimentos.

Según el ayurveda, determinadas combinaciones de alimentos perturban el funcionamiento normal del fuego gástrico y trastornan el equilibrio de las doshas. Combinar los alimentos de forma incorrecta puede provocar indigestión, fermentación, putrefacción y formación de gases. Si tu estómago y tus intestinos se encuentran sometidos a esta situación con frecuencia y durante periodos prolongados, pueden llegar a contraer una enfermedad. Por poner solo un ejemplo, tomar plátanos con leche puede hacer disminuir el agni (el fuego gástrico) y cambiar la flora intestinal, lo que da como resultado la producción de toxinas y trastornos como sinusitis, catarro, tos, alergias, urticaria y erupciones. Estas perturbaciones generan *ama*, la sustancia tóxica que constituye la raíz de la mayoría de las enfermedades.

La siguiente tabla enumera algunas (pero no todas, ni mucho menos) de las combinaciones incompatibles de alimentos que merece la pena evitar. Puedes aliviar algunos de los efectos perniciosos de estas combinaciones mediante el uso de especias y hierbas en la cocción. Un fuego digestivo fuerte puede ser el medio más poderoso de tratar estas combinaciones. Mastica un poco de jengibre fresco (espolvoreado con sal y zumo de lima, si te apetece) antes de las comidas para estimular la digestión.

Ten en cuenta que, para cada alimento escrito en mayúsculas situado en la colum-

NOMBRE DEL ALIMENTO	INCOMPATIBLE CON
LECHE	PLÁTANOS Pescado, melón, yogur, frutas ácidas, kitchari (mung dal y arroz basmati), pan con levadura
YOGUR	LECHE Frutas ácidas, melón, bebidas calientes —incluidos el café y el té—, pescado, mango (por eso no es buena idea hacer lassi de mango), almidones, queso, plátano
MELONES «Tómalos solos o déjalos en paz»	TODO, especialmente: Cereales, almidones, alimentos fritos, queso
HUEVOS	LECHE Yogur, melón, queso, fruta, patatas
ALMIDONES	PLÁTANOS Huevos, leche, dátiles
MIEL (jamás cocines la miel)	GHEE en igual proporción (por peso) Cereales
MAÍZ	Dátiles, uvas pasas, plátanos
LIMONES	Yogur, leche, pepino, tomates
SOLANÁCEAS (patatas, tomates, berenjenas)	Yogur, leche, melón, pepino

na de la izquierda, el alimento en mayúsculas situado a la derecha es el más incompatible. Los que aparecen en minúscula son menos incompatibles.

Se deben evitar combinaciones tales como batidos de plátano y «batidos de fruta» elaborados con leche. Las macedonias también son incompatibles. Algunas bebidas de frutas mezcladas pueden estar bien, pero consulta primero este listado.

Los alimentos y las tres *gunas*

La tradición ayurvédica nos enseña que la comida no solo nos aporta nutrición y alimenta el cuerpo, sino que también afecta a la mente y a la consciencia. Además de tener una constitución física (vata-pitta-kapha), también tenemos una constitución mental caracterizada por las tres *gunas*: *sattva, rajas* y *tamas*.

Según la filosofía sankhya de la crea-

Recomendaciones sobre la leche y los productos lácteos

En el ayurveda, la leche y los productos lácteos, como el ghee y el yogur recién hecho, se consideran muy importantes en la dieta. Sin embargo, el proceso de pasteurización, que mata las bacterias y otros microorganismos potencialmente perjudiciales, puede destruir también las enzimas necesarias para llevar a cabo correctamente la digestión. Si la leche se calienta durante un periodo un poco largo, de quince o veinte minutos, las enzimas se destruyen definitivamente y el calcio y otros nutrientes no se absorben.

Cuando la leche se calienta justo hasta alcanzar el punto de ebullición, no se destruyen las enzimas y se vuelve menos kaphagénica. Por eso, sería preferible conseguir leche sin pasteurizar en alguna lechería certificada y calentarla justo hasta el punto de ebullición.

De todas formas, tomar leche pasteurizada del supermercado y productos lácteos preparados con esa leche sigue siendo mejor que prescindir totalmente de este tipo de alimentos.

ción, *sattva*, *rajas* y *tamas* son cualidades universales necesarias para la creación del universo (véase página 20). Son también necesarias para que nuestro funcionamiento psicobiológico siga marchando.

Gracias a la *guna sattva* permanecemos conscientes y nos despertamos otra vez cada mañana. Gracias a la *guna rajas*, nuestros pensamientos, sentimientos y emociones se mueven de una forma creativa. Gracias a la *guna tamas*, nos cansamos, nos agotamos y nos sentimos pesados; sin *tamas*

no hay sueño. Otra forma de considerarlo es que *sattva* aporta claridad, *rajas* nos da la percepción y *tamas* nos concede la experiencia sólida, concreta.

Estas tres cualidades son también necesarias para el funcionamiento de todas y cada una de las células. *Sattva* es la energía potencial, *rajas* es la energía cinética y *tamas* es la inercia. La energía potencial de la célula es la conciencia; se activa gracias a la energía cinética de *rajas*; luego la célula se vuelve inerte debido a la cualidad *tamásica*. Eso hace que estas tres cualidades sean absolutamente necesarias para llevar a cabo las actividades psicobiológicas del organismo humano.

En la literatura ayurvédica, los alimentos se clasifican como *sáttvicos*, *rajásicos* o *tamásicos* según las cualidades mentales que fomenten. De forma muy resumida, los alimentos *sáttvicos* son ligeros y saludables, y aumentan la claridad mental; los *rajásicos* son alimentos tentadores que aumentan la actividad y la agitación; los *tamásicos* son pesados, abotargantes; generan depresión y pesadez, y dan lugar a muchos trastornos.

La comida *sáttvica* es ligera y fácil de digerir. Aporta claridad de percepción, despliega amor y compasión, y favorece las cualidades de misericordia y austeridad. Entre estos alimentos encontramos la fruta, las verduras al vapor y el zumo de verduras frescas. La leche y el ghee son alimentos *sáttvicos* que construyen *ojas* y dan vitalidad al *prana*.

Los alimentos *rajásicos* son calientes, picantes y salados. Son irritantes y estimulantes, y resultan muy tentadores (cuando metes la mano en la bolsa, ya no puedes dejar de comerlos), como sucede con las galletas saladas y las patatas fritas. Entre ellos se inclu-

Constituciones psicobiológicas

La filosofía india clasifica los temperamentos humanos según tres tipos básicos: *sáttvico*, *rajásico* y *tamásico*. Estos tipos tienen una predisposición psicológica y moral distinta, y también reaccionan de forma diferente a las condiciones sociales, culturales y físicas, tal y como se describe en los textos ayurvédicos clásicos.

Las cualidades *sáttvicas* implican esencia, realidad, consciencia, pureza y claridad de percepción. Las personas en las que predominan este tipo de cualidades son cariñosas, compasivas, religiosas y puras de mente, y persiguen la verdad y la justicia. Tienden a tener buenos modales y una conducta positiva, y no se molestan ni se enfadan con facilidad. Aunque trabajan duro mentalmente, sus mentes no se agotan, por lo que solo necesitan dormir entre cuatro y cinco horas cada noche. Tienen un aspecto fresco, despierto, vivo y lustroso, y son reconocidas por su sabiduría, su felicidad y su alegría. Son creativas, humildes y respetuosas con sus maestros. Veneran a Dios y a la humanidad, y aman todo. Cuidan de las personas, los pájaros, los animales y los árboles, y son respetuosas con todos los tipos de vida y de existencia.

Los individuos *rajásicos* son cariñosos, tranquilos y pacientes… ¡siempre y cuando se atiendan sus intereses! Todas sus actividades son egoístas y se centran en sí mismos. Son amables, amistosos y fieles solo con aquellos que les resultan útiles.

Todo el movimiento y la actividad se deben a la *guna rajas*, que nos lleva a una vida de disfrute sensual, placer y dolor, esfuerzo e intranquilidad. Las personas en las que predominan las cualidades *rajásicas* tienden a ser egoístas, ambiciosas, agresivas, orgullosas y competitivas, y tienen tendencia a querer controlar a los demás. Valoran el poder, el prestigio y la posición, y son perfeccionistas. Son muy trabajadoras, pero en ocasiones carecen de una planificación y una dirección correctas. Emocionalmente tienden a ser iracundas, celosas y ambiciosas, y a disfrutar de muy pocos momentos de alegría. Tienen miedo al fracaso, sufren de estrés y rápidamente se quedan sin energía mental. Necesitan ocho horas de sueño.

Tamas es oscuridad, inercia, pesadez y tendencia al materialismo. Los individuos dominados por ella son con frecuencia menos inteligentes. Tienen tendencia a la depresión, a la pereza y a dormir en exceso, a veces incluso durante el día. Hasta un pequeño trabajo mental los cansa con rapidez. Les gustan los trabajos de poca responsabilidad y les encanta comer, beber, dormir y practicar el sexo. Tienden a ser avariciosos, posesivos, apegados e irritables, y a interesarse poco por los demás. Están dispuestos a perjudicar a otras personas si eso favorece sus propios intereses.

En la consciencia de todo el mundo existe una interacción constante de estas tres *gunas*, pero la prevalencia relativa de *sattva*, *rajas* o *tamas* es la responsable de la constitución psicológica de cada individuo.

yen también algunos alimentos muy especiados, como los encurtidos picantes y los chutneys, que estimulan los sentidos. Estos alimentos hacen que la mente se muestre más agitada y susceptible a las tentaciones. Poco a poco, a fuerza de consumirlos, la mente se va volviendo más *rajásica*, es decir, más tendente a la ira, el odio y la manipulación.

Los alimentos *tamásicos* son pesados, abotargantes y deprimentes, e inducen un sueño profundo. En esta categoría se incluyen todas las carnes oscuras, el cordero, el cerdo y la ternera, así como el queso denso. También las comidas que llevan muchos días preparadas y las que están pasadas son *tamásicas*.

Sin embargo, este efecto pesado y entorpecedor de los alimentos *tamásicos* se produce solo cuando se consumen en exceso. Con moderación, ayudan a poner los pies en la tierra y favorecen la estabilidad. Si, por poner un ejemplo, un individuo tiene un exceso de cualidad *rajásica* —tiene la mente hiperactiva y «en las nubes», y padece insomnio—, una cantidad moderada de alimentos *tamásicos* le ayudará a «bajar a tierra» y a dormir.

Podemos clasificar los alimentos en las distintas categorías de *sáttvicos*, *rajásicos* o *tamásicos* según lo indicado en el listado de la página siguiente.

RELACIÓN DE LAS *GUNAS* CON LAS *DOSHAS*

Los estudiantes de ayurveda suelen preguntar si existe alguna relación entre las tres *gunas* y las tres doshas. No se puede afirmar que exista una correspondencia directa, pero sí una cierta relación.

Sattva está presente en las doshas en el siguiente orden:

1. En pitta, como conocimiento y comprensión.
2. En vata, como claridad y ligereza.
3. En kapha, como misericordia y amor.

Tamas está presente en las doshas en este orden:

1. Es pesado, abotargante y da sueño en kapha.
2. En pitta se expresa como agresividad y competitividad.
3. En vata hay muy poco, pero se representa como confusión.

La hiperactiva *rajas* está presente en vata y en pitta, y prácticamente ausente en kapha.

Vata está compuesta aproximadamente por un 75 por 100 de *rajas*, un 20 por 100 de *sattva* y un 5 por 100 de *tamas*. Pitta es un 50 por 100 o más *sattva*, un 45 por 100 *rajas* y hasta un 5 por 100 *tamas*. Kapha puede ser un 75 por 100 *tamas* y entre un 15 y un 20 por 100 *sattva*, con muy poco de *rajas*. En la tabla de la página 121 se muestra otra forma de ver estas relaciones.

A partir de este momento ya cuentas con una información básica más que suficiente para poder extraer beneficios de los remedios y recomendaciones que aparecen en la tercera parte del libro. Espero que hayas disfrutado de esta introducción al ayurveda y que incorpores sus principios y prácticas a tu vida diaria. Si así lo haces, sé que tu salud mejorará y que tu vida florecerá física, mental, emocional y espiritualmente.

Clasificación de los alimentos en *tamásicos*, *rajásicos* y *sáttvicos*

	TAMÁSICOS	RAJÁSICOS	SÁTTVICOS
FRUTA	Aguacate	Frutas ácidas	Mango
	Sandía	Manzanas	Granada
	Ciruelas	Plátanos	Coco
	Albaricoques	Guayabas	Higos
			Melocotones
			Peras
CEREALES	Trigo	Mijo	Arroz
	Arroz integral	Maíz	Tapioca
		Alforfón (trigo sarraceno)	Maíz azul
VERDURAS	Champiñones	Patatas	Boniato
	Ajo	Solanáceas	Lechuga
	Cebolla	Coliflor	Perejil
	Calabaza	Brécol	Germinados
		Espinacas	Calabaza amarilla
		Tamarindo	
		Encurtidos	
		Calabaza amarilla de invierno	
LEGUMBRES	Urad dal	Lentejas rojas	Mung
	Frijoles negros	Tur dal	Lentejas amarillas
	Alubias pintas	Adzuki	Alubias rojas
	Alubias canela		Habas
PRODUCTOS LÁCTEOS	Queso (duro, curado)	Leche añeja, agria	Leche
		Crema agria	Queso y yogur frescos caseros
CARNE	Ternera	Pescado	Ninguna
	Cordero	Gambas	
	Cerdo	Pollo	

	SATTVA	RAJAS	TAMAS
VATA	Claridad	Hiperactividad	Confusión
	Creatividad	Nerviosismo	Falta de dirección
	Ligereza	Miedo	Indecisión
		Ansiedad	Pena
		Falta de enraizamiento	Aflicción
PITTA	Conocimiento	Agresividad	Cólera
	Entendimiento	Competitividad	Odio
	Comprensión	Poder	Envidia
	Reconocimiento	Prestigio	Celos
KAPHA	Amor	Apego	Confusión profunda
	Compasión	Avaricia	Inconsciencia
	Misericordia	Posesividad	Coma
			Depresión

Los secretos de la autosanación ayurvédica: una enciclopedia de enfermedades y remedios

Cómo utilizar esta enciclopedia

El antiguo arte ayurvédico de sanar afronta la vida de cada individuo como un conjunto. Para el *vaidya* (médico) ayurvédico, cada individuo es un ser indivisible, completo y único. Al mismo tiempo, la filosofía védica enseña que existe una relación concurrente e inherente entre el macrocosmos (el universo) y el microcosmos (el individuo). El individuo está constantemente expuesto a los cambios que se producen en su entorno, en las estaciones, en la dieta, en su estilo de vida, en sus emociones, en su trabajo, en su nivel económico y en sus relaciones. Estos cambios están en todo momento bombardeando a los seres humanos. Para seguir estando sano o para recuperar la salud si se ha perdido, es necesario tener en cuenta todos estos factores.

Como ya has aprendido, cuando se trastoca el equilibrio dóshico de vata-pitta-kapha de un individuo, puede producirse una enfermedad. El propósito de la sanación ayurvédica no es solo aliviar los síntomas de una enfermedad concreta, sino devolver la armonía a los elementos que estén desequilibrados.

De ese modo, el propósito de los remedios ayurvédicos, ya sean medicaciones herbales, cambios dietéticos y nutricionales, posturas de yoga, procedimientos de limpieza o ejercicios respiratorios, es el de erradicar las causas subyacentes de la enfermedad, y no sencillamente eliminar los síntomas. Es evidente que debemos tratar directamente aquellos síntomas que supongan una emergencia o que pongan en peligro la vida de la persona, como pueden ser las sibilancias del asma, el dolor de los problemas cardíacos o la fiebre elevada de las infecciones. Sin embargo, si no se afrontan las causas fundamentales de la enfermedad, los problemas volverán a manifestarse de la misma forma o de otra diferente.

Componentes de la sanación ayurvédica

El enfoque ayurvédico de la recuperación de la salud se conoce como *chikitsa* (gestión de la enfermedad) y está compuesto tradicionalmente por ocho elementos. Si echas un vistazo al recuadro que acompaña a este texto observarás que *chikitsa* constituye un completo programa de curación que empieza por identificar y eliminar la causa subyacente de la enfermedad, continúa con la purificación del cuerpo y el restablecimiento del equilibrio, y termina fortaleciendo y revitalizando los órganos, tejidos y sistemas afectados para que no se repita la enfermedad.

Si enfermas, no es probable que tu enfermedad se cure por completo a menos que cambies las conductas que la originaron. Los desarreglos en la dieta, una vida estresada, las emociones no resueltas o el ejercicio insuficiente son algunos de los factores que podemos encontrar en la raíz de la mayoría de las enfermedades. Identificar y eliminar estos factores causales es esencial para el proceso de sanación. Si tomas algunas de las fórmulas herbales recomendadas pero sigues con los mismos hábitos poco saludables en tu estilo de vida, no es pro-

bable que puedas experimentar una mejoría duradera ni significativa.

Ese es el motivo de que, para cada enfermedad, haya sugerido no solo la medicación adecuada, sino muchas otras medidas que puedes adoptar para curarte, como por ejemplo unas posturas de yoga y unos ejercicios respiratorios concretos, los alimentos que debes primar y los que debes evitar, aceites para masaje, infusiones, ungüentos curativos y muchos otros medios de fomentar la sanación. Además, la segunda parte del libro te proporciona sugerencias para la alimentación y la rutina cotidiana que pueden ayudarte a establecer una forma de vida saludable y en armonía con la naturaleza. Te ruego que utilices estas recomendaciones como parte de tu propio programa holístico para generar y sostener tu salud.

Gestión ayurvédica de la enfermedad (*chikitsa*)

El programa ayurvédico tradicional de sanación está formado por ocho componentes esenciales:

1. Averiguar el *prakruti* (constitución) de la persona.
2. Averiguar el *vikruti* (el estado alterado actual de las doshas en el organismo).
3. Averiguar la causa o causas de la enfermedad: dieta, estilo de vida, patrones emocionales, calidad de las relaciones, predisposición genética, etc.
4. Como inicio del tratamiento, eliminar la causa.
5. Proporcionar el régimen adecuado (dieta, ejercicio, *pranayama*, etc.), dependiendo del *prakruti*, el *vikruti*, la edad, etc. de la persona, y la estación, el clima, etc. en que se encuentra.
6. Proporcionar un procedimiento de desintoxicación, ya sea paliativo (*shamana*) o de eliminación (*shodana*, como *panchakarma*).
7. Proporcionar rejuvenecimiento (*rasayana*) al cuerpo en general para aumentar la inmunidad y fortalecer algunos órganos y tejidos concretos.
8. Proporcionar terapias que sean (a) antagónicas a la dosha irritada y (b) antagónicas a la enfermedad, basándonos en el principio del equilibrio de las cualidades opuestas.

Los mecanismos de sanación innatos de tu cuerpo están siempre trabajando, esforzándose por mantener o recuperar la salud y el equilibrio absolutos. Las recomendaciones que ofrecemos en este libro apoyarán el proceso natural de sanación de tu cuerpo.

Los siguientes puntos te ayudarán a aprovechar al máximo esta enciclopedia de sanación ayurvédica.

Diagnóstico y tratamiento

Los tratamientos ayurvédicos de primeros auxilios son efectivos si primero haces un diagnóstico eficiente y diferenciador para determinar si la enfermedad tiene naturaleza vata, pitta o kapha. Será beneficioso aplicar un tratamiento concreto para cada tipo de trastorno concreto.

Por el contrario, si no dedicas el tiempo necesario a establecer un diagnóstico cuidadoso, puede que el tratamiento que apliques no sea el apropiado y no consigas los resultados deseados. Por tanto, antes de decidir la línea ayurvédica de tratamiento que vas a aplicar, analiza con atención los signos y síntomas físicos que te ayuden a determinar si es un trastorno vata, pitta o kapha. Una vez establecido el tipo, elige el tratamiento recomendado.

En las pocas ocasiones en las que no se menciona si un trastorno es vata, pitta o kapha, puedes utilizar cualquier sugerencia de tratamiento de entre las que se ofrecen para ese trastorno.

NOTA SOBRE LAS MEDICACIONES HERBALES (FITOTERAPIA). La farmacopea ayurvédica es muy amplia e incluye literalmente miles de medicinas, muchas de las cuales son preparados herbales. Para cada una de las enfermedades incluidas en esta enciclopedia he intentado aportar varios remedios muy sencillos en los que se utilicen hierbas culinarias normales o estrategias caseras corrientes, tales como darse un baño templado. También recomiendo algunas de las hierbas ayurvédicas más comunes, la mayoría de las cuales pueden obtenerse con facilidad de diversos modos. En el apéndice 2 encontrarás indicaciones que te permitirán preparar tus propias fórmulas herbales y te enseñarán a usar correctamente las hierbas y a elaborar ghee, además de otras informaciones importantes.

COMPRUEBA QUÉ ES LO QUE FUNCIONA. Te ofrezco varias sugerencias distintas para cada trastorno. Nadie espera que vayas a utilizarlas todas. Prueba lo que te apetezca más y comprueba si funciona. Si te soluciona el problema, no necesitas probar nada más. Si ves que no funciona, prueba un enfoque diferente. Cada persona es distinta y reacciona de una forma concreta a estos remedios.

NO TE DESANIMES SI VES QUE UN REMEDIO NO FUNCIONA. Cuando te estés tratando a ti mismo con principios y remedios ayurvédicos, no olvides una norma terapéutica fundamental. Si diagnosticas que tu problema es, por ejemplo, un trastorno vata y te embarcas en un tratamiento para reducir vata, y más tarde descubres que el tratamiento no funciona o que parece estar exacerbando el problema, eso te estará indicando que el diagnóstico que estableciste no era totalmente correcto.

¡Esto no significa que debas renunciar a los remedios ayurvédicos! Lo único que debes hacer es intentar utilizar el tratamiento recomendado para pitta o kapha, aquel que te resulte más lógico teniendo en cuenta los síntomas que presentas. Si no has recibido formación en diagnóstico ayurvédico, es posible que te hayas equivocado; en tal caso, te recomiendo que utilices tu sentido común y vuelvas a probar.

A veces, el efecto que te produzca el primer remedio puede darte una pista de cuál sería el tratamiento más beneficioso. Por ejemplo, quizá consideraste que tu trastorno se debía a un exceso de kapha y decidiste utilizar una hierba calorífica como jengibre, pimienta o *trikatu* para tratarlo. Si el trastorno empeora y desarrollas síntomas de un agravamiento de pitta, como irritabilidad o erupción cutánea, por ejemplo, puedes deducir que quizá tu problema estaba relacionado en realidad con un exceso de pitta. Vuelve a analizar la situación y da el siguiente paso.

ASEGÚRATE DE QUE ESTÁS TRATANDO LA ENFERMEDAD REAL. La mayoría de los desequilibrios y las enfermedades están relacionados con la constitución física. Como suele decirse, «el *prakruti* indica la propensión a la enfermedad». Los individuos vata suelen presentar problemas relacionados con vata, los individuos pitta tienen sobre todo trastornos pitta, y los kapha, enfermedades kapha.

Sin embargo, en un pequeño porcentaje de casos, la enfermedad o el trastorno pueden no coincidir con tu tipo constitucional. Por ejemplo, puedes ser un tipo predominantemente pitta pero tener una enfermedad vata; como insomnio o estre-

ñimiento. Puede ser consecuencia de una combinación de factores agravantes de vata, tales como una dieta vata, vivir en una región de clima frío y seco, o un horario irregular, que estén presentes en tu vida en este momento. Por tanto, a la hora de elegir entre los remedios sugeridos, escoge las opciones que se ajusten a los síntomas de tu *enfermedad*, no necesariamente al tipo de tu constitución.

CUÁNTO TIEMPO SE DEBE TOMAR UN REMEDIO. En general, los remedios deben utilizarse hasta que desaparezcan los síntomas. Puede ser cuestión de días, semanas o meses, dependiendo de varios factores importantes, tales como la gravedad de la enfermedad, el tiempo que lleves padeciéndola o lo motivado que estés para curarte.

En primer lugar, evalúa tu deseo de curarte. Si es fuerte y estás motivado para conseguir buenos resultados, lo primero que necesitas es diligencia a la hora de seguir el régimen ayurvédico prescrito. Como consecuencia de la ley del *karma* (causa y efecto), los beneficios que obtengas se deberán, en gran medida, a tus propias acciones. Por tanto, además de tomar las hierbas dos o tres veces al día, según se recomiende (nada de saltarse las tomas ni de olvidarse las hierbas en casa), también debes afrontar las causas subyacentes de tu enfermedad y replantearte tu tipo de alimentación, tu rutina diaria, tu programa de ejercicios, etc. Lo más probable es que los remedios herbales por sí solos, sin ningún cambio adicional en tu estilo de vida, no tengan suficiente fuerza como para superar el patrón de conducta que provocó la enfermedad.

Si la enfermedad que padeces es grave y los síntomas persisten aunque tomes los remedios adecuadamente y realices los cambios de vida adecuados, deberás acudir al médico. Por otro lado, si la enfermedad es crónica, resulta poco realista esperar que algo que lleva años instaurado vaya a desaparecer en una semana o en un mes.

Por tanto, a la hora de decidir el tiempo que debes estar aplicando los remedios recomendados, utiliza el sentido común. Pon todo tu empeño desde el principio. Si no lo haces y al final no obtienes los resultados que buscabas, tu propia naturaleza te indicará que cuestiones si podrías haberlo hecho mejor.

Cada proceso de enfermedad, y cada proceso de sanación, tienen su propio ritmo, su propia velocidad y su propia duración. No está en tu mano hacer que la manzana madure con rapidez; lo hace a su manera. Por tanto, para llegar a erradicar la enfermedad por completo debes darle tiempo y tener paciencia. El ayurveda no es un sistema de soluciones rápidas. Cualquier cosa que se arregle con rapidez no llega a resolver el problema del todo.

Advertencias

CONSULTA CON TU MÉDICO. Algunas de las enfermedades que aparecen en este libro son enfermedades graves que requieren supervisión médica. Los casos leves o subclínicos pueden curarse a veces utilizando estas recomendaciones ayurvédicas, pero estos remedios no son un sustituto del tratamiento médico.

Si ya estás recibiendo atención médica para una enfermedad o un trastorno concretos, puedes utilizar los remedios ayurvédicos que te sugerimos en el presente libro de forma conjunta con el régimen que te haya diseñado tu médico. De todas formas, lo más justo y adecuado es que lo hagas con su conocimiento y supervisión.

Pide a tu médico que vigile atentamente tus progresos. A medida que vaya pasando el tiempo, si has sido capaz de volver a equilibrar tu cuerpo hasta un punto en el que la dieta, el ejercicio, las hierbas y otros métodos ayurvédicos sean suficientes para controlar o eliminar el trastorno, podrás minimizar o eliminar tu dependencia a medicaciones fuertes.

DETERMINA LA GRAVEDAD DE LA ENFERMEDAD. La gran mayoría de las lesiones y enfermedades menores pueden tratarse en casa con métodos naturales tales como cambios en el estilo de vida, dieta, hierbas y estiramientos sencillos de yoga. Sin embargo, a veces es absolutamente fundamental buscar atención médica profesional o atención hospitalaria. Este punto es extremadamente importante y no debemos olvidarlo jamás.

Por ejemplo, una diarrea que dure un día, o incluso un par de días, puede tratarse con efectividad en casa (véase «Diarrea»). Sin embargo, supongamos que una persona tiene una diarrea profusa durante un tiempo más o menos largo que le provoca una deshidratación grave. Esta es una enfermedad muy seria que requiere hospitalización. No puede tratarse en casa; ni siquiera en el hospital de día. Es necesario ingresar en el hospital para recibir alimentación intravenosa inmediatamente.

O supongamos que otra persona tiene una fiebre alta, de 40° o más, y está balbuceando de forma incoherente, delirando y perdiendo la consciencia. Es una situación grave ante la que debemos actuar diligentemente y conseguir ayuda.

Por tanto, mantente siempre alerta ante la gravedad, la intensidad, la persistencia o la recurrencia de cualquier enfermedad y asegúrate de que se está tratando adecuadamente. Y recuerda: si no eres médico profesional, es posible que no siempre lo sepas. Ante la duda, consulta al doctor.

UNAS PALABRAS SOBRE LA INFUSIÓN DE REGALIZ. Yo suelo recomendar la infusión de regaliz ante diversas situaciones. Los individuos con hipertensión (tensión arterial elevada) pueden utilizarla para emergencias (para aliviar un ataque de asma, por ejemplo; véase «Asma»), pero no deben tomarla de forma regular, pues favorece la retención de sodio, lo que puede aumentar la presión sanguínea.

Enfermedades y remedios
de la A a la Z

Acné

Véase también «Cuidado ayurvédico de la piel».

El acné es el resultado de una pitta elevada que se está moviendo por debajo de la piel y brotando a la superficie en forma de granos. El ayurveda recomienda varios tratamientos naturales que, si se emplean al mismo tiempo, pueden controlar el acné con eficacia.

Las causas pitta que pueden provocar el acné son numerosas. Entre ellas se incluyen el estrés emocional, los cambios hormonales premenstruales y la exposición a sustancias químicas o a un exceso de luz solar. El problema puede ser también debido a una infección bacteriana. Es importante descubrir la causa para poder tratarla adecuadamente o, en el caso de una sobreexposición a sustancias químicas o al sol, sencillamente evitarla.

Nota del editor: En el sistema de medidas anglosajón, 1 taza equivale a 250 ml; 1 cucharada sopera, a 15 ml, y 1 cucharadita, a 5 ml. Hemos decidido mantener este sistema de medidas con el fin de facilitar la preparación de estos remedios domésticos.

SIGUE LA DIETA APACIGUADORA DE PITTA. Como el acné es un trastorno pitta, el primer paso que se debe dar es seguir la dieta para apaciguar pitta que se detalla en el capítulo 8. Evita las comidas especiadas y fermentadas, la sal, los fritos y los cítricos. Elige alimentos menos irritantes, como el arroz, las gachas de avena y la compota de manzana.

UTILIZA ESTAS HIERBAS PARA EQUILIBRAR PITTA. La siguiente fórmula es excelente para apaciguar el exceso de pitta que provoca el acné:

Kutki
Guduchi
Shatavari

Haz una mezcla a partes iguales de estas tres hierbas (puedes empezar con una cucharadita de cada una) y toma ¼ de cucharadita de la mezcla 2 o 3 veces al día. Después de las comidas, pon el polvo sobre la lengua y trágalo con agua templada.

• Para preparar una infusión con hierbas comunes, usa comino, cilantro e hinojo. Después de cada comida, prepara una infusión de ⅓ de cucharadita de cada una de estas semillas dejándolas reposar en agua caliente 10 minutos; cuela y bébela. Tómala tres veces al día.

BEBE AGUA AZUL. Llena de agua una botella o una jarra de vidrio transparente y cúbrela con un papel azul traslúcido (celofán azul, por ejemplo, que puedes encontrar en tiendas de artículos de manualidades y en papelerías). Deja la botella al sol durante unas 2 horas. Bebe entre 1 y 3 vasos de agua cada día. Tiene un efecto refrescante y calmante. ¡Lo creas o no, funciona!

BEBE ZUMO DE ALOE VERA. Puedes probar a tomar media taza de zumo puro de aloe vera dos veces al día.

MANTÉN EL COLON LIMPIO. Es importante mantener el colon limpio para poder eliminar las toxinas del cuerpo. Puedes hacerlo fácilmente tomando la hierba *amalaki*, entre ½ y 1 cucharadita al día, pulverizada sobre la lengua. Tómala al acostarte con agua templada.

APLÍCATE MELÓN. Frótate un poco de melón sobre la piel al acostarte y déjalo toda la noche. Su cualidad refrescante, antipitta, te ayudará a curar el acné. También suaviza la piel.

POSTURAS DE YOGA. Las *asanas* de yoga recomendables para el acné son la postura del León y la secuencia de posturas conocida como Saludo a la Luna (véanse las ilustraciones del apéndice 4).

EJERCICIO RESPIRATORIO. Respirar solamente por el orificio izquierdo de la nariz durante 5 o 10 minutos ayuda a reducir

---

Ungüentos para la piel

He aquí tres ungüentos que puedes elaborar en casa y que debes aplicarte sobre la piel. Pueden resultar eficaces para reducir el acné.

Mezcla 1 cucharadita de harina de garbanzos con el agua necesaria para hacer una pasta y lávate la cara con esta mezcla. Acláratela y, a continuación, aplica una de las siguientes.

Mezcla almendras en polvo con un poco de agua y aplícate la pasta sobre el rostro. Déjala secar y consérvala sobre la piel durante media hora. A continuación, aclárala. (Es fácil hacer almendras en polvo en casa utilizando un molinillo de café o de frutos secos.)

La pasta de sándalo en polvo y cúrcuma mezclados con leche de cabra resulta muy curativa para la piel. Coge ¼ de cucharadita de cúrcuma y ½ cucharadita de sándalo en polvo, mézclalos y añade leche de cabra en cantidad suficiente para hacer una pasta. Aplícate la mezcla sobre el rostro. *Nota*: la cara se te quedará amarilla durante un tiempo —hasta 5 días—, pero esta fórmula resulta muy eficaz para aliviar el acné.

---

pitta. (Esto se conoce como Respiración de la Luna y se dice que es refrescante; respirar por el orificio derecho se denomina Respiración del Sol, y es calorífico). Tapa el orificio derecho con el pulgar y respira normalmente por el izquierdo. Si lo tienes taponado, no lo fuerces; inténtalo más tarde.

RELAJA EL ROSTRO. Frótate las manos con fuerza para calentarlas un poco y colócalas sobre el rostro durante un par de minutos. Esto relajará los músculos faciales y aumentará el aporte sanguíneo.

También puedes frotarte las manos hasta tener las palmas calientes y luego colocar con suavidad el cuenco de ambas manos sobre los párpados. Nuestros párpados tienen una fuerte carga eléctrica; asimilan el calor y alivian la pitta subcutánea que aflora en forma de acné.

VISUALIZACIÓN. La causa principal del acné es el estrés emocional. Una forma muy efectiva de aliviar este estrés es la visualización. Cierra los ojos y visualiza que el acné se limpia y desaparece; hazlo como si te estuvieras comunicando con los tejidos de la piel que están estallando en forma de acné. Funciona.

Una última sugerencia: evita mirarte al espejo con frecuencia y sentirte mal por tener acné.

Acúfenos (pitidos en los oídos)

Nota: la misma línea de tratamiento que se utiliza para mejorar el oído es estupenda para silenciar los acúfenos, o pitidos de oídos, por lo que puedes consultar la sección titulada «Pérdida de audición» como complemento a las siguientes recomendaciones.

REMEDIOS HERBALES. Según el ayurveda, los pitidos de los oídos son un trastorno vata. Para aliviar esta causa fundamental —el agravamiento de vata en el sistema nervioso—, prepara una infusión con cantidades iguales de consuelda, canela y manzanilla. Pon 1 cucharadita de mezcla en una taza de agua, déjala reposar y tómala 2 o 3 veces al día.

• También puedes tomar *yogaraj guggulu* (200 mg 2 o 3 veces al día) con agua templada, después de las comidas.

• Frotar el hueso mastoideo (situado detrás de las orejas) con aceite de sésamo templado puede resultar útil. Pruébalo dos veces al día, mañana y noche, durante una semana y comprueba si te hace efecto.

• Muchas veces, el aceite de ajo resulta efectivo. Vierte 3 gotas en el oído por la noche antes de acostarte (en el apéndice 2 encontrarás las instrucciones para preparar aceites como el de ajo).

Adicciones

Véase también «Tabaquismo»

¿Por qué se vuelven adictas las personas? En la mayoría de los casos (excepto situaciones trágicas como las de los bebés que nacen adictos como consecuencia de la adicción de su madre), las personas con adicciones empiezan sencillamente buscando mayor placer y alegría. Llevan una vida difícil y desgraciada; puede que sus relaciones sean dolorosas y poco gratificantes; quizá se sientan insatisfechos y estresados en el trabajo y sencillamente no sepan cómo afrontar la situación. Por eso intentan escapar de la realidad de sus circunstancias refugiándose en las drogas o el alcohol.

Tanto si la sustancia adictiva es el tabaco como si es la marihuana, el alcohol o cualquier otra cosa, pronto deja de ser un simple escape psicológico y se convierte en una dependencia a una sustancia química. A partir de entonces, a menos que tenga un nivel determinado de la sustancia adictiva en la sangre, el cerebro de esta persona no funciona correctamente.

El tratamiento depende de la gravedad de la adicción y de la duración de esta. En adicciones más leves, como un tabaquismo reciente, la persona puede ser capaz de dejarla por sí sola. Pero si un alcohólico crónico deja de repente de beber, genera un síndrome de abstinencia difícil de manejar.

LIMPIEZA. Para manejar el problema de la adicción es importante hacer *panchakarma*, un programa ayurvédico de limpieza y desintoxicación muy eficaz. En el capítulo 4 encontrarás los tratamientos de *panchakarma* que puedes recibir en una clínica ayurvédica y un programa de *panchakarma* para hacer tú mismo en casa.

REDUCCIÓN DE LA DOSIS. Mientras sigues este programa de limpieza, ve poco a poco reduciendo la dosis de la sustancia adictiva. Según el ayurveda, a menos que dispongas de una medicación fuerte para tratar el síndrome de abstinencia, no conviene dejar de consumir la sustancia por completo de una vez, pues es probable que aparezca un síndrome de abstinencia muy estresante.

• Para casos de toxicidad nicotínica (que afecta a los pulmones y al aparato cardiovascular) y de toxicidad alcohólica (que afecta al hígado) tenemos que reforzar los órganos afectados. Para la toxicidad alcohólica utiliza la siguiente fórmula:

Chitrak   3 partes
Kutki   3 partes

Toma ½ cucharadita de estas hierbas con 2 cucharadas soperas de zumo de aloe vera 3 veces al día.

• El ayurveda sugiere tomar un vino amargo hecho de zumo de aloe vera (se denomina *kumari asava*). En lugar de un licor u otra bebida alcohólica, la persona adicta al alcohol puede tomar pequeñas cantidades de este vino ligero y seco. Prueba 4 cucharaditas diluidas en una cantidad igual de agua. A continuación, ve reduciendo gradualmente la dosis del vino herbal mientras vas tomando la fórmula herbal anterior para fortalecer el hígado dañado.

Lo mismo puede aplicarse al tabaco. Para una persona adicta a la nicotina se recomienda eliminar entre un tercio y la mitad del tabaco de cada cigarrillo (por el extremo que se enciende) y rellenarlo con una mezcla de pétalos de rosa, *brahmi* y *jatamamsi* (en la misma proporción). Fuma hasta que empiece a arder el tabaco. En el momento en que esto suceda, apaga el cigarrillo y tíralo.

MEDICINA NASAL. Hacer *nasya* con ghee de *brahmi* también reduce la toxicidad de la nicotina (véase apéndice 3).

EJERCICIO. Es conveniente que, siempre que aparezca el deseo de beber o de fumar, se salga a pasear al fresco, se haga algo de ejercicio o se nade.

Es hora de acudir al médico

Si existe una adicción alcohólica fuerte y la persona experimenta dolor de cabeza, temblores, mareo, depresión o cualquier otro síntoma producto de la abstinencia cuando deja de beber, debe acudir al médico inmediatamente. Necesita ayuda médica.

ESTIMULACIÓN DEL APETITO. Algunas personas beben porque tienen poco apetito. A menos que beban, no tienen hambre. En estos casos, en lugar de una bebida alcohólica pueden tomar una infusión de jengibre para estimular el apetito (véase también «Falta de apetito»). Asímismo pueden probar esta decocción para estimular el agni, el fuego digestivo:

Decocción para agni

1 litro de agua
1 pellizco de cayena
½ puñado de raíz de jengibre picada
2 cucharadas soperas de azúcar de caña
*   u otro edulcorante*
⅛ a ½ cucharadita de sal gema

Pon todos los ingredientes anteriores en un cazo y deja hervir durante 20 minutos.

Retira el cazo del fuego, deja enfriar durante unos minutos y añade el zumo de media lima. No hiervas el zumo de lima.

ASANAS DE YOGA. Algunos ejercicios de yoga también resultan beneficiosos. Debes practicar el Saludo al Sol y la respiración alternativa. También resulta muy útil la meditación *So-Hum* (véanse capítulos 6 y 7).

Aftas bucales

Las aftas bucales suelen tener un origen traumático, es decir, suelen ser consecuencia de un corte o un golpe en la boca. Al comer alimentos puntiagudos, secos o duros como palomitas de maíz, galletas o tostadas, o cuando masticamos semillas de hinojo después de una comida, los bordes duros y afilados pueden dañar la membrana mucosa bucal, lo que, al cabo de un par de días, se manifestará como un afta.

Las personas que utilizan cepillos de dientes ásperos, de cerdas duras, o que ejercen una presión exagerada al cepillarse los dientes, pueden irritar también la membrana mucosa y provocar un afta. Algunas personas se muerden inadvertidamente el delicado tejido de las mejillas o de los labios mientras están durmiendo, o incluso cuando mastican o hablan. Esto es más probable si padecen trastornos temporomaxilares y tienen una mordedura desigual, lo que puede provocar con facilidad laceraciones y aftas. Si además tienen una pitta elevada en la saliva, los dientes y muelas pueden estar afilados porque la corona dental se erosiona, lo que da lugar a una combinación que puede ocasionar lesiones repetitivas.

REMEDIOS TÓPICOS

• La solución ayurvédica más simple para las aftas bucales consiste en la aplicación local de cúrcuma y miel. Mezcla 1 cucharadita de miel con ¼ de cucharadita de cúrcuma y frótala sobre la lesión. Al principio quema un poco, pero la zona lesionada curará con rapidez.

• Aclárate la boca varias veces al día con un poco de zumo de aloe vera.

• El gel de aloe vera (2 cucharadas soperas 3 veces al día) también ayuda a curar las aftas bucales.

• Es muy eficaz la mezcla de gel de aloe vera con polvo de nim. Mezcla 1 cucharadita de gel con un pellizco de polvo de nim y aplica directamente sobre el afta.

• Pon 10 gotas de aceite de árbol de té en ⅓ de taza de agua y enjuágate la boca con ello. Esta suave solución actúa como antiséptico para prevenir una infección secundaria, y también ayuda a curar el afta.

• Otro remedio ayurvédico tópico es la hierba *kama dudha*. Mezcla ¼ de cucharadita con 1 cucharadita de crema fresca y frótala sobre la lesión.

REMEDIOS INTERNOS

• Por regla general, las personas que tienen una pitta elevada tienen más probabilidades de desarrollar aftas bucales. Por tanto, sigue la dieta para aplacar la pitta evitando alimentos calientes y especiados y comidas fermentadas (véase capítulo 8). Aléjate también de las bebidas alcohólicas fuertes, pues agravan las lesiones.

• Entre comidas, bebe ½ taza de zumo de arándano rojo. Eso ayudará a curar la lesión y aliviará la sensación ardiente y la irritación.

• Una mezcla de caramelo en polvo (½ cucharadita) y comino en polvo (½ cucharadita) ayudará a aliviar el dolor y a reducir la inflamación y la irritación.

• En ocasiones, las aftas bucales van acompañadas de diarrea o de estreñimiento. Media cucharadita de *Curcuma angustifolia* mezclada con 1 taza de leche caliente ayuda a aliviar el estreñimiento, mientras que ¼ de cucharadita de *Curcuma angustifolia* mezclada con 1 cucharadita de ghee corrige la diarrea.

Alergias

Véase también «Alergias alimentarias»

Según la *samprapti* (patogénesis) ayurvédica, las alergias son una reacción dóshica ante un alérgeno específico, como el polen, el polvo, las sustancias químicas presentes en una alfombra, la ambrosía o cualquier olor químico fuerte. Estas reacciones alérgicas pueden ser tipo vata, tipo pitta o tipo kapha.

• *Las alergias tipo vata* se caracterizan por presentar distensión abdominal, molestias gástricas o incluso cólicos intestinales. Una alergia vata puede provocar de repente sibilancias bronquiales, estornudos, dolor de cabeza, pitidos en los oídos o insomnio. Por ejemplo, algunos individuos, cuando se ven expuestos al polvo o al polen, empiezan de repente a experimentar sibilancias al respirar. Estos silbidos son debidos al estrechamiento del árbol bronquial, consecuencia de la dosha vata. La persona puede también experimentar insomnio o cualquier otro síntoma tipo vata.

• *En una alergia tipo pitta*, la dosha pitta ya está presente bajo la piel. Si la persona entra en contacto con un alérgeno —una sustancia química, ambrosía o determinadas fibras sintéticas, por ejemplo—, pitta penetra a través de los capilares debido a sus cualidades caliente y afilada, y provoca sarpullido, picores, erupción, urticaria, dermatitis alérgica o eccema, todas ellas reacciones alérgicas tipo pitta.

• *Las alergias kapha* se experimentan con frecuencia durante la primavera, cuando las plantas y los árboles sueltan el polen a la atmósfera. Al inhalar estos pólenes —de junípero, por ejemplo, o de cualquier otra flor—, penetran en el conducto respiratorio nasal y, en algunas personas, provocan una irritación de la delicada membrana mucosa, lo que da lugar a fiebre del heno, resfriado, congestión, tos, sinusitis e incluso asma.

Para poder tratar las alergias de forma efectiva, lo primero es averiguar si son de tipo vata, pitta o kapha. A partir de ese momento, estaremos en condiciones de determinar una línea específica de tratamiento.

En la mayoría de los casos, quizá hasta un 80 por 100, el *prakruti* (constitución) de la persona predice su propensión alérgica. Es decir, suele darse una correspondencia entre la constitución de la persona y el tipo de reacción alérgica que presenta. Una persona con un *prakruti* pitta tiene más probabilidades de presentar una reacción alérgica pitta, en especial cuando el *vikruti*, o estado del organismo en ese momento, presenta un desequilibrio pitta. Sin embargo, también puede suceder que, como consecuencia de factores alimentarios, medioambientales, emocionales o de otro tipo, una persona kapha presente un desequilibrio vata, por ejemplo.

TRATAMIENTO PARA ALERGIAS TIPO VATA

BASTI. Uno de los remedios más eficaces para las alergias tipo vata es un *basti* (enema) de decocción de *dashamoola*. Hierve 1 cucharada sopera del compuesto herbal *dashamoola* en ½ litro de agua durante 5 minutos para elaborar una decocción. Déjalo enfriar, cuélalo y utiliza el líquido como enema (en el apéndice 3 encontrarás las instrucciones completas). Los síntomas vata como sibilancias, estornudos, sequedad de garganta y sequedad del colon, que provoca distensión, estreñimiento y molestias abdominales, se corrigen inmediatamente con este *basti* de decocción de *dashamoola*.

REMEDIOS HERBALES. Utiliza esta fórmula herbal:

> *Ashwagandha 1 parte*
> *Bala 1 parte*
> *Vidari 1 parte*

• Para aliviar las alergias vata, mezcla estas tres hierbas en proporciones iguales y toma ¼ de cucharadita del polvo 3 veces al día con agua templada.

• Para aliviar las sibilancias extremas, prepara una taza de decocción de jengibre o regaliz hirviendo 1 cucharadita de hierba en 1 taza de agua durante aproximadamente 3 minutos. A continuación, añade entre 5 y 10 gotas de aceite *mahanarayan*, mezcla bien y toma 1 sorbo cada 10 o 15 minutos. Si no dispones de aceite *mahanarayan*, puedes sustituirlo por ½ cucharadita de ghee normal.

TRATAMIENTO PARA ALERGIAS TIPO PITTA

REMEDIOS HERBALES. Esta fórmula herbal resulta efectiva para aplacar pitta:

> *Shatavari 8 partes*
> *Kama dudha ½ parte*
> *Guduchi 1 parte*
> *Shanka bhasma ¼ parte*

Toma ½ cucharadita de esta mezcla 2 o 3 veces al día, después de las comidas, con un poco de agua templada.

• Para combatir las erupciones, los sarpullidos, la urticaria, la dermatitis o el eccema, aplica aceite de nim o *tikta ghrita* (ghee amargo) sobre la piel.

PURIFICACIÓN DE LA SANGRE. Tradicionalmente el ayurveda sugiere que los individuos con una pitta elevada, propensos a desarrollar en verano trastornos tipo pitta como quemaduras solares, deben hacer *rakta moksha* (una sangría) antes de la llegada de esta estación. Aunque hoy en día esta práctica no goza de demasiado respeto en Occidente, sigue utilizándose ampliamente en la India, pues ha demostrado ser una medida preventiva y curativa eficaz. Para utilizarla en la actualidad puedes considerar la posibilidad de donar 100 o 200 mililitros de sangre. Eso ayudará a neutralizar trastornos pitta tales como la dermatitis alérgica y el eccema alérgico.

• Para conseguir un efecto similar puedes utilizar una combinación herbal que purifique la sangre. Por ejemplo, puedes mezclar las hierbas *manjistha* y nim en cantidades iguales.

Manhistha   1 parte
Nim   1 parte

Toma ½ cucharadita de esta mezcla 3 veces al día, después de las comidas, con agua templada. Te limpiará la sangre y te ayudará a curar alergias tipo pitta.

• La bardana, una hierba muy común en Occidente, es también un purificador sanguíneo muy eficaz. Puedes preparar una infusión con ½ cucharadita de bardana por cada taza de agua hirviendo y beberla 2 o 3 veces al día.

TRATAMIENTO PARA ALERGIAS TIPO KAPHA

REMEDIOS HERBALES. Las alergias kapha suelen adoptar la forma de congestión respiratoria pulmonar, tos, catarro, asma o fiebre del heno. Para aliviarlas puedes utilizar la siguiente fórmula herbal:

Sitopaladi   4 partes
Yashti madhu   4 partes
Abrak bhasma   ⅛ parte

Toma aproximadamente ¼ de cucharadita de esta mezcla, añadiéndole miel, 3 veces al día.

TERAPIA DE PURGACIÓN. Las alergias tipo kapha tienen lugar cuando se acumula un exceso de kapha en el estómago y en los pulmones. Una forma de aliviar esta congestión es la terapia de purgación (*virechana*). Utiliza aceite de linaza (disponible en la mayoría de los herbolarios) y toma 1 cucharadita 2 o 3 veces al día durante 2 o 3 días. Te resultará muy efectivo. También puedes emplear *triphala* (véase siguiente).

TERAPIA VOMITIVA. La terapia ayurvédica realmente eficaz para eliminar el exceso de kapha del estómago y del tracto respiratorio es *vamana*, o terapia vomitiva. Yo, sin embargo, he observado que los habitantes del mundo occidental tienen un prejuicio cultural muy fuerte contra el vómito, lo que hace que a muchas personas les resulte un procedimiento especialmente incómodo. No solo les resulta físicamente repugnante, sino también emocionalmente difícil, pues es posible que, como consecuencia de la purificación física, surja una purificación emocional. Por tanto, si tiendes a tener emociones fuertes o te cuesta manejarlas, sería conveniente que no intentaras el *vamana*.

Si deseas probarlo —y quiero hacer hincapié en lo efectivo que resulta para eliminar el exceso de kapha—, el procedimiento consiste en beber toda la cantidad que te quepa en el estómago de infusión de regaliz y agua salada, y luego regurgitarlas vaciando el estómago. Empieza bebiendo varias tazas de infusión de regaliz y, a continuación, medio litro de agua con 1 cucharadita de sal disuelta. Bebe la cantidad suficiente para llenar el estómago y luego frota la parte posterior de la lengua para vomitarla.

Advertencia importante: Si tienes la tensión arterial elevada o baja, hernia de hiato o un historial de problemas cardíacos, no hagas esta terapia *vaman*.

INDICACIONES DE CURACIÓN PARA TODO TIPO DE ALERGIAS

UTILIZA *TRIPHALA*. Para los tres tipos de alergias, toma entre ½ y 1 cucharadita de *triphala* por la noche (en el apéndice 2 encontrarás las instrucciones para preparar *triphala*). Este compuesto tiene propiedades laxantes y purgantes. Está integrado por tres hierbas: *amalaki*, *bibhitaki* y *haritaki*. El *haritaki* actúa sobre la dosha vata; el

amalaki, sobre la dosha pitta, y el *bibhitaki*, sobre la dosha kapha.

CAMBIOS EN LA ALIMENTACIÓN. Para las alergias vata, sigue una dieta que calme la dosha vata; para las alergias tipo pitta, la dieta apaciguadora de pitta, y para las alergias kapha, la dieta reductora de kapha (en el capítulo 8 encontrarás las indicaciones alimentarias).

OBSERVA TUS COMBINACIONES DE ALIMENTOS. Para los individuos que padecen alergias es importante no tomar combinaciones incompatibles de alimentos tales como leche y yogur, carne y productos lácteos, aves y productos lácteos, melón y cereales o frutas y cereales. Evita los batidos de plátano y los de fruta hechos con leche. En la página 116 encontrarás una lista más completa de las incompatibilidades de alimentos.

EVITA LA CAUSA. En el caso de la mayor parte de las alergias, debemos intentar evitar la causa inmediata: el alérgeno. Las personas alérgicas a los gatos, a los perros, al pelo, al polen, al moho, etc., deben intentar evitarlos. También deberían intentar alejarse de fibras sintéticas como el poliéster y el rayón, que pueden provocar alergias cutáneas tipo pitta. Es preferible vestir ropa de algodón. Debido a la cantidad de pesticidas que se utilizan de forma rutinaria en el cultivo del algodón, puedes considerar la posibilidad de utilizar solo productos fabricados con algodón de cultivo ecológico, aunque suelen ser más caros.

BLOQUEA LOS ALÉRGENOS. Por regla general, el tracto respiratorio está abierto al polvo y a otros alérgenos. Una forma de minimizar el efecto de los alérgenos que no puedes evitar consiste en lubricar la membrana mucosa nasal con ghee. Esto impide el contacto directo del alérgeno con la membrana mucosa.

UTILIZA ACEITE DE NIM. Otra forma de reducir o evitar el efecto de los alérgenos ambientales es aplicar aceite de nim a la parte expuesta del cuerpo. La presencia del aceite sobre la piel, así como las propiedades desinfectantes del nim, minimizará el contacto con el alérgeno.

Nota: Utiliza aceite herbalizado de nim, es decir, hojas de nim cocidas en una base de aceite de sésamo o de otro tipo. El extracto de nim puro es demasiado fuerte. Si observas que incluso este aceite herbalizado de nim te resulta muy fuerte y te produce picores o quemazón en la piel, mézclalo a partes iguales con aceite de coco.

MEDITA PARA REDUCIR EL ESTRÉS. La mayoría de las alergias están relacionadas con el estrés. Este estrés provoca desequilibrios en la mente y en el cuerpo. La práctica conocida como «meditación del cuenco vacío» ayuda a recuperar el equilibrio, con lo que se facilita la curación de las alergias relacionadas con el estrés (véanse las indicaciones de esta meditación en el capítulo 7).

POSTURAS DE YOGA. La *asana* de yoga más útil para las alergias kapha y vata es el Saludo al Sol. Para las alergias pitta, haz el Saludo a la Luna. En el apéndice 4 encontrarás información sobre las *asanas* de yoga.

EJERCICIOS RESPIRATORIOS. La respiración nasal alternativa es eficaz para com-

batir alergias respiratorias con síntomas tales como fiebre del heno, sibilancias y estornudos. La *bhastrika* (respiración de fuego) es buena para las alergias congestivas tipo kapha (véase capítulo 6). También la *ujjayi pranayama* ayuda a mejorar la inmunidad y resulta beneficiosa para todos los tipos de alergia.

Alergias alimentarias

Véase también «Alergias»

Para combatir eficazmente las alergias alimentarias y minimizar sus efectos negativos sobre tu vida, el primer paso consiste en hacer una lista de aquellos alimentos a los que pareces ser alérgico. Según afirma la dietética ayurvédica, lo más habitual es descubrir que reaccionas ante aquellos alimentos que tienen la misma cualidad dóshica que tu constitución, en especial si en este momento cuentas con un exceso de esta cualidad.

DETERMINAR TU TIPO DE ALERGIA ALIMENTARIA

Las siguientes descripciones te ayudarán a determinar qué tipo de alergia alimentaria padeces.

• Los individuos tipo kapha, que tienen un exceso de kapha en su organismo, serán alérgicos a los alimentos kapha, entre los que se incluyen los productos lácteos, como la leche, el yogur y el queso; el trigo, el pepino y la sandía. Sus alergias alimentarias se manifiestan como pesadez de estómago, digestión pesada, trastornos del sueño, resfriados, congestión, tos o retención de líquidos. En casos más graves, las alergias alimentarias kapha pueden conducir a la congestión bronquial y al asma tipo kapha.

• Los individuos pitta, cuyo pitta sistémico está siempre excesivamente alto, mostrarán reacciones alérgicas a alimentos de pitta elevado, como los platos calientes y especiados, los cítricos, las frutas ácidas, los tomates, las patatas, las berenjenas y los alimentos fermentados. Sus síntomas suelen incluir ardor de estómago, indigestión ácida, estómago revuelto, náuseas e incluso vómitos. Pueden sufrir de repente sofocos y tener los ojos enrojecidos.

• Los individuos vata, especialmente cuando tienen un exceso de esta dosha, son propensos a mostrar alergia a los alimentos crudos, las legumbres (alubias pintas, adzuki, frijoles negros, etc.) y a determinadas proteínas animales. Las alergias alimentarias vata suelen manifestarse como hinchazón de estómago, eructos, gases, borborigmos (ruidos en el estómago) y malestar y dolor vago en la zona abdominal. También pueden padecer insomnio y pesadillas, dolor en las articulaciones, ciática y contracciones y espasmos musculares.

Por tanto, las alergias alimentarias deben estudiarse en función del *prakruti* (constitución) del individuo y de su *vikruti* (estado de las doshas en ese momento).

TRATAMIENTO

Lo mejor es sencillamente evitar los productos alimentarios conflictivos y seguir la dieta apropiada para tu tipo corporal. Por ejemplo, una persona vata que muestra alergias alimentarias tipo vata debe evitar una dieta que provoque un agravamiento de esta dosha y tomar alimentos que la calmen. Y lo mismo puede decirse para los pitta y los kapha (véanse las recomendaciones alimentarias en el capítulo 8).

He aquí algunas sugerencias adicionales para cada uno de los tres tipos principales de alergias alimentarias.

PARA ALERGIAS ALIMENTARIAS TIPO VATA. Una forma muy efectiva de controlar las alergias alimentarias vata es realizar un *dashamoola basti* (enema) dos veces por semana, los domingos y los jueves, por ejemplo. Hierve hasta ½ litro de agua con 1 cucharada sopera de *dashamoola* y utiliza la decocción resultante (una vez que se haya enfriado) para el enema. Intenta retener el líquido al menos 10 minutos (en el apéndice 3 encontrarás más información sobre los enemas). Este enema herbal ayudará a apaciguar vata y a eliminar la toxicidad del colon, con lo que se minimizarán las alergias alimentarias de tipo vata. Continúa con el enema de *dashamoola* dos veces a la semana durante un mes.

También puede resultar eficaz tomar una infusión de regaliz, que se prepara con ½ cucharadita de raíz de regaliz en polvo, ½ cucharadita de miel y 1 cucharadita de ghee. Da sorbitos de la infusión cada media hora o una hora a lo largo del día hasta que se alivien los síntomas de la alergia. Acuérdate de añadir la miel cuando la infusión ya haya empezado a enfriarse; jamás se debe cocinar la miel. *Nota*: las personas con presión arterial elevada no deben tomar infusión de regaliz. Sustituye esta hierba por ½ cucharadita de canela y 2 o 3 clavos, y prepara la infusión de la misma forma.

PARA ALERGIAS ALIMENTARIAS TIPO PITTA. Para controlar las alergias alimentarias tipo pitta es útil hacer *virechana chikitsa* (purga). Toma 1 cucharadita de *amalaki* o *sat isabgol* (cáscara de psilio) por la noche. Echa las hierbas en una taza de agua caliente, déjalas reposar entre 10 y 15 minutos, y bébelo. El estancamiento de pitta en el intestino delgado es la causa principal de las alergias alimentarias tipo pitta. La terapia purgativa elimina la pitta, lo que permite controlar la alergia. Continúa con el *virechana* todos los días durante un mes o hasta que remita la alergia.

También te vendrá bien tomar manzanas cocidas. Pela y descorazona un par de manzanas, cuécelas durante unos minutos para ablandarlas y machácalas con una pizca de comino y 1 cucharadita de ghee. Toma aproximadamente ½ taza una o dos veces al día al menos una hora antes o después de las comidas.

PARA ALERGIAS ALIMENTARIAS TIPO KAPHA. La purificación ayurvédica conocida como *vamana* (vómito) resulta útil. Todos los domingos (o al menos durante un par de semanas), a primera hora de la mañana, bebe 1 litro de agua con sal. Disuelve 2 cucharaditas de sal en 1 litro de agua, bébelo y luego intenta vomitarlo (frotar la parte posterior de la lengua hasta sentir un reflejo de vómito te ayudará a conseguirlo). Este proceso de purificación elimina gran cantidad del exceso de mucosidad del estómago y ayuda a combatir las alergias alimentarias.

Si no consigues vomitar, no te preocupes. El agua salada no te perjudicará. Se limitará a atravesar tu cuerpo y ejercerá cierto efecto purificador beneficioso.

Nota: A muchas personas les asusta o les molesta la idea o el hecho de vomitar. Si ese es tu caso, no te obligues a ti mismo a hacer esta purificación. Haz *vamana* solo si te sientes cómodo haciéndolo.

Los kapha también deben ayunar los domingos. El ayuno es importante porque ayuda a limpiar el organismo.

Prepara una infusión con ½ cucharadita de raíz de regaliz en polvo, ¼ de cucharadita de canela y ½ cucharadita de cilantro. Ponlo en infusión en 1 taza de agua durante 10 minutos, cuela y ve dándole pequeños sorbitos a lo largo del día, tomando aproximadamente unos 50 ml cada media hora o una hora. Repito una vez más que las personas con presión arterial elevada no deben tomar infusión de regaliz. Sustituye esta hierba por ½ cucharadita de canela y 2 o 3 clavos.

PARA TODAS LAS ALERGIAS ALIMENTARIAS. Si no sabes si tu alergia es vata, pitta o kapha, prueba este sencillo remedio, que resulta eficaz para todos los tipos: tuesta unas semillas de comino, de hinojo y de sésamo blanco, y toma un puñado después de las comidas.

Para preparar esta mezcla, coge unos 30 gramos de cada tipo de semilla y tuéstalas *por separado* (un tipo cada vez) en una sartén de hierro colado. Tendrás que remover constantemente para evitar que se quemen. Las de hinojo tardan unos minutos, mientras que las otras están listas, fragantes y con un suave tono marrón en un minuto o dos. Júntalas todas, añade aproximadamente ½ cucharadita de sal gema (no utilices sal marina) y mézclalas bien. Guárdalas en un tarro de vidrio.

Masticar unas cuantas después de las comidas favorece la digestión y ayuda a prevenir cualquier tipo de alergia alimentaria.

Anemia

La medicina moderna ha definido varios tipos de anemia: anemia ferropénica, anemia perniciosa, anemia falciforme y anemia hipoproteica (carencia de proteínas en la sangre), así como determinadas anemias provocadas por deficiencias de vitaminas como la B_{12} y el ácido fólico. Algunos trastornos hemorrágicos como el sangrado menstrual abundante, las hemorroides sangrantes o las encías sangrantes pueden provocar anemia como consecuencia de la pérdida de sangre. Siempre que la medicina moderna trata el problema de la anemia, tiene en cuenta todos estos factores etiológicos.

El ayurveda considera la anemia de una forma totalmente diferente. La clasificación ayurvédica de esta enfermedad se hace según tres condiciones dóshicas básicas: tipo vata, tipo pitta y tipo kapha. No importa si la persona presenta una deficiencia de hierro o de ácido fólico; lo importante es saber cómo se expresa la anemia a través de un individuo concreto. Al final se comprueba (véase el recuadro de la página 145) que existe también una correspondencia entre la interpretación ayurvédica y el enfoque de la medicina moderna.

TIPOS DE ANEMIA

• En la anemia tipo vata, la persona está delgada, tiene la piel seca, áspera y descamada, y le chascan las articulaciones. Está demacrada y pálida, puede sufrir falta de aliento y estreñimiento, y puede producir heces de color negro alquitrán.

• En la anemia tipo pitta, los ojos tienen un ligero tono amarillento y se puede producir una orina de color muy fuerte y unas heces de color marrón oscuro o con un ligero tinte amarillento. Pueden aparecer náuseas o dolor en la zona del hígado o del bazo. Se pueden experimentar mareos o vértigo, y en ocasiones la luz irrita con mucha facilidad.

• En la anemia tipo kapha suele aparecer hinchazón (edema) y la piel está fría, viscosa y con aspecto brillante. Como consecuencia del edema, la piel se estira tanto que con frecuencia se puede ver el reflejo de la ventana sobre ella.

Mediante una observación cuidadosa se puede comprobar si la anemia es de tipo vata, pitta o kapha. Al tratar esa dosha estaremos tratando la causa principal y podremos aliviar la anemia.

TRATAMIENTO

PARA ANEMIA TIPO VATA. Para la anemia vata el ayurveda sugiere tomar *tikta ghrita*, es decir, ghee amargo (véase apéndice 2). Una cucharadita de *tikta ghrita* 5 o 10 minutos antes del desayuno, la comida y la cena ayudará a mejorar el volumen de sangre.

También puedes utilizar una mezcla de
Kaishore guggulu   2 partes
Abrak bhasma   ⅛ parte
Ashwagandha   5 partes
Dashamoola   5 partes

Toma ½ cucharadita de esta mezcla con leche templada 3 veces al día para corregir la anemia tipo vata.

• La literatura védica ofrece una fórmula específica para preparar un remedio herbal limpiador y desintoxicante para la anemia tipo vata. Se denomina *gandharva haritaki*, es decir, *haritaki* en polvo tostado con aceite de ricino en una sartén de hierro. Vierte 1 cucharada sopera de aceite de ricino en una sartén de hierro y caliéntala al fuego; cuando esté suficientemente caliente, saltea unos 30 gramos de hierba *haritaki*. El *haritaki* espesará y adquirirá un suave tono marrón (tienes que removerla). Toma ½ cucharadita de *gandharva haritaki* al acostarte con un poco de agua templada. Tómalo durante 2 meses o hasta que la sangre recupere la normalidad.

Nota: Esta mezcla puede provocar heces blandas; si así sucediese, reduce la dosis hasta que te sientas cómodo.

PARA ANEMIA TIPO PITTA. Para la anemia pitta el ayurveda sugiere el uso del ghee *shatavari* (se cocina el *shatavari* junto con el ghee. En el apéndice 2 encontrarás instrucciones para preparar ghees y aceites herbalizados y medicados). Toma 1 cucharadita de ghee *shatavari* 3 veces al día, antes del desayuno, la comida y la cena.

También puedes utilizar esta fórmula herbal:

Shatavari   *5 partes*
Brahmi   *3 partes*
Nim   *2 partes*
Loba bhasma   *⅛ parte*

Mezcla estas hierbas y toma ½ cucharadita 3 veces al día con 2 cucharadas soperas de gel de aloe vera. Esta combinación resulta muy efectiva para tratar la anemia tipo pitta.

PARA ANEMIA TIPO KAPHA: Cuando existe hinchazón, utiliza:

Punarnava   *5 partes*
Gokshura   *3 partes*
Kutki   *2 partes*

Toma ½ cucharadita de esta mezcla herbal dos veces al día con unos sorbos de agua templada. También puedes mezclarla con un poco de miel y, a continuación, beber un poco de agua.

PARA TODOS LOS TIPOS DE ANEMIA

TOMA ALIMENTOS RICOS EN HIERRO. El hierro es un buen productor de sangre, por lo que en el tratamiento ayurvédico de la mayoría de las anemias se emplean alimentos ricos en este mineral, tales como la remolacha, las zanahorias, las uvas, las uvas pasas y las grosellas. Los higos, los dátiles y el azúcar de dátiles también son buenas fuentes de hierro. El zumo de granada y de arándano rojo pueden utilizarse como generadores de sangre, así como una combinación de zumo de remolacha y zanahoria (añádele un pellizco de comino para realzar el efecto). La clorofila es también una buena fuente de hierro, y en muchas ocasiones el ayurveda sugiere utilizarla en forma de espinacas, acelgas y otras verduras frescas.

YOGUR Y CÚRCUMA. Con el estómago vacío, por la mañana y por la tarde, toma una taza de yogur natural y añádele hasta 1 cucharadita de cúrcuma. No lo tomes después de la puesta de sol. Si la dosha kapha está desequilibrada, tómalo solo a mediodía.

ALGAS VERDEAZULADAS (CIANOBACTERIAS). Las cianobacterias pueden también utilizarse con eficacia, pero sobre todo en casos de anemia tipo pitta. Como son una fuente rica en *prana*, no son buenas para los individuos vata, pues pueden provocarles hiperactividad. También pueden resultar beneficiosas para los tipos kapha.

AGUA DE COBRE. Para los individuos vata y kapha puede resultar efectiva el agua de cobre. Llena de agua un vaso o una taza de cobre auténtico y déjala reposar durante toda la noche; bébela por la mañana (véase apéndice 1).

ELECCIONES ALIMENTARIAS Y DEL ESTILO DE VIDA. Estas elecciones deben seguir las reglas generales (dieta, ejercicio y demás) de cada tipo dóshico constitucional. Para los problemas vata, sigue las directrices antivata; para la anemia pitta, sigue la dieta calmante de pitta y otras indicaciones que sirvan para apaciguar esta dosha; para la anemia tipo kapha, sigue las normas para reducir kapha.

ASANAS DE YOGA. Las posturas de yoga que resultan apropiadas para las anemias vata y kapha son, entre otras, la postura de la Langosta, la del Loto y las posturas invertidas (Vela, Arado, sobre la cabeza), que proporcionan un aporte extra de sangre a órganos vitales, como el tiroides, el timo y

Correlación entre los tipos ayurvédicos y los tipos occidentales de anemia

La observación clínica ha demostrado que los diversos tipos de anemia que la medicina moderna ha clasificado pueden correlacionarse con los tipos de anemia que define el ayurveda. Por ejemplo, la anemia tipo pitta se asocia con la mononucleosis y la hepatitis, y puede llevar a padecer problemas de hígado. La anemia por deficiencia de cobalamina (vitamina B_{12}) también se asocia con pitta. La anemia tipo kapha puede provocar anemia hipoproteica e hinchazón, mientras que la anemia tipo vata puede asociarse a la deficiencia de hierro y de ácido fólico. Al tratar los tipos vata-pitta-kapha de anemia, el ayurveda puede, al mismo tiempo, tratar los tipos de anemia establecidos por la medicina moderna.

el cerebro. La postura sobre la cabeza no es buena para la anemia tipo pitta, pero el Saludo al Sol y el Barco, el Arco y el Puente pueden resultar efectivos en este tipo de anemias.

EJERCICIO RESPIRATORIO. Para todos los problemas de anemia se recomienda practicar *surya pranayama* (respiración por el orificio nasal derecho). Tapa el orificio izquierdo con el dedo anular derecho y respira solo por el orificio derecho. Este tipo de respiración estimula el hígado, que desempeña un papel muy importante en la producción de sangre.

Angina de pecho

La angina de pecho, que se manifiesta como un dolor pectoral, es una enfermedad provocada por la dosha kapha. El flujo de *prana* a la arteria coronaria se ve bloqueado, de manera que los músculos del corazón no reciben el aporte suficiente de sangre y de oxígeno. Es una especie de anemia local que produce un dolor que puede llegar a ser muy fuerte y a asustar. Este dolor suele empezar en el centro del pecho, en la zona del esternón; va hacia el hombro izquierdo y recorre la cara interior del brazo hasta la punta del dedo meñique.

REMEDIOS HERBALES. El siguiente remedio herbal resulta efectivo para curar la angina de pecho:

> *Shringa bhasma*   ⅛ *parte*
> *Musta*   *3 partes*
> *Arjuna*   *3 partes*

Toma ½ cucharadita de esta mezcla 2 o 3 veces al día con agua templada.

También podemos preparar otro remedio efectivo hirviendo ½ taza de leche y otra ½ taza de agua, añadiendo ½ cucharadita de *arjuna* y 2 pellizcos de azafrán. Tómatelo 2 o 3 veces al día. Este remedio puede resultar beneficioso tanto para el dolor del pecho como para las palpitaciones cardíacas.

HIERBAS ESPECIALES. En la India se suele tratar directamente la angina de pecho tomando unas determinadas hierbas sublingualmente (debajo de la lengua), con lo que se consigue proporcionar un alivio inmediato, tal y como la medicina moderna utiliza con frecuencia las pastillas de nitroglicerina. Consulta a tu médico ayurvédico sobre estas hierbas.

UN UNGÜENTO CURATIVO. Podemos aplicar esta pasta por vía tópica sobre el pecho. Prepárala con jengibre en polvo (1 cucharadita) y *shringa bhasma* (solamente un pellizco). Añade suficiente agua templada y aplícala.

CUERNO DE CIERVO. Intenta conseguir un poco de cuerno de ciervo (en tiendas indias y herbolarios chinos puedes encontrarlo). Con un mortero o algún tipo de piedra de moler, frota el cuerno de ciervo hasta formar un poco de pasta. La aplicación de esta pasta sobre el pecho puede aliviar al instante el dolor de la angina de pecho.

AGUA DE ORO. Una cucharadita de agua de oro 2 o 3 veces al día antes de las comidas resulta también un remedio eficaz (en

Es hora de acudir al médico

El corazón es un órgano precioso y vital. Cualquier síntoma relacionado con él podría ser señal de que se padece una enfermedad cardíaca o de que esta se está desarrollando. Por tanto, si sientes cualquier dolor en el pecho que pudiera estar relacionado con él, consulta con el médico. En especial —pero no exclusivamente—, si este dolor aparece después de hacer un esfuerzo menor de lo habitual o si dura más de unos minutos; en esos casos debes considerarlo una emergencia médica.

el apéndice 1 encontrarás las instrucciones para preparar agua de oro).

POSTURAS DE YOGA. Si no existe un dolor agudo, puedes mejorar la circulación coronaria haciendo un poco de estiramiento suave de yoga. Entre las posturas beneficiosas podemos incluir las del Camello, el Barco, la Langosta, la torsión de columna suave y la Cobra. Estas posturas estiran las arterias coronarias y aumentan el aporte de sangre al corazón.

Ansiedad

La ansiedad, que a menudo se asocia con el insomnio y la sensación de miedo, se debe fundamentalmente al agravamiento de la dosha vata en el sistema nervioso. Por tanto, para curar la ansiedad debemos equilibrar vata.

He aquí varios remedios ayurvédicos efectivos para apaciguar vata, curar la ansiedad y el miedo, y mejorar el sueño.

INFUSIÓN CALMANTE. Prepara una infusión de las siguientes hierbas:

Tagar o valeriana   1 parte
Musta   1 parte

Deja ½ cucharadita de estas hierbas en infusión en 1 taza de agua durante 5 o 10 minutos y bebe. Esta fórmula es muy efectiva para apaciguar vata y reduce la ansiedad. Puedes tomarla dos veces al día.

BAÑO RELAJANTE. Un baño templado de jengibre y bicarbonato sódico es eficaz para aplacar la ansiedad. Vierte ⅓ de taza de

---

Es hora de acudir al médico

Todo el mundo se preocupa y se angustia de vez en cuando. Sin embargo, si la ansiedad fuerte se prolonga durante mucho tiempo o se vuelve abrumadora e interfiere con tu actividad social o laboral, es necesario buscar atención médica. He aquí tres razones para acudir al médico:

1. Experimentas, de forma crónica, síntomas graves, como falta de respiración, opresión o dolor en el pecho y mareos además de una preocupación extrema y una gran tensión.

2. Sufres ataques de pánico: periodos cortos e inexplicables de terror intenso.

3. Evitas el contacto con personas, lugares o situaciones para evitar sentir angustia.

---

jengibre y ⅓ de taza de bicarbonato en la bañera. Deja en remojo entre 10 y 15 minutos.

LECHE DE ALMENDRAS. La leche de almendras ayuda a eliminar la ansiedad. Deja unas 10 almendras crudas (no tostadas) en remojo en agua durante toda la noche. Pélalas y ponlas en el vaso de la batidora. Añade 1 taza de leche templada. Mientras estés batiendo, añade un pellizco de jengibre y un pellizquito pequeño de nuez moscada y azafrán.

ZUMO DE NARANJA. En casos de ansiedad acompañada de ritmo cardíaco elevado, puede resultar efectivo tomar un vaso de zumo de naranja con 1 cucharadita de miel y un pellizco de nuez moscada en polvo.

PUNTO DE ACUPRESIÓN CALMANTE. Cierra el puño izquierdo de manera que los dedos descansen sobre el centro de la palma. Localiza el punto en el que termina el dedo corazón, situado en el «corazón» de la palma de la mano. A continuación, presiona firmemente en este punto del centro de la mano izquierda con el pulgar de la mano derecha. Mantén la presión durante 1 minuto. Este procedimiento logra calmar la agitación del *prana*, que es lo que provoca la ansiedad.

POSTURA DE RELAJACIÓN. Túmbate sobre la espalda en la postura de yoga conocida como *savasana*, el «cadáver», o postura de relajación, con los brazos estirados a los lados del cuerpo.

MEDITA PARA RELAJARTE. Sentado en silencio, centra tu atención en la parte superior de la cabeza mientras haces la meditación *So-Hum* (que se describe en el capítulo 7).

Apnea del sueño

La apnea es la suspensión temporal de la respiración. La apnea del sueño es una breve interrupción de la respiración durante el sueño profundo —en ocasiones, numerosas interrupciones en una sola noche—, muy común en niños pequeños, pero que también ocurre en algunos adultos. Puede producirse en altitudes elevadas. La apnea del sueño suele ir acompañada de ronquidos sonoros y un patrón respiratorio anormal.

La apnea en los niños mayores y en los adultos no resulta tan peligrosa. Sin embargo, como el sueño se interrumpe brevemente cada vez que se detiene la respiración, si ocurre docenas de veces cada noche, puede resultar físicamente agotador. Supone un esfuerzo para el sistema cardiovascular y para el aparato respiratorio, y puede generar un exceso de dióxido de carbono en la sangre. Puede dar lugar a una sensación de modorra e irritabilidad mientras se está despierto y a una incapacidad para concentrarse, como consecuencia de no haber dormido lo suficiente.

En términos ayurvédicos, la apnea del sueño sucede porque la kapha *tarpaka* bloquea la vata *prana*. Por eso el tratamiento se centra en controlar el exceso de kapha.

Masaje ayurvédico con aceite

Un masaje con aceite por todo el cuerpo resulta muy útil para reducir la ansiedad. Los vata deben utilizar aceite de sésamo; los pitta aceite de girasol o de coco, y los kapha, aceite de maíz. Templa (sin que llegue a estar caliente) entre 200 y 250 mililitros de aceite y frótatelo por todo el cuerpo, desde la cabeza hasta los dedos de los pies. Este masaje suele hacerse antes del baño de la mañana, pero si tienes mucha ansiedad o insomnio, también puedes dártelo antes de acostarte.

También resulta eficaz un minimasaje. Frota un poco del aceite apropiado para tu constitución sobre el cuero cabelludo y dedica unos minutos a frotarte también con él la planta de los pies.

PARA CONTROLAR KAPHA. El primer remedio es *pippali*. Toma ¼ de cucharadita con 1 cucharadita de miel y 1 cucharadita de ghee con el estómago vacío por la mañana y por la noche.

• En lugar de *pippali* puedes tomar *trikatu churna* (compuesto por cantidades iguales de *pippali*, pimienta negra y jengibre).

• Como descongestivo eficaz, toma ½ cucharadita de *sitopaladi* junto con ¼ de cucharadita de *yashti madhu* y 1 cucharadita de miel dos veces al día. Este tratamiento te servirá como remedio contra la congestión y como método preventivo.

NASYA. Instila 5 gotas de ghee *brahmi* o de ghee normal templado en cada orificio nasal por la mañana y antes de acostarte.

La apnea del sueño en los bebés prematuros

Los bebés prematuros presentan a veces apnea del sueño. Como el centro respiratorio del hipotálamo aún no ha madurado del todo, de vez en cuando el niño puede dejar de respirar y ponerse azul o morado.

Si así sucediese, no te dejes llevar por el pánico, pero actúa con rapidez: *si le haces cosquillas en las plantas de los pies o le echas un poco de agua fresca sobre la tripa, en el diafragma, el bebé empezará a respirar otra vez.*

Este problema puede provocar un síndrome de muerte súbita del lactante, una enfermedad grave que necesita atención médica inmediata. De todas formas, en cuanto madura el centro de control de la respiración, la apnea del sueño del bebé debe desaparecer.

PARA CASOS DE OBESIDAD. Una de las causas fundamentales de la apnea del sueño es tener un sobrepeso significativo. Si ese es tu caso, puedes tratar la obesidad con la siguiente fórmula herbal:

Kutki 1 parte
Chitrak 1 parte
Shilajit ⅛ parte

Toma ¼ de cucharadita de esta mezcla con agua templada 2 o 3 veces al día antes del desayuno, la comida y la cena.

• Caminar con regularidad o hacer algún otro tipo de ejercicio ayudará también a las personas obesas a respirar mejor. Ten cuidado de no hacer un ejercicio que pueda resultar excesivo para ti si tienes mucho sobrepeso y llevas un tiempo sin hacer nada. Limítate a caminar o consulta con el médico si deseas hacer algo más enérgico.

CAMBIA TU POSTURA PARA DORMIR. Todo aquel que padezca apnea del sueño debería experimentar adoptando diferentes posturas para dormir y comprobar si se alivia el problema. Las personas obesas, en concreto, que a menudo tienen el hábito de dormir boca abajo o boca arriba con las manos sobre el pecho, podrían probar a dormir sobre el costado izquierdo. Este cambio tan sencillo podría remediar, o al menos reducir, el problema.

MANTÉN LA ATMÓSFERA DE LA CASA HÚMEDA. En ocasiones, el aire seco y caliente provoca una sensación de ahogo en la nariz y puede ser la causa de la apnea del sueño. Una atmósfera templada y con un grado de humedad que resulte cómodo es más conveniente. A ser posible, utiliza un humidificador de agua caliente; no son recomendables los de ultrasonidos.

PANCHAKARMA. Bajo la supervisión de un médico ayurvédico, a la persona que padece apnea del sueño podría venirle bien hacer una terapia de purificación *panchakarma* (véase capítulo 4). Esta terapia incluye *abhyanga* (masaje con aceite), *virechana* (terapia de purgación) y *nasya* (administración nasal de medicamentos), entre otras. Es un procedimiento limpiador y rejuvenecedor.

Ardor de estómago y acidez estomacal

Aunque en el mercado existen numerosas medicinas bastante fuertes para tratar el ardor de estómago y la acidez estomacal, estos trastornos suelen ser bastante fáciles de controlar con los siguientes remedios caseros ayurvédicos:

GEL DE ALOE VERA. Toma 2 cucharadas soperas de gel de aloe vera con una pizca de bicarbonato sódico. Experimentarás un alivio inmediato.

EFERVESCENCIA INSTANTÁNEA. También puedes probar esta fórmula. Coge 1 taza de agua y añádele:

Zumo de lima   10 gotas
Azúcar orgánico   ½ cucharadita
Bicarbonato sódico   ¼ cucharadita

Añade el bicarbonato sódico en último lugar; cuando lo hagas, se producirá una reacción de efervescencia. Bebe inmediatamente la mezcla para neutralizar el ardor de estómago y la acidez.

ZUMO DE PAPAYA. Para combatir la hiperacidez y la indigestión, toma 1 vaso de zumo de papaya con 1 cucharadita de azúcar orgánico y 2 pellizcos de cardamomo.

Nota: Las mujeres embarazadas no deben tomar papayas, pues contienen estrógenos naturales y pueden provocar riesgo de aborto.

SIGUE LA DIETA PARA APACIGUAR PITTA. Por regla general, la acidez estomacal puede controlarse con una dieta para apaciguar pitta. Evita radicalmente todas las comidas picantes y especiadas. Nada de encurtidos ni de alimentos fermentados. Minimiza o elimina por completo el consumo de cítricos y de frutas ácidas. Y evita también comer en exceso.

UN EJERCICIO RESPIRATORIO CALMANTE. La técnica respiratoria conocida como *shitali*

Es hora de acudir al médico

Si el ardor de estómago no se alivia con los remedios que recomendamos en esta sección o si se reproduce con frecuencia sin motivo aparente, debes consultar con el médico. Si sientes ardor de estómago acompañado de vómitos, mareo, dolor en el pecho que irradia hacia el cuello o el hombro, o falta de aliento, debes buscar ayuda *de inmediato:* puede que estés sufriendo un ataque al corazón.

pranayama también resulta útil. No solo refresca (para combatir el exceso de pitta), sino que también estimula la digestión.

Artritis

El ayurveda distingue entre tres categorías de artritis, que se corresponden con vata, pitta y kapha. Para tratar esta enfermedad correctamente es fundamental diagnosticar a qué tipo pertenece la que estás padeciendo.

TIPOS DE ARTRITIS

• *Si la artritis es debida a un exceso de vata*, las articulaciones chascan y sobresalen. Se secan y no se inflaman, como sucede cuando la causa de la enfermedad no es el exceso de vata. Pueden notarse frías al tacto. Duelen más cuando se mueven y lo más habitual es que exista un punto especialmente sensible. Correr, saltar, saltar del trampolín y cualquier ejercicio duro tienden a agravar el dolor.

• *La artritis tipo pitta* se caracteriza por la inflamación; las articulaciones se inflaman y duelen incluso aunque no se muevan. A menudo están rojas y calientes al tacto.

• *En la artritis tipo kapha* la articulación también se pone rígida y se inflama, pero al tacto se percibe como fría y pegajosa en lugar de caliente. Los movimientos pequeños tienden a aliviarla y no a agravar el dolor. Duelen más por la mañana y, a medida que la persona empieza a moverse, el dolor va disminuyendo.

PARA TODOS LOS TIPOS DE ARTRITIS

El tratamiento para cada tipo de artritis es específico, como veremos en seguida. Sin embargo, en todos los casos es importante saber que la artritis empieza en el colon.

Dependiendo del estilo de vida, la dieta y el patrón emocional de la persona, se desequilibrará la vata, la pitta o la kapha. En ese momento esa dosha concreta ralentizará el movimiento del agni (el fuego digestivo) y dará como resultado un subproducto tóxico y pegajoso de las digestiones inadecuadas conocido como *ama*.

Vata, la dosha más activa, lleva *ama* al colon, desde donde circula por el organismo y se asienta en la *asthi dhatu* (tejido óseo) y en las articulaciones, dando lugar a la rigidez y al dolor característicos de la artritis.

Por tanto, nuestro objetivo a la hora de tratar la artritis consiste en eliminar el *ama* de la articulación y volverlo a llevar al colon para, desde allí, eliminarlo.

Por eso, para poder aliviar la artritis, es importante mantener el colon limpio. Esto se consigue, si no sabes con certeza si la artritis es vata, pitta o kapha, tomando *triphala* por la noche (1 cucharadita) con un poco de agua templada (entre ½ y 1 vaso). Este remedio es efectivo para todos los tipos de artritis. Si estás seguro del tipo de artritis que es, puedes tomar *haritaki* para la artritis tipo vata, *amalaki* para la tipo pitta y *bibhitaki* para la tipo kapha (entre ½ y 1 cucharadita con agua templada en todos los casos).

Veamos ahora los distintos tratamientos completos.

PARA LA ARTRITIS TIPO VATA

• Sigue la dieta para aplacar vata (capítulo 8). Elige alimentos calientes, fáciles de digerir, y evita las comidas y las bebidas frías, incluyendo las ensaladas. Evita las legumbres, los cereales secos, como la cebada y el maíz, y las solanáceas: tomates, patatas y berenjenas.

• Toma *yogaraj guggulu*, 1 pastilla 3 veces al día.

• Aplica aceite *mahanarayan* sobre la articulación afectada y, a continuación, calor húmedo localizado. Por ejemplo, supongamos que tienes artritis en el tobillo. Aplica el aceite *mahanarayan*, frótalo hasta que se absorba y luego sumerge el pie en agua caliente (sin que llegue a quemar). Añade una «bolsita» de semillas de mostaza marrón al agua. Para hacer la «bolsita», envuelve 2 cucharadas soperas de semillas de mostaza en un pañuelo.

• Entre las posturas de yoga que pueden resultar beneficiosas están la flexión hacia adelante, o postura del Este (sin forzar), la postura antiflatulencia, Maha Mudra y el medio puente (en el apéndice 4 encontrarás ilustraciones de las distintas posturas de yoga).

PARA ARTRITIS TIPO PITTA

La artritis tipo pitta suele venir acompañada de más dolor e inflamación que las demás.

• Sigue la dieta para aplacar pitta (capítulo 8). Evita especialmente los alimentos calientes y especiados, los encurtidos, las espinacas y los tomates.

• Estas fórmulas herbales ayurvédicas te resultarán útiles. Toma 1 pastilla de *kaishore guggulu* (350 mg) 3 veces al día y ½ cucharadita de *sudarshan* dos veces al día con un poco de agua templada.

• Aplica externamente aceite de ricino o aceite de coco sobre la parte dolorida.

• La aplicación de una sustancia refrescante (por ejemplo, pasta de sándalo en polvo) calma el dolor. Prepara la pasta con 1 cucharadita de sándalo en polvo y agua en cantidad suficiente para hacer un ungüento. Frótalo con suavidad sobre la articulación.

• Si la articulación está caliente e inflamada, puedes colocarle encima una bolsa de hielo. Esto te aliviará el dolor y la inflamación.

• Entre las posturas de yoga que resultan beneficiosas para esta enfermedad están el Barco, el Arco, el Camello, la Vaca y la Langosta, así como la serie de posturas conocida como Saludo a la Luna (en el apéndice 4 encontrarás ilustraciones de las posturas de yoga).

• También puedes hacer *shitali pranayama* de la forma siguiente: coloca la lengua formando una especie de tubo. Respira profundamente por la boca llevando el aire hasta el vientre. Contén la respiración durante unos segundos y exhala por la nariz. Haz unas 12 repeticiones (véase la ilustración en el capítulo 6).

PARA ARTRITIS TIPO KAPHA

La artritis se considera de tipo kapha cuando la articulación está dolorida, aparece inflamada, rígida y al tacto resulta fría y húmeda.

• Sigue la dieta reductora de kapha (capítulo 8). Sobre todo, no tomes productos lácteos ni bebidas frías.

• Una fórmula herbal potente que puede aliviar este tipo de artritis son las pastillas *punarnava guggulu* (250 mg). Toma 1 pastilla 3 veces al día.

• Externamente puedes aplicar un ungüento a base de polvo de *vacha* (raíz de cálamo). Mezcla 1 cucharadita de polvo con agua templada en cantidad suficiente para hacer una pasta y aplícala sobre la articulación.

• Cuando existe efusión (cuando la articulación se llena de líquido), puedes preparar un ungüento muy efectivo con cantidades iguales de *punarnava* en polvo y jengibre en polvo. Mezcla 1 cucharadita de cada una de ellas con agua templada en cantidad suficiente para hacer una pasta y aplícala sobre la articulación.

• Entre las posturas de yoga que ayudan a aliviar este tipo de artritis tenemos las del Árbol, el Triángulo, la postura del Este y la torsión de columna (en el apéndice 4 encontrarás ilustraciones de las posturas de yoga).

ARTRITIS REUMATOIDE Y OSTEOARTRITIS

Además del método vata-pitta-kapha de clasificación de la artritis, esta enfermedad puede también clasificarse como artritis reumatoide y osteoartritis. Si estás seguro de cuál de estas dos es la que padeces, las siguientes indicaciones te permitirán diseñar un tratamiento más específico.

PARA LA ARTRITIS REUMATOIDE. Toma 1 pastilla de *simhanada guggulu* (350 mg) 3 veces al día y una pastilla de *chitrak-adhivati* (200 mg) 2 veces al día.

• También es recomendable tomar 1/4 de cucharadita de *yogaraj guggulu* con un poco de agua templada 3 veces al día.

• También puedes tomar una taza de infusión de jengibre con 2 cucharaditas de aceite de ricino. El aceite de ricino contiene precursores naturales de los esteroides que ayudan a curar la inflamación de la artritis reumatoide. Tómalo antes de acostarte. Ten en cuenta que el aceite de ricino tiene un efecto laxante.

PARA LA OSTEOARTRITIS. Toma 1 pastilla de *yogaraj guggulu* dos veces al día. Por la noche, toma ½ cucharadita de *gandharva haritaki* (*haritaki* salteado en aceite de ricino) con agua templada. Si no dispones de *gandharva haritaki*, puedes utilizar infusión de jengibre con aceite de ricino, tal y como se explica en el epígrafe anterior.

Asma y sibilancias

El asma bronquial se caracteriza por ataques repentinos de respiración breve y jadeante acompañada de sibilancias. Si no se detiene el ataque, la persona puede experimentar una dificultad cada vez mayor para respirar.

La causa subyacente de todos los trastornos asmáticos es un aumento de la dosha kapha en el estómago. De ahí pasa a los pulmones, a la tráquea y a los bronquios. Este aumento de kapha bloquea el flujo natural del aire, provocando espasmos en el

Para detener las sibilancias inmediatamente

Hierve 1 cucharadita de raíz de regaliz (*yashti madhu*) en 1 taza de agua durante un par de minutos para preparar una decocción de regaliz. Justo antes de tomarla, añádele entre 5 y 10 gotas de aceite *mahanarayan*, si dispones de él, o ½ cucharadita de ghee. Toma un sorbo de esta decocción cada 5 o 10 minutos.

En algunos casos, la decocción de regaliz puede inducir el vómito. Esto es beneficioso porque elimina kapha y alivia los espasmos de los conductos bronquiales, con lo que la persona suele sentirse mejor en seguida.

Puedes utilizar esta decocción de regaliz no solo para emergencias, sino, si eres propenso a padecer asma, todos los días como tratamiento preventivo. La única excepción la constituyen las personas con hipertensión, que no deben consumirla en exceso porque hace que el organismo retenga sodio. Pueden tomarla como medida de emergencia para superar un ataque de asma, pero no de forma regular.

Nota: prepara la decocción en cuanto notes que el ataque es inminente: cuando percibas opresión en el pecho, una cierta dificultad para respirar o cualquier otro síntoma de aviso que reconozcas de episodios anteriores. No esperes a tener dificultades importantes para respirar.

Una vez preparada la decocción, puede conservarse hasta 72 horas sin perder efectividad.

árbol bronquial y dando como resultado asma y sibilancias.

El objetivo del tratamiento ayurvédico del asma es devolver el kapha que se ha alojado en los pulmones y los bronquios al estómago, de donde puede ser eliminado.

El asma puede estar provocada por una alergia, un catarro, congestión, tos o fiebre del heno. También puede deberse al polen, al polvo, al pelo de animales o a algunos alimentos, así como a un aumento interno de kapha. Con independencia de la causa, durante un ataque de asma es importante aliviar de forma inmediata la dificultad para respirar y las sibilancias asmáticas.

REMEDIOS HERBALES

Los siguientes remedios herbales pueden tomarse de forma regular para prevenir el asma a largo plazo.

• Mezcla 1 cucharadita de canela y ¼ de cucharadita de *trikatu* en 1 taza de agua hirviendo. Déjala en infusión durante 10 minutos y añade 1 cucharadita de miel antes de tomarla. Puedes beber esta infusión 2 veces al día.

• Una infusión de regaliz y jengibre a partes iguales también es beneficiosa para prevenir el asma. Utiliza ½ cucharadita de la mezcla de hierbas por cada taza de agua.

• Prueba también ½ cucharadita de hojas de laurel y ¼ de cucharadita de *pippali* mezcladas con 1 cucharadita de miel, 2 o 3 veces al día.

• Otro remedio que puede aliviar la congestión y la falta de aliento es ¼ de cucharadita de jugo de cebolla con 1 cucharadita de miel y ⅛ de cucharadita de pimienta negra. Este remedio resulta también efectivo para el alivio inmediato del asma.

• Esta fórmula herbal es útil tanto para prevenir como para proporcionar un alivio inmediato:

Sitopaladi ½ cucharadita
Punarnava ½ cucharadita
Pippali un pellizco
Abrak bhasma un pellizco

Si buscas un alivio inmediato, toma esta mezcla con miel, poquito a poquito. Para el uso prolongado, tómala 1 vez al día.

• También puede resultar efectivo tomar ⅓ de taza de jugo de espinacas con un pellizco de pippali. Bébelo 2 veces al día.

TRES REMEDIOS CON SEMILLAS DE MOSTAZA

Las semillas de mostaza son muy eficaces para curar el sistema bronquial. He aquí tres formas de aprovechar su poder calorífico y curativo:

1. Frota un poco de aceite de mostaza marrón sobre el pecho. Esto proporciona algo de alivio.
2. Haz una infusión de semillas de mostaza molidas y pippali (o pimienta negra si no dispones de pippali). Deja en infusión ¼ de cucharadita de cada una durante 10 minutos en 1 taza de agua caliente y, a continuación, añade 1 o 2 cucharaditas de miel. Tómala 2 o 3 veces al día o, para conseguir mejores resultados, ve dando sorbos cada 15 minutos durante todo el día.
3. Mezcla 1 cucharadita de aceite de mostaza marrón con 1 cucharadita de azúcar orgánica natural de cultivo ecológico. Tómalo 2 o 3 veces al día con el estómago vacío.

OTRAS PROPUESTAS

SI TIENES INFECCIÓN. En algunas personas, la causa subyacente de las sibilancias asmáticas puede ser una infección que desciende de la nariz y los senos paranasales. Si así fuera, instila entre 5 y 10 gotas de ghee templado en cada orificio nasal.

INTENTA EVITAR LOS ALÉRGENOS. Si tu asma y tus sibilancias se deben a una alergia alimentaria, evita el alimento causante. Del mismo modo, evita el contacto con cualquier objeto que pueda provocar el ataque, como libros polvorientos, sótanos húmedos y determinados productos químicos.

ALIMENTOS QUE DEBEN EVITARSE. Evita la mayor parte de los productos lácteos, incluidos todos los quesos. Evita los alimentos fermentados y todas las sustancias hidrofílicas, como los productos salados, el pepino y el atún. Algunas personas han de evitar las setas, los cacahuetes, las nueces y demás frutos secos, y la levadura. La reacción ante ellos puede ser inmediata en las personas extremadamente sensibles, o tardar unas horas en desarrollarse.

PARA EL ASMA BRONQUIAL CRÓNICA. Si padeces asma bronquial crónica, prueba este remedio. Inserta unos 7 clavos de olor en un plátano pelado y déjalos toda la noche. A la mañana siguiente, tómate el plá-

Es hora de acudir al médico

Por regla general, el asma puede controlarse utilizando estos remedios ayurvédicos. Sin embargo, si ves que las medicinas que normalmente te ayudan a respirar con más facilidad dejan de ser efectivas o si, además de las dificultades para respirar, tienes dolor en el pecho, los pies hinchados y una sudoración abundante, y tienes antecedentes de problemas cardíacos, debes buscar atención médica inmediata.

tano y los clavos. No comas nada durante una hora y, al cabo de ese tiempo, bebe una taza de agua caliente con una cucharadita de miel. Este remedio da energía a los pulmones y reduce las sibilancias asmáticas.

YOGA PARA EL ASMA. Las *asanas* de yoga que resultan efectivas para aliviar el asma son el Arco y la Cobra, sentarse en Vajrasana y las posturas invertidas, incluyendo la Vela y el Arado (en el apéndice 4 encontrarás ilustraciones de las posturas de yoga).

Bursitis

Véase también «Artritis»

La bursitis es la inflamación de la bursa, la bolsita rellena de líquido que rodea los hombros, las rodillas y otras partes del cuerpo. Es un trastorno pitta similar a la artritis. El tratamiento efectivo es similar al de la artritis pitta.

Una pastilla de *kaishore guggulu* 3 veces al día conseguirá seguramente aliviar el do-

lor. Este remedio herbal puede adquirirse por correo en varios proveedores de hierbas ayurvédicas (véase «Suministradores»).

La aplicación de pasta de sándalo tiene efectos calmantes. Prepárala con 1 cucharadita de sándalo en polvo, a la que habrás añadido agua suficiente para formar una pasta. Frótala con suavidad sobre la zona dolorida.

Nasya, la aplicación de gotas nasales de ghee templado (5 gotas en cada orificio nasal), ayuda a aliviar el dolor. *Nasya* despeja el flujo de *prana* y le ayuda a fluir libremente por el tejido conjuntivo de la articulación, lo que alivia el dolor (en el apéndice 3 encontrarás las instrucciones).

Por vía tópica puedes frotar la articulación inflamada o la zona dolorida con un poco de aceite de sésamo, de eucalipto, de árbol de té, *mahanarayan* o de nim.

Como sucede con la artritis, el proceso patológico de la bursitis empieza con la toxicidad acumulada en el colon. Estas toxinas son absorbidas por el torrente sanguíneo, pasan a la circulación general y se alojan en las bursas, dando lugar a los síntomas de la bursitis. Por eso es importante mantener el colon limpio mediante las siguientes estrategias:

• Por la noche, antes de acostarte, toma 1 taza de leche caliente con 2 cucharaditas de aceite de ricino. El efecto laxante de esta bebida eliminará la toxicidad de tipo pitta del colon. Si las 2 cucharaditas no hacen efecto, la noche siguiente pon 3 cucharaditas para ir ajustando tu propia dosis. Deberías conseguir un par de buenas deposiciones por la mañana, lo que ayudará a limpiar las impurezas del colon. Puedes seguir utilizando este remedio hasta que los síntomas desaparezcan.

• Como segunda posibilidad, puedes tomar *triphala* o *amalaki* (1 cucharadita) por la noche con 1 taza de agua templada.

Debes seguir una dieta que calme la dosha pitta pero que no provoque un aumento de vata. Evita estrictamente los alimentos picantes y especiados, además de los fermentados, como los pepinillos. Evita también las verduras crudas y las ensaladas. Nunca tomes agua muy fría ni otras bebidas heladas. Tampoco legumbres (judías pintas, adzuki, frijoles negros ni garbanzos).

Mientras tengas bursitis, no debes realizar ningún ejercicio fuerte. Son beneficiosos los estiramientos suaves de yoga. Prueba las posturas del Camello, la Cobra, la Vaca y el Gato, así como la torsión espinal y la postura del Este, siempre bajo la supervisión de un profesor de yoga.

Calambres musculares y espasmos

Al correr, caminar, montar en bicicleta, estar de pie durante mucho rato, hacer estiramientos de yoga de forma incorrecta o, incluso, al dormir, pueden producirse calambres musculares. Cualquier músculo —del brazo, del antebrazo, de la pierna, de la pantorrilla o incluso de un dedo del pie o del meñique de la mano— puede sufrir un espasmo repentino.

Los calambres y espasmos musculares pueden tener numerosas causas. Pueden deberse a un aporte insuficiente de sangre al músculo o, en algunos casos, a un exceso de aporte sanguíneo, como sucede en lo que se denomina «calambre del escribano». Los espasmos musculares pueden ser debidos a una falta de calcio en la dieta o a la mala absorción de este mineral, pues su papel es fundamental para relajar los músculos. Otro problema relacionado con el anterior es el hipoparatiroidismo (una glándula paratiroidea poco activa), que hace que la persona pierda calcio; esto puede hacer que los músculos sufran espasmos. La exposición al frío y una mala circulación sanguínea también pueden ser los responsables de este problema.

El punto de vista ayurvédico es, en términos sencillos, que los espasmos musculares están provocados por la dosha vata. Vata, aumentada por una cualidad móvil, fría o áspera, hace que el músculo se ponga rígido y duro, y que sufra un espasmo.

PARA UN ALIVIO INMEDIATO. Sea cual sea el músculo que está experimentando un espasmo:

• Cógelo con fuerza.
• Al mismo tiempo, presiona con fuerza con el dedo índice en el «vientre» del músculo (la parte central y sobresaliente) durante 15 o 20 segundos. En el centro de los músculos está situado un punto *marma* (una especie de punto de acupresión); al presionar sobre él, le ayudamos a relajarse.
• Respira hondo unas cuantas veces.

Este procedimiento hará aumentar la circulación sanguínea y el músculo se relajará.

OTRO PUNTO DE PRESIÓN. En el punto central de ambos labios se encuentra otro punto *marma*. Si se produce un espasmo en la mitad superior del cuerpo —en los brazos o en los dedos, por ejemplo—, coge con fuerza el labio superior con el pulgar y el índice, y apriétalo en el centro. Si el espasmo tiene lugar en la mitad inferior del cuerpo, cógete el labio inferior.

Estos puntos de energía de los labios envían mensajes al cerebro, que a su vez transmite una señal al aparato motor para que relaje los músculos. Simplemente con apretar los labios durante 30 segundos ya se aliviará el espasmo. Presiona con bastante fuerza pero no tanto como para hacerte daño.

CONTRAE Y RELAJA EL MÚSCULO. Alterna repetidamente la contracción y la relajación del músculo. De este modo mejorarás la circulación y ayudarás a segregar ácido láctico, lo que relajará el músculo.

MASAJE. Otra forma de afrontar los espasmos es aplicar aceite al vientre del músculo y masajearlo con suavidad. El mejor es el aceite *mahanarayan*, si dispones de él. En caso contrario, puedes utilizar aceite de sésamo o de cualquier otro tipo. Masajea con suavidad el músculo contraído y dolorido para relajar las fibras musculares, mejorar la circulación y apaciguar vata. Eso te ayudará a aliviar el espasmo.

Después de frotar el músculo con el aceite *mahanarayan*, aplícale un poco de calor. Los mejores resultados se obtienen con una botella de agua caliente (no con una almohadilla eléctrica).

El invierno, con su clima frío y seco, es una estación vata. En esta época, cuando los individuos vata se exponen al frío, pueden sufrir calambres musculares. Frotar el músculo con aceite *mahanarayan* (o aceite de sésamo) y luego aplicarle calor aliviará el dolor y tendrá efectos curativos.

REMÓJALO. Si te da un calambre en un pie, métalo en un cubo de agua templada con sal (1 o 2 cucharadas soperas).

Un baño caliente de jengibre en polvo y bicarbonato sódico (⅔ de taza de bicarbonato sódico y ¼ de taza de jengibre para una bañera de agua) también resulta eficaz para relajar los músculos.

RELAJANTES HERBALES. Prepárate una infusión de manzanilla, *jatamamsi* o consuelda. Mejor aún: prepara una infusión de estas tres hierbas en cantidades iguales (1/3 de cucharadita de cada una por taza). Te ayudará a relajar los músculos.

PARA PREVENIR. Como medida preventiva ante posibles calambres, tómate una infusión de *dashamoola* (½ cucharadita de *dashamoola* en polvo en infusión durante unos minutos en 1 taza de agua caliente). Toma una taza o dos de esta infusión todos los sábados.

SUPLEMENTOS MINERALES. Si sufres repetidamente de calambres musculares puede ser un indicio de que tienes deficiencia de calcio o que no absorbes el suficiente calcio de la comida. En primer lugar, toma un suplemento de calcio, magnesio y zinc. La fórmula debe contener aproximadamente 1200 mg de calcio, 600 mg de magnesio y 60 mg de zinc. Tómalo al acostarte.

En segundo lugar, para mejorar la absorción toma *triphala* todas las noches o a primerísima hora de la mañana. Utiliza aproximadamente ½ cucharadita de *triphala* en polvo por cada taza de agua hirviendo.

YOGARAJ GUGGULU. Las pastillas de *yogaraj guggulu* (200 mg por pastilla) 2 o 3 veces al día durante 1 mes resultan eficaces para apaciguar la vata de los músculos, que es la causa fundamental de los calambres musculares.

TRATAMIENTO CASERO EFECTIVO PARA LOS CALAMBRES ABDOMINALES. Los calambres musculares y los calambres en el estómago pueden estar relacionados. El dolor muscular puede producirse en cualquier parte del cuerpo, en los músculos esqueléticos y también en los músculos lisos del abdomen. Como sucede con los espasmos de los brazos o de las piernas, los calambres abdominales pueden tener muchas causas, entre ellas una comida demasiado copiosa o levantar un peso muy grande, lo que fuerza los músculos abdominales. Los gases estomacales, el estreñimiento y la indigestión ácida también pueden provocar calambres en el estómago o en el abdomen.

• Para combatir los calambres dolorosos de los músculos abdominales, toma el compuesto herbal *shankavati* (una pastilla de 200 mg después de la cena).

• Esta fórmula antiácido también puede resultar efectiva:

Shatavari   ½ cucharadita
Guduchi   ¼ cucharadita
Shanka bhasma   un pellizco

Toma la cantidad completa una o dos veces al día después de las comidas.

• La leche templada viene bien para combatir los calambres musculares abdominales. Sus propiedades alcalinas ayudan a aplacar la acidez y es una buena fuente de calcio, lo que ayuda a los músculos a relajarse. Una taza de leche templada al acostarse ayuda a eliminar la irritación ácida y los espasmos del estómago.

• *Lasunadivati* (un compuesto de ajo) es eficaz para combatir los espasmos de los músculos lisos y de los músculos esqueléticos. Toma 1 pastilla después de cenar durante 5 días. También puedes adquirir pastillas de ajo inodoras; tómalas según las indicaciones del envase. El ajo relaja los músculos, calma la dosha vata y ayuda a combatir los calambres musculares.

• *Hingwastak churna*, ¼ de cucharadita dos veces al día, después de la comida y de la cena, también alivia el dolor muscular abdominal. Sin embargo, debemos tener en cuenta que puede provocar gases.

• *Triphala* es muy eficaz para aliviar los gases, favorece su correcta eliminación y facilita la absorción del calcio y de otros minerales fundamentales. Toma ½ cucharadita de *triphala* al día, al acostarte, con un poco de agua templada. Minimizará las posibilidades de sufrir calambres musculares en el estómago.

Cálculos biliares

Los cálculos biliares son un trastorno kapha asociado con un tiroides poco activo y un metabolismo lento. Estos cálculos empiezan con el estancamiento de la bilis en la vesícula biliar. La bilis se vuelve espesa, se acumula, se coagula y poco a poco va dando lugar a la formación de cálculos.

La prevención de estos cálculos y los procedimientos que se deben realizar cuando ya se han formado constituyen dos líneas diferentes de tratamiento. En primer lugar, vamos a considerar qué debemos hacer cuando los cálculos ya se han desarrollado.

PARA ALIVIAR EL DOLOR. Por regla general, los cálculos biliares no producen dolor. Pueden permanecer en la vesícula biliar durante mucho tiempo sin provocar ninguna molestia. De hecho, ni siquiera sabemos que están ahí. El dolor aparece cuando la vesícula intenta hacerlos salir a través del conducto biliar.

Para reducir el dolor, coloca un paño empapado en aceite de ricino templado sobre el abdomen. El aceite de ricino produce un calor lento y prolongado que calma y cura. Calienta unas 3 cucharadas soperas de aceite de ricino y viértelo sobre un pañuelo o cualquier otro paño suave, extendiéndolo por igual por toda la superficie. Coloca esta compresa sobre el abdomen, encima de la vesícula biliar (en el lado derecho del abdomen, por encima de la línea del ombligo y por debajo de las costillas). Si dispones de una botella de agua caliente puedes colocarla sobre la compresa para mantenerla templada (no se recomienda el uso de almohadillas eléctricas).

PARA LOS ATAQUES AGUDOS. Durante un ataque agudo de cálculos biliares, utiliza esta fórmula herbal:

Musta   4 partes
Trikatu   3 partes
Guduchi   6 partes

Toma ¼ de cucharadita de esta mezcla 2 o 3 veces al día con un poco de miel. Reducirá el dolor y aliviará el cólico biliar.

Es hora de acudir al médico

IMPORTANTE: Este tratamiento de lavado del hígado *no* debe hacerse sin la aprobación y las indicaciones de tu médico o la supervisión directa de un médico ayurvédico. De lo contrario, puedes dañar la vesícula biliar y experimentar complicaciones peligrosas.

LIMPIEZA HEPÁTICA PARA ELIMINAR EL CÁLCULO. Cuando haya desaparecido el dolor, puedes hacer un lavado del hígado para eliminar el cálculo. Este lavado no debe hacerse si el cálculo es grande, por lo que *antes de realizar este tratamiento es vital hacerse una prueba por ultrasonidos para saber el tamaño exacto del cálculo y consultar con el médico acerca de la conveniencia de realizar dicho tratamiento*. Si el cálculo es pequeño y se ha formado recientemente, el tratamiento será útil. Si es bastante grande, de entre 3 y 4 mm de diámetro, el lavado no está indicado.

Mezcla 250 ml de aceite de oliva, 125 ml de zumo de limón, un diente de ajo fresco picado y ¼ de cucharadita de cayena. Bebe toda esta mezcla a primera hora de la mañana (hacia las seis de la mañana) con el estómago vacío. No comas nada al menos hasta después de mediodía. Si tienes sed, bebe agua caliente o un poco de zumo de lima.

Este tratamiento constituye un choque para la vesícula biliar, que se contrae y empuja el cálculo o cálculos hacia el duodeno.

Esa noche toma ½ cucharadita de *triphala* con agua templada. Al día siguiente observarás la presencia de una materia verde en las deposiciones. Se trata de la bilis espesa y coagulada que contiene los cristales del cálculo.

PREVENCIÓN DE CÁLCULOS BILIARES. Para prevenir la formación de cálculos biliares se debe mejorar tanto la función tiroidea como el metabolismo. En general, esta fórmula resulta efectiva:

Punarnava   5 partes
Shatavari   4 partes
Kutki   2 partes
Chitrak   2 partes
Musta   3 partes
Shilajit   ¼ parte

Esta mezcla (¼ de cucharadita 3 veces al día con miel) tomada regularmente durante 2 o 3 meses ayudará a prevenir la formación de cálculos biliares.

POSTURAS DE YOGA. Existen varias *asanas* de yoga que resultan beneficiosas para prevenir la aparición de cálculos biliares. El Arco, el Pavo Real, la torsión de columna y la postura Narayan (tumbado sobre el costado izquierdo) ayudarán a vaciar la vesícula (en el apéndice 4 encontrarás ilustraciones de las posturas de yoga). Estas posturas mejoran la circulación de la vesícula, lo que ayuda a prevenir el proceso de cristalización.

DIETA. Evita los alimentos fritos, los productos lácteos, como el yogur y el queso, y todos los alimentos grasientos, en especial los que contienen grasas animales y cualquier grasa saturada. Todos ellos aceleran la coagulación de la bilis, lo que da lugar a la formación de cálculos biliares.

Cálculos renales

Existen diferentes tipos de cálculos renales, que se corresponden con las doshas vata, pitta y kapha.

• Los cálculos de calcio son piedras kapha. Suelen ser suaves y normalmente no provocan dolor, aunque sí pueden hacerlo cuando empiezan a abandonar el riñón y penetran en el uréter. Las personas cuyo tiroides o paratiroides tiene una actividad inferior a la normal pueden desarrollar este tipo de cálculos de calcio.

• Los cálculos de fosfato son ásperos, irritan la vejiga y provocan dolor por su aspereza. Su causa fundamental es el aumento de fosfatos en el organismo como consecuencia de una ingesta excesiva de plantas solanáceas (patatas, berenjenas, tomates).

• Los cálculos de oxalato son agudos. Son piedras pitta. Irritan queman y provocan sangrado, y pueden producir un gran dolor desde la zona lumbar hasta la ingle. Una dieta rica en ácido oxálico favorece la formación de cálculos pitta. Por eso las personas que toman espinacas, patatas, tomates y ruibarbo, alimentos muy ricos en ácido oxálico, tienen tendencia a desarrollarlos. Estos alimentos deben estar estrictamente vedados para todo aquel que desee prevenir la formación de cálculos renales.

REMEDIOS HERBALES. Si ya tienes algún cálculo, para eliminar los cristales del riñón el ayurveda sugiere el uso de *punarnava guggulu* y *gokshuradi guggulu*. Toma una pastilla de cada una dos veces al día, después de la comida y de la cena.

Si ya has empezado a eliminar un cálculo renal y estás sufriendo un dolor fuerte, prepara la siguiente fórmula herbal:

Punarnava   1 parte
Mutral   1 parte
Cilantro   1 parte

Toma 1 cucharadita de esta mezcla con una lata de cerveza dos veces al día. La cerveza, que es esencialmente una sopa de cebada fermentada, es diurética. Acelera el paso del cálculo renal y, en combinación con las hierbas, lleva a cabo una descristalización del riñón. Eliminarás la piedra con más facilidad y sin demasiado dolor.

Nota: Si lo prefieres puedes tomar cerveza sin alcohol o calentar cerveza normal en un cazo, lo que hará que el alcohol se evapore rápidamente.

Otra fórmula herbal eficaz es la siguiente:

Punarnava   5 partes
Gokshura   3 partes
Mutral   2 partes
Shilajit   ⅛ parte

Media cucharadita de esta mezcla con una lata de cerveza 2 veces al día ayuda a eliminar el cálculo renal con menos molestias.

También en este caso, si no te gusta tomar cerveza normal, puedes sustituirla por cerveza sin alcohol, o por una infusión o una sopa de cebada. Todas son diuréticas y conseguirán el mismo efecto.

APLICACIÓN DE FRÍO Y CALOR. Otra forma de aliviar el dolor que provoca la eliminación de un cálculo renal es aplicando calor y frío sobre la zona de los riñones. Ponte una botella de agua caliente o una compresa caliente y, a continuación, una bolsa de hielo o de verduras congeladas. Ve alternándolas en intervalos de entre medio y un minuto hasta que ceda el dolor.

ZUMO DE SANDÍA. Prueba a tomar un vaso de zumo de sandía con ¼ de cucharadita de cilantro en polvo. La sandía es diurética (lo mismo que el cilantro), por lo que esta mezcla proporcionará a los riñones un buen lavado y ayudará a eliminar los cálculos y cristales pequeños. Tómalo 2 o 3 veces al día.

Calvicie

Véase también «Secretos para el cuidado del cabello»

La caída del cabello es un trastorno metabólico sutil. Puede estar relacionado con una enfermedad (he visto casos de alopecia en personas diabéticas, por ejemplo, o que han sufrido una infección tifoidea). Puede ser debida a una infección fúngica del cuero cabelludo o a un desequilibrio hormonal. Una deficiencia de calcio, magnesio y zinc puede afectar a la nutrición del cabello lo suficiente como para que este empiece a caerse. Y sin duda existe un factor hereditario claro, en el que los genes parecen impulsar la caída del cabello al llegar a una determinada edad.

Según el ayurveda, la calvicie temprana está con frecuencia relacionada con el tipo de constitución y el equilibrio de las doshas. Los individuos pitta y aquellos que tienen un exceso de pitta en su organismo cuentan con más probabilidades que los de los demás tipos de perder el cabello o de que este ralee o se ponga gris a edades tempranas. Un exceso de pitta en la glándula sebácea, situada en la raíz del pelo, que recibe el nombre de foliculitis (inflamación de los folículos capilares) puede hacer que la persona empiece a perder el cabello.

ALOE VERA. Para reducir pitta y conservar la salud del cabello, bebe zumo de aloe vera (⅓ de taza) o toma gel de aloe vera (1 cucharada sopera con un pellizco de comino) 3 veces al día durante unos 3 meses.

MASAJE CON ACEITE. Otra forma muy efectiva de apaciguar la dosha pitta consiste en frotar el cuero cabelludo y las plantas de los pies con un poco de aceite de coco antes de acostarse. Ponte unos calcetines viejos y, para no manchar la almohada e impedir que el aceite pueda estropearla, ponte un gorro de lana suelto o cúbrela con una toalla.

• Masajear el cuero cabelludo con aceite *brahmi* o aceite *bhringaraj* antes de acostarte puede ayudar a prevenir la caída del cabello. Además de las propiedades del aceite, el masaje en sí mismo mejora la circulación de la raíz del cabello, con lo que aumenta el aporte de nutrientes que favorecen el crecimiento del cabello.

• Masajear el cabello con aceite con vitamina E también puede ser efectivo para prevenir o ralentizar la caída del cabello.

ALIMENTO PARA EL CABELLO. Un cabello saludable depende de una dieta nutritiva. Los productos lácteos, como el queso, la leche y el yogur, son beneficiosos para el pelo (siempre y cuando los digieras bien), así como el rábano blanco y el daikon. También el coco, las manzanas cocidas y el repollo van muy bien.

• Toma un puñado de semillas de sésamo blanco todas las mañanas. Un puñado de estas pequeñas semillas contiene aproximadamente 1.200 mg de calcio y magnesio, y constituye un buen alimento para el cabello.

HIERBAS PARA EL CABELLO. Existen algunas hierbas muy apropiadas para nutrir el cabello. Prueba la siguiente fórmula:

Dashamoola   5 partes
Bhringaraj   4 partes
Jatamamsi   3 partes

Antes de acostarte, disuelve ½ cucharadita de esta mezcla en 1 taza de leche de cabra, lleva al hervor y bébelo. Te fortalecerá los huesos y te nutrirá el cabello.

SUPLEMENTOS MINERALES. También puedes mejorar el estado de tu cabello tomando suplementos minerales para asegurarte de que tienes suficiente calcio, magnesio y zinc. Toma un suplemento que contenga aproximadamente la siguiente dosis diaria de minerales:

Calcio   1.200 mg
Magnesio   600 mg
Zinc   60 mg

Toma este suplemento antes de acostarte.

MASAJE. El estrés, la rigidez del cuello y

la hiperextensión cervical (latigazo cervical) producida por un accidente automovilístico también pueden contribuir a la caída del cabello. Para relajar los músculos del cuello, aliviar el dolor y reducir el estrés, date un masaje en el cuello y los hombros antes de ducharte.

EJERCICIOS DE CUELLO. También puedes hacer unos ejercicios sencillos de cuello, como girar la cabeza 3 veces hacia la izquierda, 3 veces hacia la derecha, levantarla 3 veces, bajarla hacia el pecho 3 veces y luego hacer una rotación lenta en círculo 3 veces en cada dirección.

INFUSIÓN ANTIESTRÉS. Para poder afrontar mejor el estrés, toma una infusión de *jatamamsi* y *brahmi* a partes iguales. Pon 1 cucharadita de la mezcla en 1 taza de agua caliente y tómala 2 o 3 veces al día.

POSTURAS DE YOGA. Las posturas de yoga pueden aliviar la tensión en el cuello y ayudar de forma indirecta a mantener el cabello sano. Entre las posturas recomendadas están la Vela, el Camello, la Cobra y la Vaca (las ilustraciones de estas posturas las encontrarás en el apéndice 4).

MEDITA PARA RELAJARTE. Comprobarás que también la meditación es un medio efectivo para reducir el estrés y la tensión. Intenta sentarte en silencio y observar tu respiración. También puedes probar la meditación del cuenco vacío (que se describe en el capítulo 7).

Caspa

Aunque la caspa puede deberse en ocasiones a una infección por hongos o a alguna otra enfermedad de la piel, en la mayoría de los casos se produce cuando el cuero cabelludo no recibe un aporte suficiente de sangre. Consecuentemente, se produce una falta de proteínas en la piel, que se reseca y se descama.

La caspa puede deberse también a una deficiencia de vitamina B_6 o a un exceso de dosha vata, que también reseca la piel.

El tratamiento es sencillo. Para mejorar la circulación del cuero cabelludo, masájealo todos los días durante unos minutos con aceite de nim (en una base de aceite de sésamo). Si la causa de la caspa es una infección por hongos, el aceite de nim, que tiene propiedades desinfectantes, también ayudará a curarla.

Una segunda opción es utilizar un poco de clara de huevo mezclada con zumo de lima. Pon dos claras de huevo en un tarro pequeño o en algún otro recipiente con el zumo fresco de una lima, mézclalos y aplícalo al pelo. Déjalo durante media hora y luego lávate la cabeza con jabón de nim. La clara de huevo proporcionará al cuero cabelludo las proteínas que le faltan y la caspa desaparecerá en seguida.

Cataratas

Las cataratas son un trastorno kapha. Las moléculas de kapha se acumulan en el cristalino del ojo y afectan a su traslucidez y su transparencia haciéndolo cada vez más opaco. A medida que la catarata va creciendo, la vista se va volviendo cada vez más nebulosa y borrosa. En general, las personas diabéticas son más propensas a desarrollar cataratas, así como los enfermos de diabetes juvenil, aunque se puede decir que este trastorno está asociado fundamentalmente con las personas mayores.

LAVADO DE OJOS EFECTIVO. Si el oculista te ha detectado un principio de cataratas, un lavado de ojos con la siguiente decocción de *triphala* resultará eficaz para disolver las moléculas de kapha que están causando la catarata.

Hierve 1 cucharadita de *triphala* en 1 taza de agua durante 2 o 3 minutos. Deja enfriar y cuela con una gasa doble o triple para que no quede ni una sola partícula de *triphala* en el líquido colado. A continuación, lávate los ojos con un lavaojos utilizando la infusión de *triphala*. Puedes repetir el baño 2 o 3 veces, dependiendo de la sensación que te produzca y de la cantidad de decocción que te haya entrado en el ojo.

Para mantener el cristalino limpio y prevenir el crecimiento de cataratas, lávate los ojos con decocción de *triphala* por la mañana y antes de acostarte. Hazlo de forma regular durante un mes y, si resulta ser efectivo, puedes continuar haciéndolo indefinidamente. Te ayudará a detener el proceso de formación de las cataratas.

GOTAS DE ACEITE DE RICINO PARA LOS OJOS. Una gota de aceite de ricino puro (sin conservantes) en el ojo antes de acostarte lubrica la córnea y la conjuntiva del ojo, y ayuda a eliminar las moléculas de kapha del cristalino. De esta forma puedes prevenir la formación de cataratas.

REMEDIO HERBAL. Una tercera posibilidad es tomar esta mezcla herbal por vía oral:

> *Punarnava   5 partes*
> *Shatavari   3 partes*
> *Brahmi   3 partes*

Toma ½ cucharadita de esta mezcla dos veces al día con un poco de agua templada como medida preventiva contra las cataratas. Tal como se indicó en el lavado de ojos con *triphala*, puedes seguir tomando esta fórmula todo el tiempo que desees.

Celulitis

¡La celulitis es un problema sociológico más que sanitario! La grasa subcutánea que se acumula debajo de la piel y da lugar a pequeños hoyitos sobre la superficie de la piel no es de ningún modo una enfermedad. Las personas que tienen un nivel elevado de colesterol, que toman alimentos fritos y grasientos, y cuya dieta provoca un aumento excesivo de kapha, parecen tener más probabilidades de desarrollarla, así como aquellos que cocinan con mucho aceite de oliva. Como la celulitis puede conducir gradualmente a la obesidad, puede considerarse como una fase inicial del sobrepeso.

En términos ayurvédicos, el *meda* agni (el agni o cualidad de fuego responsable de metabolizar las grasas) bajo la piel disminuye. Eso hace que las moléculas grasas no procesadas se alojen en ese punto y creen celulitis. El objetivo del tratamiento ayurvédico es el de encender o reavivar el *meda* agni.

EJERCICIO. El ejercicio regular es el primer paso del tratamiento. Caminar, nadar o hacer alguna otra forma de ejercicio aeróbico es importante, y al menos parte de este ejercicio debe ser «local» para la zona en la que se está formando la celulitis. Dicho de otro modo, si la celulitis se está desarrollando en los muslos, ¡no limites los ejercicios al levantamiento de pesas y al desarrollo de la parte superior del cuerpo!

VIGILA EL NIVEL DE KAPHA. Vigila tu dieta y asegúrate de que no aumenta el nivel de kapha (véase capítulo 8). Limita al máximo los productos lácteos, los dulces, los alimentos y las bebidas frías y los alimentos fritos y grasientos. Evita estrictamente guisar con aceite de oliva.

VITAMINA K. Frótate crema con vitamina K sobre la piel. Esta crema elimina las arañas vasculares y minimiza la celulitis.

MASAJE LOCALIZADO. Masajea la zona afectada con aceite de sésamo y aceite de mostaza mezclados al 50 por 100. Tras el masaje, espolvorea la piel con hierba *vacha* (cálamo) en polvo y frótalo. Esto ayudará a eliminar la celulitis.

Cerumen

El cerumen es una de las secreciones naturales del cuerpo. Tiene la función de proteger el tímpano del polvo y de mantener lubricado el canal auditivo. Sin embargo, al estar constantemente expuesto al aire, puede acumular polvo y suciedad, y adquirir un color negro o marrón negruzco, ponerse más espeso y llegar a taponar el conducto auditivo. Incluso llega a impedir la audición o a crear una presión desagradable, por lo que se debe eliminar periódicamente.

LÁVALO. Una irrigación suave del canal auditivo con agua templada suele ser suficiente para mantenerlo cuidado. En las farmacias se pueden adquirir jeringas óticas a muy bajo precio. Prepara medio litro de agua templada (a la temperatura del cuerpo), añádele aproximadamente ½ cucharadita de bicarbonato sódico y utilízala para limpiar el oído. Sigue las instrucciones que vengan con la jeringa, que básicamente consisten en sostener la jeringa al borde del canal auditivo (no la insertes en él, pues el agua debe tener vía libre para volver a salir) e inyectar el agua *con suavidad* dentro del oído. Es preferible inclinar la cabeza hacia el hombro del lado que estás lavando y colocarla sobre una palangana o sobre el lavabo. Para finalizar, aclara con agua templada sola.

Después de irrigar el oído es importante secar bien la oreja. Una buena forma de hacerlo es empapar un bastoncillo de algodón en alcohol para friegas y limpiar la oreja con él.

SUAVÍZALO CON ACEITE. En ocasiones, el cerumen se muestra obstinado y no sale con facilidad. En ese caso, ve ablandándolo durante uno o dos días antes de hacer la irrigación lubricándolo con aceite de ajo templado. Coge aproximadamente 1 cucharada sopera de aceite de sésamo, añádele ½ diente de ajo fresco picado y hiérvelo hasta que el ajo esté marrón. Desprenderá un olor agradable. A continuación, exprime el aceite que haya absorbido el ajo y cuélalo en un tarro o en algún otro recipiente (el aceite de sésamo solo también funciona, pero el de ajo es más eficaz).

Vierte unas gotas de ese aceite —templado, no caliente— 2 o 3 veces al día en el oído. Eso lubricará el conducto auditivo y suavizará el cerumen para que pueda extraerse con facilidad.

DISUÉLVELO CON AGUA OXIGENADA. También puedes utilizar una solución suave de agua oxigenada (aproximadamente al 3 por 100) para disolver el tapón de cerumen. Esta solución se puede adquirir en la mayoría de las farmacias. Vierte unas gotas en el oído. Lo oxigenarán y la cera se disolverá. Cuando hayas terminado, limpia el oído con un poco de aceite de sésamo templado.

MASAJEA PARA AFLOJAR EL CERUMEN REBELDE. Para casos de tapones rebeldes, masajea el exterior del oído. Pon un poco de aceite de sésamo o de ricino sobre el hueso mastoideo (el que está situado detrás de la oreja) y masájealo suavemente. Tira del lóbulo de la oreja y abre la boca al mismo tiempo. Esto ayudará a aflojar el tapón de cerumen, que saldrá con bastante facilidad cuando lo irrigues con agua.

REMEDIO HERBAL. La causa principal de una producción excesiva de cerumen es un aumento de vata en la *mamsa dhatu* (tejido muscular). Para tratarlo, toma pastillas de *triphala guggulu* de 200 mg dos veces al día durante un mes. Con ello conseguirás eliminar definitivamente el hábito adquirido por el organismo de fabricar un exceso de cerumen.

PREVENCIÓN. He aquí otra forma excelente de prevenir la acumulación de cerumen. Una vez al mes, duerme sobre el costado izquierdo. Llena el oído derecho con aceite de sésamo templado y acuéstate (cubre la almohada con una toalla vieja para que empape el exceso de aceite). El conducto auditivo estará toda la noche empapado en el aceite de sésamo. El cerumen ascenderá hacia la superficie del canal auditivo y podrás limpiarlo a la mañana siguiente con un bastoncillo de algodón seco (no te quedes toda la noche despierto intentando no darte la vuelta en la cama. Duerme tranquilo. Un par de horas con el aceite en el canal auditivo serán suficientes).

A la noche siguiente, duerme sobre el otro lado y aplica el mismo tratamiento al otro oído. De esta forma evitarás la tendencia a formar un exceso de cerumen.

Colesterol

Un índice elevado de colesterol significa un aumento de lípidos (grasas) en la sangre. Se trata, esencialmente, de un trastorno metabólico. Las personas que presentan un bajo funcionamiento hepático o una actividad tiroidea disminuida, que en el pasado tomaron esteroides o cuya dieta es muy kaphagénica, parecen tener más propensión a desarrollar niveles altos de colesterol.

El nivel de colesterol debe estar por debajo de 200. Lo normal es que ronde entre 160 y 190, por lo que una cifra de 200 o más es preocupante, pues un índice de colesterol elevado en la sangre tiende a crear placas en las paredes de las arterias, lo que da lugar a cambios arterioscleróticos, trastornos cardiovasculares, hipertensión, ictus y problemas cardíacos.

Existen dos tipos de colesterol, el HDL

(lipoproteínas de alta densidad), que es lo que se conoce como colesterol «bueno», y el LDL (lipoproteínas de baja densidad), que es el colesterol «malo». Los investigadores actuales están empezando a afirmar que, más importante que el nivel total de colesterol, como factor de predicción de problemas cardiovasculares y sanitarios de cualquier tipo, es la proporción del colesterol total en relación con el HDL.

Para reducir los índices altos de colesterol y para prevenir su aumento, sigue las siguientes indicaciones.

VIGILA LA ALIMENTACIÓN. Sigue una dieta estricta para aplacar kapha (capítulo 8). Nada de alimentos grasientos y fritos. Nada de queso. Nada de leche o yogur enteros. Minimiza el consumo de dulces y de alimentos y bebidas frías. Utiliza ajo y cebolla en tus guisos.

HAZ EJERCICIO CON REGULARIDAD. Cada día, de lunes a viernes, camina al menos media hora. Nada o participa en algún tipo de ejercicio aeróbico al menos tres veces por semana.

Con solo regular la dieta y el ejercicio ya puedes controlar el colesterol. De todas formas, hay muchas otras cosas que puedes hacer.

HIERBAS PARA COMBATIR EL COLESTEROL. El ajo es muy efectivo para contrarrestar el colesterol. Mezcla 1 diente de ajo fresco, finamente picado, ½ cucharadita de raíz de jengibre rallado y ½ cucharadita de zumo de lima; tómatelo antes de cada comida.

• Toma una infusión de 1 cucharadita de canela y ¼ de cucharadita de la mezcla herbal *trikatu*. Déjalas reposar durante unos 10 minutos en una taza de agua, añade 1 cucharadita de miel y bébelo. Tómalo 2 veces al día.

• Media cucharadita de *trikatu* con 1 cucharadita de miel 2 o 3 veces al día es buena para quemar el *ama* y el exceso de kapha, y ayuda a regular el colesterol.

• Esta mezcla herbal puede ayudar a controlar los índices elevados de colesterol:

Kutki   3 partes
Chitrak   3 partes
Shilajit   ¼ parte

• Toma ½ cucharadita dos veces al día con miel y agua caliente.

• Toma una pastilla de 200 mg de *triphala guggulu* 3 veces al día.

• Otra hierba que ha demostrado una notable efectividad para disminuir los niveles elevados de colesterol es *chitrak-adhivati*. Una pastilla de 200 mg dos veces al día, después de la comida y de la cena, ayuda a recuperar los índices normales de colesterol.

AGUA CALIENTE Y MIEL. A primera hora de la mañana bebe 1 taza de agua caliente en la que habrás disuelto 1 cucharadita de miel. Esto ayudará a «raspar» la grasa del organismo y a reducir el colesterol. Si le añades 1 cucharadita de zumo de lima o 10 gotas de vinagre de sidra, la bebida será aún más efectiva.

ALIMENTOS QUE REDUCEN EL COLESTEROL. Además de evitar los alimentos ricos en grasas, también puedes tomar otros que por sí mismos ayudan a reducir el colesterol. Entre ellos encontramos el maíz azul, la quinua, el mijo y la harina de avena. Algunos estudios sugieren que las manzanas, el pomelo y las almendras también pueden ayudar a reducir el colesterol.

POSTURAS DE YOGA. Entre las posturas de yoga más adecuadas para controlar el colesterol están el Saludo al Sol, la Vela, el Pavo Real, la Cobra, la torsión de columna, la Langosta y el Loto.

EJERCICIO DE RESPIRACIÓN. El ejercicio de respiración conocido como Respiración de Fuego (*bhastrika*) también resulta útil (en el capítulo 6 encontrarás las instrucciones).

Cólicos abdominales

Véase «Calambres musculares y espasmos».

Cólicos menstruales

Véase «Problemas menstruales».

Colitis

La colitis aparece cuando la vata empuja a la pitta al colon y se produce una inflamación. La línea básica de tratamiento consiste en apaciguar la pitta.

REMEDIOS HERBALES

Un remedio herbal excelente para combatir la colitis es el siguiente:

Shatavari   4 partes
Shanka bhasma   ⅛ parte
Kama dudha   ⅛ parte
Sanjivani   2 partes

Toma ¼ de cucharadita de esta mezcla con agua templada 2 o 3 veces al día durante 1 o 2 meses.

• También puedes tomar gel de aloe vera, 1 cucharada sopera dos veces al día. El aloe vera es refrescante y bueno para reducir pitta.

ENEMAS

ENEMA CURATIVO PARA LA COLITIS ULCEROSA. La colitis ulcerosa se caracteriza por presentar un cuadro de diarrea, mucosidad y sangre rectal. Para combatirla, el ayurveda sugiere un *basti* (enema) en el que se emplee, en lugar de agua sola, una decocción de una hierba astringente como *bilva*, *ashoka*, sándalo o raíz de regaliz. Así es como debes prepararlo:

Hierve 1 cucharada sopera de la hierba (regaliz en polvo, por ejemplo) en ½ litro de agua durante 5 minutos. Cuela y añade unas 2 cucharadas soperas de ghee mientras el agua está todavía templada. Deja que enfríe hasta que esté a temperatura ambiente y utilízalo como enema. Retén el líquido dentro de tu cuerpo unos 5 minutos, si puedes. Repite este procedimiento una o dos veces por semana (en el apéndice 3 encontrarás instrucciones más completas para el *basti*).

El regaliz contiene precursores alimentarios de los esteroides naturales que ayudan a curar la úlcera. Esta es una forma segura y sencilla de corregir la colitis o la colitis ulcerosa.

ENEMA CALMANTE DE ACEITE. El colon es asiento de vata. Esta dosha vata estira o empuja a la pitta hacia el colon, y eso es lo que provoca la colitis. Para combatir el exceso de pitta y, al mismo tiempo, apaciguar vata, el ayurveda sugiere inyectar un aceite refrescante —de coco, por ejemplo— en el recto. Utiliza aproximadamente 1 taza de aceite ligeramente templado como *basti* e intenta retenerlo dentro del cuerpo durante 5 minutos, pero no te preocupes si sale antes de ese tiempo.

REMEDIOS ALIMENTARIOS

DOS REMEDIOS DE MANZANA

• Un remedio sencillo y beneficioso para la colitis es comer manzanas cocidas con un pellizco de nuez moscada. Pela un par de manzanas, retira las semillas y cuécelas. Aplástalas para hacer un puré (puedes utilizar el pasapurés) y añade 1 cucharadita de ghee y un pellizco de nuez moscada. Esto ayudará a apaciguar la irritación de la colitis y de la colitis ulcerosa.

• El zumo de manzana ayuda también a aliviar la sensación ardiente.

PRECAUCIONES ALIMENTARIAS. Una persona con colitis ulcerosa no debe jamás tomar comidas picantes y especiadas ni bebidas alcohólicas, ni fumar, pues todo ello provoca un aumento de pitta e irrita notablemente el colon.

EJERCICIOS PARA FORTALECER EL COLON

ELEVACIÓN DE PIERNAS. Cuando una persona padece colitis ulcerosa, el colon está muy débil. Para fortalecer sus paredes, túmbate de espaldas y levanta poco a poco las dos piernas, manteniendo las rodillas todo lo rectas que puedas, hasta que formen un ángulo de 45 grados con respecto al suelo. Este ejercicio se conoce como elevación de piernas. Si te cuesta levantar las dos piernas juntas, puedes levantar primero una y después, la otra. Al principio debes mantener las piernas en posición elevada durante unos segundos, para ir aumentando ese tiempo hasta un minuto cuando lleves varias semanas de práctica.

POSTURAS DE YOGA. Colócate poco a poco en la postura de rodillas al pecho, luego en la del Arado, en la de la Langosta y, si puedes, en la del Loto elevada. Ejercita también el abdomen metiéndolo y sacándolo. De esta forma estarás fortaleciendo las paredes del colon. En el apéndice 4 encontrarás ilustraciones de las posturas de yoga.

Colon espástico

Para aliviar el colon espástico puedes utilizar los remedios que se sugieren en el epígrafe «Síndrome del colon irritable». Además, prueba la siguiente fórmula herbal ayurvédica:

Shatavari 4 partes
Hingwastak churna ⅛ parte
Ajwan ¼ parte
Chitrak 1 parte

Toma aproximadamente ¼ de cucharadita de esta mezcla con agua templada 3 veces al día después de las comidas.

Comer en exceso

Véase también «Obesidad» y «Trastornos alimentarios»

Algunas personas que realizan trabajos duros, especialmente si son trabajos físicos, necesitan comer en grandes cantidades para reponer el cuerpo. Este tipo de personas puede ocasionalmente comer en exceso. Sin embargo, la mayor parte de los casos se producen por factores emocionales, y eso es lo que vamos a tratar en este apartado.

La comida nutre el cuerpo; el amor nutre el alma. Cuando estás con un amigo querido o con familiares cercanos, te sientes tan contento que te olvidas de comer. En ese momento no tienes necesidad de alimentarte, porque recibes un alimento superior: el amor.

Sin embargo, cuando una persona no recibe ese cariño ni vive esa felicidad, se siente solo o tiene sensación de rechazo o de no ser querido. En ese momento, la comida puede convertirse en el sustituto del amor. Por tanto, comer para suprimir sentimientos de soledad, de duelo, de tristeza o de depresión es la causa emocional y psicológica de comer en exceso. Estadísticamente este tipo de trastorno se da más en mujeres que en hombres.

Desde el punto de vista ayurvédico, los factores emocionales y el estrés hacen que vata estimule a *jatharagni*, el fuego gástrico, y esta estimulación activa el estómago. La estimulación se traduce o experimenta entonces como sensación de hambre, y esa es la razón de que las personas puedan comer más.

Existen muchas formas de tratar el problema de comer en exceso. Con un poco de atención, puede superarse.

EXPRESA TUS SENTIMIENTOS. En primer lugar, tienes que desechar los sentimientos de soledad y de no ser amado. Ponlos por escrito. Exprésalos. Así, la energía bloqueada en el plexo solar comienza a liberarse y el hambre emocional empieza a ceder.

MEDITA Y RESPIRA. Siempre que te sientas emocionalmente hambriento, siéntate en silencio y presta atención a tu respiración. También puedes hacer entre 10 y 15 minutos de meditación *So-Hum* (véase capítulo 7).

Practicar *shitali pranayama* (hacer un tubo con la lengua e inhalar a través de él llevando el aire al vientre) también resulta muy útil (véase capítulo 6).

• Otra posibilidad es respirar hondo 12 veces y luego beber una taza de agua templada. Eso ayudará a disolver el hambre emocional, con lo que evitarás comer en exceso.

YOGA. Ejercicios de yoga como el Saludo a la Luna, el Camello, la Cobra y la torsión de la columna te ayudarán a controlar el impulso de comer en exceso por factores emocionales (véase apéndice 4).

CAMINAR PARA ELIMINAR LOS ANTOJOS. Siempre que tengas un antojo emocional de comer, sal a dar un paseo a buen paso durante 20 minutos. Eso te ayudará a reducir estos antojos.

COME LIGERO. Si sientes que debes comer, toma algo ligero. Prueba unas galletitas saladas, unos cereales o un poco de mijo o centeno. También puedes tomar un zumo de fruta. Sigue una dieta baja en grasas (en el capítulo 8 encontrarás las indicaciones de la dieta kapha). De esa forma no tendrás que renunciar al deseo de comer, pero la comida ligera no te hará acumular peso ni grasa.

PRUEBA LOS PLÁTANOS. Tomar 1 plátano maduro picado con 1 cucharadita de ghee y una pizca de cardamomo es un modo eficaz de apaciguar los hábitos alimentarios emocionales y obsesivos.

COMPRUEBA EL HAMBRE QUE TIENES. Cuando tienes hambre, una forma de averiguar si es un antojo emocional o una necesidad biológica real es la siguiente. Toma una infusión de regaliz, de manzanilla o de menta. Si se trataba de hambre emocional, la infusión templada y calmante la combatirá y te sentirás mejor. Si realmente estás hambriento y necesitas comer, no disminuirá tu apetito.

PARA COMBATIR EL HIPERTIROIDISMO. Si comes demasiado porque padeces hipertiroidismo, que es un trastorno metabólico, el ayurveda sugiere que uses *kaishore guggulu*. Este compuesto herbal ayuda a regular el metabolismo y apacigua el tiroides hiperactivo.

TOMA LECHE *BRAHMI*. Cuando tengas hambre, bebe 1 taza de leche templada en la que habrás hervido ½ cucharadita de *brahmi*. Esto te ayudará a controlar las ansias de comer en exceso.

SI YA HAS COMIDO DEMASIADO. Tuesta 1 cucharadita de semillas de cilantro y otra de semillas de hinojo en una sartén de hierro colado, sin nada de aceite (remueve constantemente para evitar que se quemen). Añade una pizca de sal, deja enfriar y tómalas. Te ayudarán a combatir la indigestión.

Otra ayuda para la indigestión provocada por comer en exceso es beber una taza de agua con el zumo de medio limón. Justo antes de beberlo, añádele una pizca de bicarbonato sódico, remueve y bébetelo deprisa.

Conjuntivitis

La conjuntivitis es un trastorno pitta en el que la conjuntiva de los ojos se inflama, lo que hace que los ojos estén enrojecidos y con fotofobia (sensibilidad muy alta a la luz), llorosos y con sensación de ardor. He aquí algunos remedios sencillos:

HOJAS DE CILANTRO. Aplica la pulpa de unas hojas de cilantro frescas sobre los párpados cerrados, Bate un puñado de hojas de cilantro con entre ¼ y ⅓ de taza de agua; cuela el jugo y aplica la pulpa a los párpados cerrados. También es beneficioso beber el líquido obtenido.

LAVADO DE OJOS CON CILANTRO. Prepara un baño de ojos dejando en infusión 1 cucharadita de semillas de cilantro en una taza de agua hirviendo durante al menos 15 minutos. Cuela bien y deja enfriar antes de bañar los ojos cerrados con el agua (no te preocupes si te entra un poco en los ojos). Ten cuidado, no lo utilices ni muy frío ni demasiado caliente.

COMPRESA CON LECHE DE CABRA. Moja una bola de algodón esterilizado en leche de cabra y ponla sobre los ojos. De este modo conseguirás refrescar la pitta, lo que te permitirá curar la conjuntivitis.

REMEDIO HERBAL. Por vía interna puedes tomar una mezcla a partes iguales de *kama dudha* y *gulwel sattva*. Toma ¼ de cucharadita de esta mezcla dos veces al día con agua templada durante una semana.

CÓMO CURAR LA CONJUNTIVITIS DE LOS NIÑOS

La mejor forma de curar la conjuntivitis de los bebés es verter una gota de leche materna en el ojo. La leche de una madre es curativa para su hijo. Si la madre todavía lo está amamantando y el niño contrae conjuntivitis y tiene los ojos irritados y llorosos, una sola gota de leche puede curarle.

ANTIBIÓTICOS HERBALES NATURALES

• Prepara una solución de cúrcuma disolviendo un poco de cúrcuma en un vaso de agua. Empapa un pañuelo limpio en la solución y déjalo secar (se pondrá bastante amarillo). A continuación, utilízalo para limpiar los ojos. Las propiedades antisépticas y antibióticas de la cúrcuma combatirán las bacterias y facilitarán la curación.

Los antibióticos herbales también son apropiados por vía interna. Puedes tomar una mezcla de estos tres:

> *Cúrcuma   1 parte*
> *Nim   1 parte*
> *Manjistha   1 parte*

Toma ½ cucharadita dos veces al día con agua templada después de las comidas.

Cuidado ayurvédico de los dientes y de las encías

Según el ayurveda, los dientes son un subproducto de los huesos. Las caries y la retracción de las encías son señales de agravamiento en el sistema esquelético.

PARA COMBATIR LA DEFICIENCIA DE MINERALES. Los problemas de los dientes están a menudo relacionados con una deficiencia de calcio, magnesio y zinc. Para prevenir problemas futuros o para aliviar una deficiencia ya existente:

• Mastica un puñado de semillas de sésamo blanco, ricas en calcio, cada mañana (a continuación, cepíllate los dientes sin utilizar dentífrico para que los restos de las semillas de sésamo puedan frotar los dientes y así pulirlos y limpiarlos).

• También puedes tomar un suplemento mineral que contenga una dosis diaria aproximada de calcio (1.200 mg), magnesio (600 mg) y zinc (60 mg) por pastilla.

Es hora de acudir al médico

Si la conjuntivitis no desaparece al cabo de 3 o 4 días, acude de inmediato al médico.

MASAJEA LAS ENCÍAS. Puedes conseguir que tus dientes estén más sanos y más bonitos masajeando las encías a diario con aceite de sésamo. Llénate la boca con aceite de sésamo templado y enjuágate con él 2 o 3 minutos moviéndolo de un lado al otro de la boca. No lo tragues. Escúpelo y, a continuación, date un suave masaje en las encías con el dedo índice. Es una medida excelente para prevenir la retracción de las encías, las infecciones dentales y las caries.

DENTÍFRICO HERBAL. La odontología ayurvédica recomienda el uso de hierbas amargas y astringentes para limpiar los dientes. Las hierbas que más se utilizan son el nim, que es amargo, y *lohdra*, *jushta* y *bilva*, que son astringentes. Puedes preparar un dentífrico excelente para cepillarte los dientes mezclando nim en polvo y la misma cantidad de cualquiera de las hierbas astringentes. Utilízalo para cepillarte de la forma habitual. También puedes adquirir pastas y polvos dentífricos comerciales que contengan estas hierbas en herbolarios y en la mayor parte de los suministradores de hierbas ayurvédicas.

• También puedes encontrar polvos dentífricos elaborados con cáscara de almendra tostada y muy molida. Resultan muy beneficiosos para mantener los dientes saludables.

UTILIZA ACEITE DE ÁRBOL DE TÉ PARA COMBATIR LA RETRACCIÓN DE LAS ENCÍAS Y LA EXCESIVA SENSIBILIDAD DE LOS DIENTES. La retracción de las encías y la sensibilidad de los dientes al frío y al calor indican infección bacteriana de las raíces de los dientes.

• Para combatir esta infección, moja un cepillo de dientes limpio y ponle unas gotas de aceite de árbol de té. Cepíllate los dientes con ellas. A continuación, aplica un poco de aceite de árbol de té con un bastoncillo de algodón a la parte expuesta de las encías. Este tratamiento te ayudará a evitar que la infección siga extendiéndose y combatirá el dolor y la sensibilidad excesiva al frío y al calor.

• También puedes aplicar un poco de aceite de árbol de té al hilo dental. Esto te ayudará a alcanzar posibles bolsas de infección a las que no llegue el cepillo (también se puede adquirir hilo dental comercial ya tratado con aceite de árbol de té).

MASTICA BIEN. El ayurveda hace hincapié en la importancia de masticar bien la comida. Esto no solo facilita el proceso digestivo, sino que también estimula las encías.

PRUEBA LOS HIGOS. Para fortalecer los dientes y las encías, toma 4 higos, masticándolos bien, una vez al día.

ENTRECHOCA LOS DIENTES. Entrechoca *con suavidad* los dientes 5 o 6 veces, casi apretándolos ¡pero con mucho cuidado para no romper las coronas! Se dice que esto estimula los meridianos de energía relacionados con las piezas dentales.

Cuidado ayurvédico de los ojos

El ayurveda dispone de varias sugerencias excelentes para mantener los ojos fuertes y sanos.

LAVADO CON AGUA FRESCA. A primera hora de la mañana, cuando te laves la cara, llénate la boca con agua fresca y no la escupas; a continuación, échate agua fresca sobre los ojos abiertos. Lo que se recomienda tradicionalmente es no tragar el agua ni escupirla, sino mantenerla en la boca mientras echas el agua fresca sobre los ojos. Esto produce un doble efecto refrescante, tanto desde fuera como desde la cavidad bucal, que hará que tus ojos se sientan frescos, contentos y alegres (si lo prefieres, utiliza un lavaojos).

LÁMPARA DE GHEE. Un método ayurvédico tradicional de fortalecer y calmar los ojos

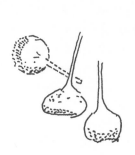
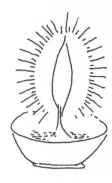

Mecha de algodón   Lámpara de ghee

consiste en contemplar la llama de una lámpara de ghee. Prepárala cogiendo un cuenco pequeño, introduciendo en él una mecha de algodón y añadiendo ghee. Ase-

---

Ejercicios ayurvédicos para los ojos

Los siguientes ejercicios son adecuados para fortalecer los ojos.

• En primer lugar, parpadea con rapidez varias veces. A continuación, con los ojos abiertos, muévelos siguiendo este patrón:

Arriba y abajo
De un lado al otro
En diagonal desde la esquina superior izquierda al extremo inferior derecho
En diagonal desde la esquina superior derecha al extremo inferior izquierdo
En círculos hacia la derecha
En círculos hacia la izquierda

• Estira el brazo delante de ti. Mírate la punta del dedo índice y ve acercándotelo poco a poco, siguiéndolo con la mirada, hasta tocarte el «tercer ojo», el punto situado entre las cejas.
• Dirige la mirada hacia la punta de la nariz y luego hacia arriba, hacia el «tercer ojo».
• Por último, cierra los ojos con fuerza y suelta. Estos ejercicios son beneficiosos para mejorar la circulación de los músculos excéntricos del globo ocular.

Una vez finalizados los ejercicios, o siempre que sientas cansancio o tensión en los ojos, frótate las palmas de las manos con fuerza durante unos segundos para generar un poco de calor y luego colócalas *suavemente* sobre los ojos. ¡Siente lo mucho que calma el calor! Mantenlas cubriendo los ojos durante un minuto o dos para fortalecer y nutrir los ojos.

gúrate de que la mecha es de algodón auténtico; el algodón sintético se quema al instante. Asegúrate también de que la mecha no es demasiado gruesa. Aplícale un poco de ghee a la punta y enciéndela.

Coloca la lámpara a una distancia de entre medio metro y un metro de ti, quítate las gafas y contempla la llama durante 2 o 3 minutos *sin parpadear*. Este procedimiento mejora la *tejas* o cualidad lustrosa de los ojos.

SALUDA AL SOL. Otra forma efectiva de mantener los ojos fuertes es hacer el ejercicio del Saludo al Sol. Realizar doce series es uno de los mejores ejercicios para todo el cuerpo, incluidos los ojos (véase apéndice 4)

PARA TIPOS PITTA

Los seis remedios siguientes resultan especialmente útiles para los tipos pitta, que tienen más probabilidades de padecer ardor de ojos.

BAÑO DE OJOS DE *TRIPHALA*. Hierve 1 cucharadita de *triphala* en una taza de agua durante 3 minutos. Deja enfriar y cuélala con una gasa doblada en dos o en tres, o con un filtro de café de papel para que no quede ninguna partícula de *triphala* en el agua. A continuación, lávate los ojos con esta decocción.

REMEDIO DE ACEITE DE RICINO. Al acostarte, ponte 1 gota de aceite de ricino puro, sin conservantes, en cada ojo. Frótate también las plantas de los pies con 1 cucharadita de aceite. ¡A la mañana siguiente sentirás los ojos completamente sanos y frescos!

PARA ALIVIAR EL ARDOR DE OJOS. Si notas una sensación de ardor en los ojos, vierte 1 gota de ghee líquido tibio en cada uno de ellos antes de acostarte. De este modo lubricarás el párpado y las pestañas, y también aliviarás y fortalecerás los ojos.

AGUA DE ROSAS. También puedes aplicarte 3 gotas de agua pura de rosas en el ojo afectado. El agua de rosas es muy refrescante.

UNGÜENTO CURATIVO. Los colirios alivian eficazmente los ojos (en las tiendas de alimentos indios pueden conseguirse; pide *kajal*). Está elaborado con aceite de ricino y alcanfor natural. Tiene color negro y hay gente que lo utiliza como cosmético para delinear los ojos, aunque en realidad es medicinal y bueno para ellos. Ponte una pequeña cantidad en el meñique. Asegúrate de que tienes la uña bien recortada. Mírate en el espejo y con la otra mano estira del párpado inferior hacia abajo mientras con el meñique aplicas una pequeña cantidad de ungüento en el borde interior del párpado.

REDUCTOR DE TENSIÓN. Para reducir la tensión en los ojos, el ayurveda sugiere también coger una bola de algodón esterilizado, o un poco de gasa, mojarlo en leche de cabra fresca y colocarlo sobre los ojos cerrados. Con ello aliviarás la tensión y conseguirás que los ojos estén mejor (si no dispones de leche de cabra puedes utilizar leche de vaca, pero la de cabra es mejor).

SUGERENCIAS ADICIONALES

LEE SENTADO. Cuando estés leyendo, mantén la columna vertebral erguida. Evita leer tumbado.

UTILIZA UN MONITOR DE ORDENADOR ANTIRREFLECTANTE. Si utilizas el ordenador, asegúrate de que tiene un monitor antirreflectante o utiliza un filtro protector que reduzca los destellos, para evitar que produzcan daño a los ojos.

Cuidado ayurvédico del corazón

Según el ayurveda, el corazón es el asiento del *prana*, del *ojas* y de la mente. Es un órgano vital. De hecho, una persona tiene la edad que tiene su corazón. Por tanto, debemos prestar mucha atención a este órgano tan precioso.

Si una persona tiene tensión arterial elevada, niveles altos de colesterol y triglicéridos, y además lleva una vida estresante, su riesgo de padecer problemas cardíacos es elevado.

Por tanto, para mantener el corazón sano es importante controlar estos tres factores en todo lo posible.

La tensión arterial elevada se trata detalladamente en un epígrafe propio («Hipertensión»), y lo mismo sucede con el colesterol («Colesterol»). En estas secciones encontrarás unas recomendaciones más completas. A continuación te ofrecemos unas cuantas sugerencias más:

DIETA

Para controlar el nivel de colesterol y triglicéridos es importante no tomar alimentos ricos en grasa, como los fritos grasientos, el helado, las comidas pesadas y el queso. Tampoco es adecuado el yogur.

EJERCICIO

Para mantener el corazón sano debes hacer un poco de ejercicio todos los días, aunque la cantidad y el grado de esfuerzo dependen de la edad, la forma física y el tipo constitucional de la persona. Los kapha necesitan hacer ejercicios más fuertes; los vata, ejercicios más suaves, y los pittas, un término medio (en la página 72 encontrarás más indicaciones).

Para la mayoría de las personas, caminar al menos cinco kilómetros al día resulta muy beneficioso. Un poco de ejercicio aeróbico cardiovascular fuerte, como caminar deprisa, una carrera suave o correr sobre una cama elástica, puede también ser beneficioso (no necesitas utilizar la cama elástica gimnástica grande; basta con la variedad pequeña, que suele tener alrededor de 1 metro de diámetro).

GESTIÓN DEL ESTRÉS

Para mantener bajo tu nivel de estrés, he aquí dos recomendaciones importantes:

HAZ UN POCO DE MEDITACIÓN SILENCIOSA. La meditación es uno de los mejores métodos para relajarse, acabar con el estrés y permitir al cuerpo que se cure. Meditan-

Alimentos que reducen el colesterol

Algunos alimentos pueden llegar a *reducir* el colesterol. Entre ellos encontramos los siguientes:

- Gachas de avena
- Maíz
- Manzanas
- Zumo de futa fresca (naranja o pomelo, por ejemplo)
- Mijo
- La mayoría de las verduras frescas

Asegúrate de incluir algunos de esos alimentos en tu dieta diaria si tienes un nivel elevado de colesterol en sangre.

do entre 10 y 20 minutos dos veces al día se puede curar el corazón de una persona. En el capítulo 7 encontrarás instrucciones sobre cómo meditar.

PRACTICA DIARIAMENTE *SAVASANA*. *Savasana* es la postura yóguica de descanso. Mientras estás tumbado en silencio boca arriba con los brazos hacia los lados, observa el flujo de tu respiración. Inhala y exhala, inhala y exhala… Observarás que después de la exhalación (y antes de la inhalación) se produce una breve pausa natural. Del mismo modo, se produce otra pausa natural después de la inhalación y antes de la exhalación. En esas pausas, permanece tranquilo, en silencio, durante unos segundos. Esta práctica aporta tranquilidad y descanso, dos elementos muy curativos para el corazón. Permanece en *savasana* practicando esta respiración tranquila entre 10 y 15 minutos.

OTROS REMEDIOS

Además de estas recomendaciones sobre la dieta, el ejercicio y la gestión del estrés, existen varios remedios caseros sencillos más que pueden ayudarte a mantener el corazón sano.

AGUA DE ORO. El oro sana el corazón. Es bueno para la arteria coronaria y se dice que reduce gradualmente el colesterol. En el apéndice 1 encontrarás las instrucciones para preparar agua de oro.

HIERBAS PARA EL CORAZÓN. Algunas hierbas ayurvédicas fortalecen y sanan el corazón.

- La primera es la hierba *arjuna*. Toma ½ cucharadita 3 veces al día con miel y agua templada. Los efectos de la *arjuna* son los mismos que los del oro: es un vasodilatador coronario, protege el corazón, fortalece la circulación y ayuda a mantener el tono y la salud del músculo cardíaco.
- También el jengibre es importante para conservar un corazón sano. Prepara infusión de jengibre fresco hirviendo un poco de jengibre rallado o en rodajas en una taza o dos de agua. También puedes rallar un poco de jengibre y añadirlo al arroz o a la sopa. Tomar un poco de jengibre todos los días te ayudará a prevenir los ataques al corazón.
- La siguiente fórmula, compuesta por cuatro hierbas ayurvédicas, es buena para el corazón.

Punarnava   4 partes
Kutki   3 partes
Gulwel sattva   ¼ parte
Shilajit   ¼ parte

Pon en infusión ½ cucharadita de esta mezcla de hierbas en una taza de agua caliente. Si bebes esta infusión dos veces al día, después de la comida y de la cena, estarás ayudando a tu corazón.

• Otro remedio casero sencillo para proteger el corazón y mantenerlo sano consiste en incluir un poco de ajo en la dieta. El ajo reduce el colesterol, fortalece la circulación y actúa como descongestivo.

RUDRAKSHA. *Rudraksha*, las «lágrimas de Shiva», son semillas secas del fruto del árbol *rudraksha*. Una antigua leyenda cuenta que, cuando el señor Shiva salió de una meditación profunda, unas lágrimas brotaron de sus ojos y cayeron a la tierra, de donde brotó el árbol *rudraksha*. Las semillas son buenas para el corazón, tanto física como espiritualmente; se dice que son buenas para meditar y para «abrir el chakra del corazón».

Puedes ponerte un collar de estas semillas delante del corazón. También puedes dejar en remojo una semilla de *rudraksha* durante toda la noche y beber el agua por la mañana. El agua de *rudraksha* puede reducir la presión arterial y fortalecer el corazón.

POSTURAS DE YOGA. *A menos que existan problemas cardíacos agudos*, el ayurveda sugiere hacer a diario el conjunto de posturas de yoga conocido como *surya namaskar*, el Saludo al Sol. Haz al menos entre 6 y 12 ciclos al día. Eso te ayudará a fortalecer la salud del corazón y prevendrá los ataques cardíacos.

Consejo ancestral para mantener sano el corazón

Charaka, uno de los antiguos sabios médicos que escribió los principios y las prácticas del ayurveda hace miles de años, nos dejó el siguiente consejo para cuidar del corazón:

«Aquel que desee proteger el corazón, el aparato circulatorio y la esencia vital debe evitar, por encima de todo, las cosas que puedan provocarle tensión mental e inestabilidad. Debe adoptar regularmente medidas que sustenten al corazón y a la esencia vital, limpiar los vasos sanguíneos, aumentar su conocimiento y calmar la mente.

»La práctica de la no violencia es la mejor de todas las prácticas que favorecen la vida; la conservación de la energía vital, la mejor de todas las que favorecen la fuerza, y la adquisición de conocimiento, la preferible entre todas las prácticas nutritivas. El control de los órganos sensoriales es lo mejor para alcanzar la felicidad, y el conocimiento de la realidad, lo más adecuado para alcanzar el placer. Entre todas estas, el celibato se considera la mejor.

»Desde el corazón, que es la raíz, diez grandes vasos llevan *ojas* por todo el cuerpo. Por su importancia, el corazón se considera el principal miembro sustentador de una casa».

Si padeces problemas cardíacos, el Saludo al Sol puede resultar demasiado agotador. En ese caso, sustitúyelo por las siguientes posturas: la Langosta, el Loto, el Puente, la Vaca, el Camello, el Arco y la Co-

---

Es hora de acudir al médico

IMPORTANTE: Si sufres cualquier problema de corazón o tienes más de cuarenta años, es conveniente consultar con el médico antes de empezar cualquier programa de ejercicios.

---

bra, la Postura del Este y equilibrios sobre una pierna, y la postura de la Palmera (en el apéndice 4 encontrarás ilustraciones de las posturas de yoga).

EJERCICIO RESPIRATORIO. Un ejercicio de respiración profunda como *ujjayi pranayama* también resulta útil (véase capítulo 6).

Cuidado ayurvédico de la piel

El ayurveda nos ofrece muchas sugerencias estupendas para conservar la salud y la belleza de la piel. Algunas las encontrarás en este epígrafe. Otras, junto con remedios para diversos problemas de piel, en las secciones «Acné», «Caspa», «Piel seca» y «Erupciones y urticarias», entre otras.

Las siguientes sugerencias te ayudarán a conservar la piel sana, reluciente y hermosa.

MASAJE CON ACEITE. Todos los días, masajéate el cuerpo con aceite. Es un método muy eficaz para mantener la piel sana y bonita. Si eres una pesona vata o tienes un desequilibrio vata, utiliza aceite de sésamo. Si eres pitta o tienes un desequilibrio pitta, utiliza aceite de girasol. Si eres kapha o tienes un desequilibrio kapha, utiliza aceite de maíz o de colza. El masaje suave con aceite conserva la belleza y la textura de la piel.

TOMA CÚRCUMA. Para tener una piel bonita, toma una cápsula de cúrcuma al día. La tradición ayurvédica afirma que si una mujer embarazada toma cúrcuma con regularidad, su hijo tendrá una piel maravillosa.

TOMA SUFICIENTE HIERRO EN LA DIETA. Si tienes la piel pálida, puede ser señal de que padeces anemia. Toma un poco de zumo de zanahoria y remolachas cocidas. Esto te aportará hierro natural y mejorará el color de la piel (en el epígrafe «Anemia» encontrarás más sugerencias).

TOMA UN POCO EL SOL. Aplícate el aceite dóshico apropiado para tu piel (sésamo para las constituciones vata, coco o girasol para pitta y maíz para kapha) y túmbate al sol durante un ratito (entre 10 y 15 minutos o, a lo sumo, media hora). Con ello mejorarás la circulación y fortalecerás el tono de la piel.

Nota: Se debe tomar el sol antes de mediodía o al atardecer, cuando los rayos ya no caen tan directos. El riesgo de sufrir quemaduras es mayor cuando nos encontramos a gran altitud, por lo que debes tener cuidado y limitar el tiempo de exposición cuando estés en la montaña.

UTILIZA ACEITES HERBALIZADOS. Si deseas obtener una maravillosa loción facial, aplícate un poco de aceite de nim o de aceite *brahmi*. Estos aceites son buenos para todas las constituciones.

CHAMPÚ CON *SHIKAKAI*. Utiliza un champú que contenga la hierba *shikakai*.

JABÓN DE NIM. Para el baño, utiliza un jabón de nim o de sándalo.

NO ABUSES DEL JABÓN. Como norma general, se recomienda utilizar el jabón sobre la piel no más de una o dos veces por semana, y no todos los días de forma regular. En los climas tropicales, en los que las personas sudan mucho y su sudor contiene sales y minerales que se alojan en la piel, es necesario darse un baño con jabón todos los días. En los países más fríos, sin embar-

Estiramiento facial doméstico

Puedes hacerte tu propio masaje y estiramiento facial casero aplicando una presión suave desde la barbilla hacia la frente.

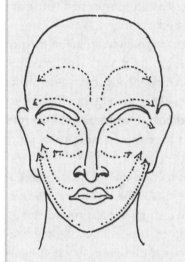
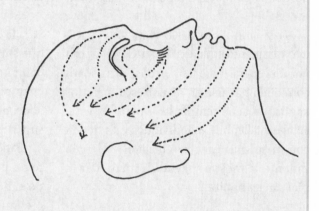

Masaje de estiramiento

Junta los dedos índices y los pulgares de las manos. Coloca los dos índices entre el labio inferior y la barbilla, y los pulgares, justo debajo de la barbilla. A continuación, presiona suavemente con los dedos índices y haz un movimiento de barrido a lo largo de la mandíbula con los índices por encima y los pulgares por debajo. Cuando llegues a las orejas, sube por delante de ellas con los índices primero y los pulgares a continuación. Sigue subiendo hasta que los pulgares estén justo detrás de la zona de las sienes, encima de las orejas. Aquí se localiza un punto *marma*. Cuando llegues a él, presiona ligeramente con movimiento ascendente durante unos 30 segundos. Este procedimiento estimula los nervios que controlan los músculos faciales y mejora el tono de estos músculos ayudando a eliminar arrugas del cutis. Repite siete veces seguidas al día, a ser posible por la mañana.

go, donde no se suda tanto, no suele ser necesario.

Por supuesto, todo depende del trabajo que desempeñe la persona. Alguien que haga un trabajo físico duro y sude mucho necesita utilizar algún tipo de jabón. De todas formas, para mantener la suavidad y el lustre de la piel es importante no lavar las secreciones sebáceas que conservan la grasa de la piel. Si aplicamos jabón a diario, la grasa se lava y la piel se seca.

Los tipos pitta pueden necesitar utilizar jabón con más frecuencia, quizá tres veces a la semana, porque tienden a sudar más y porque la piel pitta tiende a ser más grasa.

HAZ QUE LA TEMPERATURA DEL AGUA CONCUERDE CON TU CONSTITUCIÓN. Como norma general, para las personas pitta se recomienda bañarse en agua fresca; para los kapha, en agua templada, y para los vata, en agua caliente. Los individuos vata tienen con frecuencia mala circulación y el agua caliente la mejora y ayuda a mantener la piel sana y bonita.

MASAJE SUAVE CON LA TOALLA. Después del baño, frótate suavemente la piel del rostro y del cuerpo con la toalla. Así mejoras la circulación cutánea, eliminas la piel muerta y consigues que tu cutis parezca más joven.

MASCARILLA DE CEREZAS FRESCAS. Por la noche, antes de acostarte, aplícate una mascarilla de pulpa de cerezas frescas sobre el rostro. Déjala actuar durante 15 minutos. Con ello conseguirás aliviar la sequedad de la piel y obtendrás un cutis muy bonito.

LA SONRISA FAVORECE LA PIEL. Mantener una sonrisa en los labios te ayudará a con-

servar el tono de los músculos faciales y del cutis. ¡Puede que te digan que pareces diez años más joven de lo que eres!

Depresión

ATENCIÓN, POR FAVOR: la depresión es una enfermedad grave que requiere supervisión médica. Los casos leves o preclínicos pueden, en ocasiones, curarse completamente mediante estas recomendaciones ayurvédicas, pero es necesario tener en cuenta que estas no son un sustituto para la consulta médica.

Si ya estás recibiendo atención médica para la depresión, los remedios ayurvédicos que sugerimos pueden utilizarse de forma conjunta con el régimen que te haya prescrito el médico. De todas formas, lo más adecuado es hacerlo con su aprobación y supervisión.

Pide a tu médico que vigile atentamente tus progresos. A medida que vaya pasando el tiempo quizá puedas ir minimizando o eliminando tu dependencia de medicamentos fuertes si consigues llevar el equilibrio de tu cuerpo hasta un punto en el que la dieta, el ejercicio y otros programas ayurvédicos sean suficientes para controlar o eliminar la depresión.

La depresión clínica es algo más que un bajón de ánimo o un estado emocional decaído. Los síntomas de la depresión incluyen pérdida de interés en los amigos y en las actividades habituales; trastornos del sueño, como insomnio, despertarse muy temprano o dormir en exceso; ansiedad, irritabilidad o agitación; poca energía y fatiga; falta de apetito y pérdida de peso, o lo contrario, comer en exceso y subir de peso; dificultades para concentrarse y para tomar decisiones; disminución del impulso sexual; sentimiento de falta de valía y de culpabilidad; sentimiento de desesperanza e impotencia; crisis de llanto frecuentes e ideas suicidas.

La génesis de la depresión, desde el punto de vista ayurvédico, es demasiado compleja para exponerla aquí. Para resumirla podemos afirmar que, debido a unos factores etiológicos concretos, entran en la circulación general vata del colon, pitta del intestino o kapha del estómago, y se alojan en el sistema nervioso, interfiriendo con el funcionamiento normal de la mente y del sistema nervioso, y provocando la depresión.

Esta depresión resultante puede ser vata, pitta o kapha. Cada uno de los tres tipos de depresión se trata de una forma distinta, aunque el primer paso para todos es hacer una dieta para apaciguar vata, pitta o kapha (véase capítulo 8). ¡Este punto es muy importante; por favor, no lo pases por alto!

DEPRESIÓN VATA

La depresión tipo vata suele asociarse con el miedo, la ansiedad, el nerviosismo y el insomnio. Los siguientes remedios caseros ayudarán a neutralizar una depresión vata leve:

• Toma infusión de *dashamoola*. Prepara una infusión con 1 cucharadita de la hierba *dashamoola* en 1 taza de agua caliente y bébela. Tómala dos veces al día.

• Prepara una infusión con igual cantidad de *aswagandha* y *brahmi* (entre ⅓ y ½

cucharadita de cada) en una taza de agua y déjala reposar durante unos 10 minutos. Tómala 2 o 3 veces al día.

• Otro remedio doméstico para la depresión es la infusión de *tulsi* y salvia. Utiliza ¼ de cucharadita de *tulsi* y ½ cucharadita de salvia por cada taza de agua; tómala dos veces al día.

• Las gotas nasales de aceite de sésamo templado (entre 3 y 5 gotas en cada orificio nasal) constituyen un remedio eficaz contra la depresión (véase apéndice 3). Sigue este procedimiento *nasya* por la mañana y por la tarde con el estómago vacío.

• Frotar la parte superior de la cabeza y las plantas de los pies con aceite de sésamo calma a vata y cura la depresión vata.

• Desde el punto de vista psicológico, uno de los factores en los que se sostiene la depresión vata es la soledad. Intenta pasar más tiempo con otras personas, pues eso te ayudará a aliviar la depresión.

DEPRESIÓN PITTA

La depresión de tipo pitta suele asociarse al enfado o al miedo al fracaso, a perder el control o a cometer errores; con frecuencia incluye pensamientos suicidas. Es un problema muy grave que debes consultar con el médico.

Evidentemente, también es posible sufrir una depresión pitta leve, provocada por un suspenso en un examen, no obtener un ascenso en el trabajo o algo parecido. Una persona pitta puede ser bastante adicta al éxito y, cuando no lo obtiene, puede trastornarse con facilidad y deprimirse. Este tipo de depresión puede no ser ni demasiado larga ni demasiado grave.

Los pitta son el tipo más vulnerable al trastorno afectivo estacional, una forma relativamente leve de depresión que suele darse en invierno.

Para todos los tipos de depresión pitta puedes utilizar los siguientes remedios, sencillos pero eficaces:

• Frótate un poco de aceite de coco o de girasol sobre el cuero cabelludo y las plantas de los pies antes de acostarte.

• Toma infusión de gotu kola, de *brahmi* o de ginkgo 2 o 3 veces al día. Utiliza ½ cucharadita de hierba por cada taza de agua.

• Mezcla cantidades iguales de:

Brahmi
Jatamamsi
Shatavari

Toma entre ½ y 1 cucharadita de esta mezcla 2 o 3 veces al día con agua templada, como si fuese una infusión.

• Ponte gotas nasales de ghee *brahmi* —entre 3 y 5 gotas en cada orificio nasal— dos veces al día con el estómago vacío.

• Medita. Unos minutos de meditación te serán de utilidad para curar una depresión pitta. En el capítulo 7 encontrarás sugerencias sobre meditación.

DEPRESIÓN KAPHA

La depresión kapha crea sensación de pesadez mental y está asociada con el exceso de sueño, el aumento de peso, el atontamiento ¡y con ser una persona detestable! Los siguientes remedios naturales pueden aportar un alivio a este tipo de depresión.

• Haz un ayuno de 3 o 4 días a base de zumo de uva. Obrará maravillas a la hora de aliviar la pesadez de una depresión kapha.

• Aumenta la cantidad de ejercicio que haces.

• Toma infusión de jengibre (entre ½ y 1 cucharadita de jengibre en polvo en agua caliente) dos veces al día.

Prepara el siguiente compuesto herbal:

Sarasvati   2 partes
Punarnava   3 partes
Chitrak   3 partes

Toma esta mezcla 3 veces al día. Ponte ½ cucharadita de polvo sobre la lengua y trágalo con agua templada.

Vierte 5 gotas de ghee *punarnava* en cada orificio nasal dos veces al día (en el apéndice 2 verás cómo preparar tus propios ghees y aceites medicados).

El Saludo al Sol (12 repeticiones al día), la Vela y el Arado son *asanas* de yoga muy adecuadas para combatir la depresión. Haz también el Maha Mudra. Asimismo, son recomendables la postura del Arco y el Vajrasana (sentarse sobre los talones) (en el apéndice 4 se incluyen las ilustraciones de las *asanas* de yoga).

El ejercicio respiratorio conocido como *ujjayi pranayama* también es beneficioso

Es hora de acudir al médico

Si observas que la depresión no empieza a aliviarse pronto con estos remedios caseros ayurvédicos, consulta con el médico.

para curar la depresión kapha (véanse las ilustraciones del capítulo 6).

Desfase horario *(jet lag)*

El desfase horario es, esencialmente, un trastorno provocado por un exceso de vata en el cuerpo. El hecho de viajar en un avión a una velocidad tremenda induce una cualidad ligera, móvil y espaciosa en el organismo, lo que agrava la dosha vata. Para prevenirlo, el ayurveda sugiere una estrategia en tres fases:

1. *Una hora antes del vuelo*, toma 2 cápsulas (tamaño 00) de jengibre con un vaso de agua.
2. *Mientras estés en el avión* toma al menos 2 o 3 vasos de agua a intervalos de 1 o 2 horas. Volar provoca una ligera deshidratación del cuerpo que puede corregirse bebiendo suficiente líquido. La deshidratación produce un aumento de vata. No tomes café ni ninguna otra bebida con cafeína, pues esta también provoca un agravamiento de vata.
3. *Cuando llegues a tu destino*, frótate el cuero cabelludo y las plantas de los pies con un poco de aceite de sésamo templado. Además, bebe 1 taza de leche caliente con una pizca de nuez moscada y de jengibre. Estas dos cosas tan sencillas ayudarán a apaciguar vata.

Si llegas a tu destino antes de la noche, puedes tomar una infusión de manzanilla, menta y *jatamamsi* a partes iguales (⅓ de cucharadita de cada una) dejándolas reposar en una taza de agua caliente durante 10 minutos.

Si crees que no vas a poder disponer de estas hierbas allí donde te diriges, puedes mezclarlas en casa y llevarlas en una bolsita o en algún recipiente adecuado.

Diabetes

La diabetes es un trastorno metabólico kapha en el que un funcionamiento disminuido de agni (fuego digestivo) da lugar a una tendencia a que se eleve el nivel de azúcar en sangre. Para controlar este índice elevado de azúcar, el ayurveda utiliza la siguiente mezcla herbal:

Guduchi   1 parte
Shardunika   1 parte
Kutki   1 parte
Punarnava   2 partes

Toma ½ cucharadita 2 o 3 veces al día con agua templada.

• Oro método herbal sencillo y efectivo de controlar el azúcar en sangre es la cúrcuma. Llena unas cápsulas de tamaño 00 (disponibles en farmacias y herbolarios) de cúrcuma y toma 2 cápsulas 3 veces al día unos minutos antes de las comidas. Puedes seguir este programa durante un mes como máximo y luego volver a evaluar tu estado. La observación clínica sugiere que una persona insulinodependiente experimenta una necesidad notablemente menor de insulina y que, a menudo, la diabetes puede controlarse.

• Para ayudar a regular tu nivel de azúcar en sangre puedes tomar ½ cucharadita de hojas de laurel molidas y ½ cucharadita de cúrcuma, mezcladas con 1 cucharada sopera de gel de aloe vera. Toma esta mezcla dos veces al día antes de la comida y de la cena.

DIETA. Para reducir kapha debes seguir la dieta apaciguadora de esta dosha (véase capítulo 8) evitando sobre todo la ingesta excesiva de dulces, hidratos de carbono y productos lácteos. Toma más verduras frescas y hierbas amargas.

AGUA DE COBRE. Llena un vaso de cobre de agua por la noche y bébetelo por la mañana.

POSTURAS DE YOGA. Entre las posturas de yoga que resultan beneficiosas para combatir la diabetes están el Saludo al Sol, el Pavo Real, la Langosta, la elevación de piernas y la postura antiflatulencia o de rodillas al pecho. También resulta útil la respiración alternativa (consulta las ilustraciones de las posturas de yoga en el apéndice 4 y las instrucciones del *pranayama* en el capítulo 6).

Diarrea

Véase también «Diarrea en bebés»

Por regla general, la diarrea aparece cuando el agni (el fuego digestivo) se debilita. Como resultado de esto, la absorción y la asimilación se minimizan y los alimentos no digeridos se eliminan en forma de heces líquidas y acuosas. Para aliviarla, el ayurveda intenta fortalecer el agni y aplacar la dosha que esté agravada (habitualmente, pitta).

También la indigestión, el nerviosismo o comer algún alimento en malas condiciones, o una mala combinación de alimentos, pueden provocar diarrea.

Es hora de acudir al médico

Si no existe ninguna enfermedad grave, la diarrea suele ser bastante fácil de controlar. De todas formas, debemos tener en cuenta que puede ser un síntoma de una enfermedad más grave, por lo que, si estos remedios caseros no surten efecto al cabo de 2 o 3 días, se debe consultar al médico.

APACIGUAR PITTA

La primera línea de defensa contra la diarrea consiste en reducir inmediatamente pitta en la dieta. Sigue las instrucciones de la dieta para apaciguar pitta (véase capítulo 8) y, sobre todo, evita los alimentos especiados y fermentados.

CUATRO CURAS ALIMENTARIAS

• Cuece una o dos manzanas hasta que se deshagan, añade 1 cucharadita de ghee, un pellizco de cardamomo y un pellizco de nuez moscada. Tómalas despacio. Esta mezcla no solo es deliciosa, sino que detendrá la diarrea al instante.

• Si no dispones de manzanas, puedes utilizar plátanos, pero sin cocerlos. Corta 1 o 2 plátanos maduros en trozos y, como dijimos para las manzanas, añade 1 cucharadita de ghee templado y un pellizco de cardamomo y de nuez moscada. Los plátanos son ricos en potasio, un mineral que ayuda a endurecer las deposiciones.

• Otro remedio efectivo contra la diarrea es el arroz hervido con yogur. Coge una taza de arroz basmati hervido, añádele 1 cucharada sopera de ghee y 3 o 4 cucharadas soperas de yogur fresco natural, mezcla y tómatelo.

• Otro remedio a base de yogur consiste en batir partes iguales de yogur y agua (aproximadamente ½ taza de cada uno) y añadirle aproximadamente ⅛ de cucharadita de jengibre fresco rallado.

REMEDIOS HERBALES

• Prueba el jengibre en polvo (½ cucharadita) mezclado con 1 cucharadita de azúcar cruda natural. Mastica esta mezcla con un poco de agua templada. Tómala 2 o 3 veces al día durante 2 o 3 días.

• Otro remedio sencillo es el siguiente:

Ghee   *1 cucharadita*
Nuez moscada   *¼ cucharadita*
Jengibre en polvo   *¼ cucharadita*
Azúcar natural   *1 cucharadita*

Mézclalo todo y tómatelo. Al igual que la anterior mezcla de jengibre, tómalo 2 o 3 veces al día durante 2 o 3 días.

• Para la diarrea aguda, mezcla ½ cucharadita de hinojo en polvo con ½ cucharadita de jengibre en polvo y mastica esta combinación 2 o 3 veces al día.

• Prueba a tomar una taza de café negro caliente con un poco de zumo de lima (unas 10 gotas) y un pellizco de cardamomo o nuez moscada.

• Si la diarrea parece ser el resultado de una pitta elevada, utiliza la siguiente fórmula herbal:

Shatavari   *½ cucharadita*
Arrurruz   *½ cucharadita*

Mézclalas y tómalas con ½ taza de agua templada 2 o 3 veces al día.

• Para combatir la diarrea pitta también puedes utilizar *sat isahgol* (cáscara de psilio). Quizá te resulte extraño este consejo, pues el psilio se emplea a menudo como laxante. Sin embargo, en la diarrea pitta se acumula un exceso de esta dosha en el tracto gastrointestinal e irrita las paredes del colon, lo que produce la diarrea. Antes de acostarte toma 1 cucharadita de *sat isabgol* mezclada con una taza de yogur fresco. Esto absorberá pitta y endurecerá las heces ayudando a corregir la diarrea. Asegúrate de que el yogur es fresco y no añejo.

EVITA LA DESHIDRATACIÓN

A veces la diarrea provoca deshidratación. Para prevenirlo, disuelve 1 cucharadita de azúcar natural, 1 cucharadita de zumo de lima y un pellizco de sal en medio litro de agua a temperatura ambiente y ve tomándolo a sorbitos a lo largo del día.

Nota: Si la diarrea persiste durante más de tres días, es conveniente consultar al médico.

Diarrea en bebés

La diarrea de los lactantes puede deberse a la dieta que siguen sus madres. Por ejemplo, si una madre consume alimentos pasados y sobras, o alimentos difíciles de digerir, a su bebé le costará más digerir su leche. Como regla general, el ayurveda sugiere que, cuando un bebé de seis meses o menos tiene diarrea, la madre debe seguir una dieta para aplacar a pitta.

UNA MANZANA AL DÍA. Normalmente la diarrea del bebé puede corregirse dándole un poco de manzana cocida. Elimina la piel y las semillas, cuece la manzana y añádele ½ cucharadita de ghee, un pellizco de cardamomo y una pizquita de jengibre. Remueve bien y déjalo enfriar a temperatura ambiente.

> *Sugerencia*: Para darle esta compota de manzana al bebé, utiliza un biberón normal. Corta la punta de la tetina con unas tijeras limpias para hacer una abertura suficiente para que fluya la compota.

PREPARA SUERO DE LECHE. El suero de leche es una fuente natural de lactobacilos. Como la diarrea de los bebés se debe con frecuencia a una alteración de la flora del tracto gastrointestinal, el suero de leche les ayuda a recuperar la normalidad. También es una buena fuente de potasio y de calcio, que ayudan a endurecer las heces.

Lleva 1 taza de leche al hervor; cuando rompa a hervir, exprime un poco de zumo de lima (½ cucharadita aproximadamente) en el cazo. La leche se cortará. A continuación, cuela la parte sólida vertiendo la mezcla por una gasa.

La parte acuosa es el suero. Cuatro o cinco cucharaditas cada 10 o 15 minutos deben detener la diarrea.

(La parte sólida constituye un delicioso requesón fresco, muy utilizado en la cocina india, que recibe el nombre de *paneer*. ¡Pruébalo!).

UN REMEDIO HERBAL SENCILLO. Otro remedio doméstico sencillo consiste en mezclar 1 cucharadita de miel, ½ cucharadita de ghee, un pellizco de nuez moscada y un pellizco de azafrán.

PAPILLA DE SEMILLAS DE AMAPOLA. También puedes darle al bebé una papilla de semillas de amapola. Hierve ½ cucharadita de leche y ½ cucharadita de agua, y añádele aproximadamente 1 cucharadita de semillas de amapola. Estas se hincharán y se ablandarán hasta formar una papilla agradable y fácilmente digerible. Es un buen alimento que ayuda a detener la diarrea. Además, procurará un sueño profundo al bebé.

SUPLEMENTO DE CALCIO. Los bebés también pueden tener diarrea cuando les están saliendo los dientes. Los dientes son un subproducto de *asthi dhatu*, la formación ósea. Cuando empiezan a salir los dientes de los

Es hora de acudir al médico

Si tu bebé tiene diarrea, vigílalo atentamente. Si las deposiciones empiezan a hacerse menos frecuentes y más firmas y densas, eso significa que el niño está mejorando. Sin embargo, si siguen siendo acuosas, se producen varias veces al día y el bebé tiene los ojos hundidos, los labios secos y aspecto adormilado, deberás llevarlo en seguida al médico, pues está mostrando señales de deshidratación, lo que supone un problema grave.

bebés, en especial los incisivos y los caninos, aumenta la vata de la *asthi dhatu*, el fuego digestivo se debilita y pueden tener diarrea. En ese momento, necesitan más calcio. Puedes darle un sencillo suplemento de calcio en la dosis adecuada para niños.

Dolor de cabeza

Los dolores de cabeza son un fenómeno muy complejo. El ayurveda habla mucho sobre los factores etiológicos de los dolores de cabeza y las múltiples formas en que estos se manifiestan.

En líneas generales, los dolores de cabeza se clasifican en tipo vata, tipo pitta y tipo kapha. En los individuos vata, el miedo, la ansiedad, el estrés, el nerviosismo, el estreñimiento y la sobreactividad física pueden agravar la vata sistémica, que puede entonces entrar en el esqueleto, en el sistema muscular o en el sistema nervioso y provocar dolores de cabeza. Los dolores de cabeza provocados por vata tienden a localizarse en la zona occipital (la nuca) o en el lado izquierdo.

En los individuos pitta, la indigestión ácida, la hiperacidez, el pH ácido de la saliva y del estómago, un exceso de pitta en el intestino y en el colon, y un acaloramiento excesivo, así como una dieta rica en alimentos que provoquen un agravamiento de pitta, pueden dar lugar a dolores de cabeza. Estos dolores se sitúan más en las sienes, o zona temporal.

Como consecuencia de mantener una dieta productora de kapha, la kapha sistémica del estómago aumenta, penetra en la circulación general y puede albergarse en los senos paranasales y provocar dolores de cabeza tipo kapha. Estos dolores tienden a localizarse en la zona frontal y nasal de la cabeza.

Los dolores de cabeza pueden deberse también a problemas de oído o de ojos, al insomnio, a las alergias alimentarias, a la exposición al frío, a tensión en el cuello o a estar demasiado tiempo trabajando (por ejemplo, delante de un ordenador) en mala postura. Incluso la utilización de dos almohadas debajo de la cabeza para dormir puede provocar dolor de cabeza.

Es evidente que las causas son extremadamente diversas. Recuerda que, en el ayurveda, el tratamiento viene determinado por los detalles concretos de cada situación. Por este motivo, si deseas tratar con éxito tu dolor de cabeza, debes conocer sus causas lo mejor posible.

PARA DOLORES DE CABEZA
TIPO VATA

Estos dolores se sitúan en la parte posterior (occipital) de la cabeza, en la nuca. Se caracterizan por un dolor palpitante, como de latidos, y migratorio, que irradia desde la parte posterior de la cabeza y puede llegar hasta la frente. Puede estar asociado con tensión en la zona del cuello y en los músculos de los hombros, rigidez en la espalda, estreñimiento y ciática. Este tipo de dolor se agrava con la altura. Empeora cuando mueves el cuerpo y cede cuando descansas.

ENEMA DE AGUA TEMPLADA. Los dolores de cabeza vata se deben a menudo a una acumulación de toxinas en el colon. El ayurveda recomienda utilizar un enema de agua templada para aliviar un posible estreñimiento y tomar *triphala* (½ cucharadita por la noche con ½ taza o 1 taza de agua templada) durante varias semanas para desintoxicar sistemáticamente el colon.

ENEMA DE ACEITE. Probablemente la mejor forma de apaciguar a vata es mediante un *basti* (enema) de aceite. Media taza de aceite de sésamo templado inyectado en el recto y retenido durante al menos entre 5 y 10 minutos ayuda a calmar a vata (en el apéndice 3 encontrarás instrucciones detalladas del *basti*).

MASAJE DE ACEITE. Para combatir la tensión en el cuello y en los hombros, masajea los músculos que estén tensos con aceite de sésamo. A continuación, date una ducha caliente.

NASYA DE GHEE. Verter entre 3 y 5 gotas de ghee templado en cada orificio nasal ayuda a reducir vata y alivia eficazmente el dolor de cabeza (véase apéndice 3).

MASAJE NOCTURNO DE LOS PIES Y DEL CUERO CABELLUDO. Por la noche, antes de acostarte, frótate suavemente la parte superior de la cabeza y las plantas de los pies con aceite de sésamo. Es una de las formas más efectivas de mantener controlada la vata.

EN CASO DE DESHIDRATACIÓN. El dolor de cabeza vata se asocia frecuentemente con la deshidratación, en especial si acabas de subir a una altitud elevada. Si se ha producido la deshidratación, prepara un poco de suero fisiológico casero: mezcla 1 cucharada sopera de azúcar, ¼ de cucharadita de sal y unas 10 gotas de zumo de lima con medio litro de agua, y bébelo. En el momento en que se corrija la deshidratación, el dolor de cabeza vata desaparecerá, o al menos se reducirá considerablemente.

UN UNGÜENTO CALMANTE. Si después de este tratamiento el dolor de cabeza no remite, ponte ¼ de cucharadita de nuez moscada en polvo en la palma de la mano y añade suficiente agua como para formar una pasta frotando las manos. Aplica esta pasta sobre la frente. Déjala alrededor de media hora y retírala. Con ello conseguirás aliviar un dolor de cabeza tipo vata.

SIGUE LA DIETA PARA EQUILIBRAR VATA. Recuerda que si eres propenso a sufrir dolores de cabeza vata y otros problemas relacionados con esta dosha, como estreñimiento e insomnio, una dieta para apaciguar vata te será de gran ayuda (véase capítulo 8).

PARA DOLORES DE CABEZA
TIPO PITTA

Los dolores de cabeza tipo pitta empiezan en la zona de las sienes y van hacia la parte central de la cabeza. Este tipo de dolores de cabeza se caracterizan por ser muy agudos, taladrantes, penetrantes o con sensación de ardor, y empeoran con la luz brillante, el calor del sol o las temperaturas elevadas, y por tomar frutas ácidas, encurtidos y alimentos muy especiados. Pueden asociarse con náuseas y ardor de ojos. La persona que los padece puede mostrarse también bastante irritable. A menudo se perciben detrás de los ojos y pueden asociarse a mareos.

Este tipo de dolores de cabeza están relacionados con el estómago y los intestinos.

ALOE VERA. Si tienes un dolor de cabeza tipo pitta, toma 2 cucharads soperas de gel de aloe vera hasta 3 veces al día.

UNA INFUSIÓN REFRESCANTE. Toma una infusión de comino y cilantro (en cantidades iguales, alrededor de 1 cucharadita de mezcla por cada taza) para aliviar los dolores de cabeza tipo pitta. Deja que la infusión se enfríe hasta alcanzar la temperatura ambiente antes de tomarla.

UN UNGÜENTO REFRESCANTE. Esta pasta refrescante puede ayudar a aliviar con rapidez un dolor de cabeza pitta. Mezcla 1 cucharadita de sándalo en polvo con agua suficiente para formar una pasta, y aplícala sobre la frente y las sienes. Déjala sobre la piel durante media hora y retírala.

NASYA DE GHEE CALMANTE. Unas gotas de ghee templado en los orificios nasales resultarán eficaces para aliviar un dolor de cabeza tipo pitta.

TOMA ALGO DULCE. En ocasiones, un dolor de cabeza tipo pitta responde rápidamente si tomas algo dulce. Prueba con una pieza de fruta dulce o un poco de helado.

MINIMASAJE NOCTURNO. Por la noche, frótate las plantas de los pies y el cuero cabelludo con un poco de aceite *bhringaraj* o de aceite *brahmi*. Toma precauciones para no manchar de aceite la almohada y las sábanas.

CÚBRETE LA CABEZA. Si tienes un dolor de cabeza tipo pitta —o si eres propenso a su-frirlos—, no trabajes ni camines bajo el sol sin sombrero. Ponerte un sombrero te protege y evita el agravamiento de pitta, lo que ayuda a prevenir los dolores de cabeza.

PARA DOLORES DE CABEZA TIPO KAPHA

Si el dolor de cabeza sobreviene en invierno o primavera, aparece por la mañana o por la noche y empeora cuando te inclinas, se trata de un dolor de tipo kapha. A menudo se asocia con la sinusitis y la congestión nasal, y suele acompañar a los resfriados y a la tos. Puede producirse en casos de fiebre del heno y de otras alergias. El dolor de cabeza kapha suele ser sordo y profundo. Empieza en la parte superior y frontal del cráneo, baja por la frente y a veces llega hasta los senos paranasales.

VAPOR DE EUCALIPTO. Para aliviar de forma inmediata un dolor de cabeza kapha, vierte 10 gotas de aceite de eucalipto en agua hervida, cúbrete la cabeza con una toalla e inhala el vapor. Esto ayuda a aliviar la congestión y muchas veces hace desaparecer el dolor de cabeza por completo. El vapor de jengibre —hervir jengibre fresco o jengibre seco en polvo y luego inhalar el vapor— también resulta efectivo.

UTILIZA ESTE UNGÜENTO CALORÍFICO. Una pasta de jengibre calorífica también puede resultar bastante eficaz. Coge 1 cucharadita de jengibre en polvo, mézclala con agua suficiente como para formar una pasta y aplícala sobre la frente. También puedes poner un poco sobre el puente de la nariz y sobre los pómulos. Asimismo, resulta útil la pasta de *vacha* (cálamo) en polvo, y es más adecuada para individuos pitta, pues el jengibre en polvo puede quemarles la piel. Deja la pasta sobre la piel durante una media hora y luego retírala. *Ten cuidado cuando elimines la pasta de jengibre.* Evita que entre en contacto con los ojos.

Nota: La pasta de jengibre puede, en ocasiones, producir una sensación de quemazón en la piel, especialmente en individuos pitta. No es peligrosa, pero si empiezas a sentir una quemazón desagradable, elimina la pasta con agua templada.

UNGÜENTO PARA DOLORES DE CABEZA POR SINUSITIS. Para dolores de cabeza provocados por una sinusitis (que normalmente están relacionados con kapha), haz una pasta con ½ cucharadita de canela y agua en cantidad suficiente, y aplícala localmente.

Es hora de acudir al médico

Normalmente, los dolores de cabeza pueden aliviarse con remedios ayurvédicos. Sin embargo, si tienes un dolor de cabeza que dura más de dos días, si va acompañado de fiebre o de rigidez en el cuello, si experimentas también síntomas neurológicos como visión borrosa, dificultad de coordinación o de habla, pérdida de memoria, embotamiento o debilidad en los brazos o en las piernas; si te despiertas a media noche con dolor de cabeza o si los padeces a menudo y cada vez son más fuertes, consulta con el médico.

REMEDIO DE AGUA SALADA. En algunas personas, el dolor de cabeza tipo kapha puede aliviarse muy rápido con este remedio tan sencillo. Mezcla 1 cucharadita de agua templada y al menos ⅛ de cucharadita de sal para hacer una solución espesa y concentrada. Vierte entre 3 y 5 gotas de esta agua salada en cada orificio nasal. Con ello drenas y destaponas los senos paranasales y alivias el dolor de cabeza.

POSTURAS DE YOGA PARA LOS DOLORES DE CABEZA

En líneas generales, la persona que tiene dolor de cabeza debería hacer el Saludo a la Luna. También van bien algunas posturas de yoga como el Barco, el Loto Escondido, el Arco, la torsión de columna, la Palmera y ponerse de puntillas (en el apéndice 4 encontrarás las ilustraciones de las posturas de yoga). No son recomendables las posturas invertidas, como la postura sobre la cabeza, la Vela y el Arado.

Dolor de espalda

El dolor de espalda es un trastorno extraordinariamente común hoy en día. Se ha convertido en un riesgo laboral de muchos tipos distintos de trabajos. La gente fuerza los músculos de la espalda tanto al levantar una carga pesada como cuando está sentado ante un ordenador. El dolor de espalda puede también estar producido por factores emocionales y por lesiones, como las provocadas por un accidente automovilístico. Hay gente que padece hernia discal, que causa un fuerte dolor en la espalda. Sea cual fuere la causa de tu dolor, los siguientes remedios ayurvédicos caseros te proporcionarán alivio.

REMEDIOS HERBALES. Toma *yogaraj guggulu*, 1 pastilla 3 veces al día, o 1 pastilla de *kaishore guggulu* 2 o 3 veces al día. Cualquiera de estas dos fórmulas especiales ayurvédicas están disponibles en la mayoría de los suministradores de hierbas ayurvédicas (véase «Suministradores»).

• El dolor de espalda también se alivia con la hierba *musta*, que posee propiedades analgésicas musculares. Toma entre ¼ y ½ cucharadita 2 o 3 veces al día con agua templada.

• Las hierbas *tagara* y valeriana son relajantes musculares. Tomar ½ cucharadita de cualquiera de ellas con un poco de agua templada relajará los músculos que pueden estar provocando el dolor de espalda. También favorecerán el sueño reparador.

La mayor parte de los casos de dolor de espalda pueden tratarse eficazmente con estas hierbas, pero si el dolor está provocado por una fractura o una hernia discal, con frecuencia requiere atención médica intensiva.

FROTA LA ZONA CON UN POCO DE ACEITE. Frotar la zona dolorida de la espalda con aceite *mahanarayan* también alivia el dolor. Las personas vata y pitta deben frotar el aceite superficialmente, mientras que las kapha deben dar un masaje más profundo y prolongado.

También puedes probar este otro método: aplica sobre la zona afectada una pasta de jengibre en polvo mezclado con agua en cantidad suficiente. Déjala actuar entre 10 y 15 minutos, aclara y frota la espalda con aceite de eucalipto.

(¡A menos que el dolor esté localizado en el cuello o en la zona de los hombros, estas fricciones tendrá que dártelas algún amigo!).

DATE UN BAÑO HERBALIZADO CALIENTE. Para curar y relajar aún más los músculos, aplícate aceite *mahanarayan* en la espalda y, a continuación, date un baño caliente al que habrás añadido jengibre en polvo y bicarbonato sódico (⅓ de vaso de cada uno). Permanece en el agua entre 10 y 15 minutos. Puedes repetir este baño 2 o 3 veces por semana, los martes, jueves y sábados, por ejemplo.

UN ENEMA PUEDE ALIVIAR LA MOLESTIA. Es frecuente que las personas que sufren dolor de espalda padezcan también de estreñimiento, y puede ser difícil afirmar cuál es el efecto y cuál es la causa. El dolor de espalda puede deberse al estreñimiento crónico, pero también los espasmos musculares y la ansiedad que causa el dolor de espalda pueden inducir el estreñimiento. En cualquiera de los casos, un simple enema de decocción de *dashamoola* proporciona alivio.

Hierve 1 cucharada sopera de *dashamoola* en polvo en ½ litro de agua durante unos 5 minutos, déjalo enfriar y añádele ½ taza de aceite de sésamo. Cuando esté suficientemente frío, utilízalo como enema reteniendo el líquido 5 o 10 minutos, si puedes. Un enema de *dashamoola* y aceite de sésamo calma la dosha vata y ayuda a aliviar tanto el estreñimiento como el dolor (en el apéndice 3 encontrarás las indicaciones de uso de los enemas).

ESTIRAMIENTOS SUAVES. Unos ejercicios de yoga suaves pueden ayudar a aliviar el dolor de espalda.

Importante: Todas las posturas de yoga deben aprenderse con un profesor de yoga cualificado, pero sobre todo cuando tienes dolor de espalda. En esos casos no debes hacer ninguna sin una guía dirección experta. Esto se aplica especialmente a los casos de hernia discal.

En líneas generales, las siguientes posturas pueden resultar útiles:

Postura del Camello
Postura de la Vaca
Torsión de columna
Postura de la Langosta
Postura del Loto
Postura del Este
Postura de la Palmera
Postura del Pez suave y modificada

Todas ellas pueden utilizarse tanto como medida preventiva como para aliviar el dolor de espalda. De todas formas, repito que debes seguir los consejos de un profesor cualificado (en el apéndice 4 encontrarás ilustraciones de las posturas de yoga).

MÁS CONSEJOS PARA CURAR EL DOLOR DE ESPALDA

• Muchas veces el dolor de espalda es consecuencia de un exceso de vata, por lo que resulta útil reducir el consumo de alimentos que aumenten esta dosha. Evita la mayor parte de las legumbres, incluidos los frijoles negros, las alubias pintas, las alubias adzuki y los garbanzos. Evita las ensaladas crudas y frías (en el capítulo 8 encontrarás más información sobre la dieta adecuada para aplacar vata).

• Evita toda exposición al frío o al viento frío.

• Siéntate en silencio y medita u observa tu respiración. Esto te ayudará a relajar los músculos tensos (en el capítulo 7 encontrarás sugerencias sobre la meditación).

• No uses zapatos de tacón.

• No intentes correr, saltar ni hacer ningún otro ejercicio fuerte; en su lugar haz unos estiramientos suaves de yoga, como mencionamos anteriormente.

• La actividad sexual debe minimizarse.

Estas indicaciones te ayudarán a curar el dolor de espalda y a evitar que en el futuro vuelva a aparecer.

Dolor de estómago

Véase también «Indigestión»

El dolor de estómago es un síntoma muy ambiguo. Puede tener muchas causas: acidez de estómago, indigestión ácida, estreñimiento, haber tomado alimentos equivocados, incluso toxicidad en el hígado. Todos estos factores, y algunos más, pueden provocar molestias y dolores abdominales.

Para tratar el estómago de forma inteligente y eficaz lo primero que debemos hacer es descartar posibles causas graves, como apendicitis, enteritis, gastritis y cólicos. Puede que necesites la ayuda de un médico para determinar la causa. Sin embargo, para un dolor de vientre común, el ayurveda ofrece numerosos remedios caseros sencillos, naturales y efectivos.

REMEDIOS HERBALES

• Mezcla ⅓ de cucharadita de comino en polvo, una pizca de asafétida y una pizca de sal gema. Mastícalo bien y trágalo con agua templada.

• Para el dolor de estómago asociado con diarrea, frota la zona del estómago, alrededor del ombligo, con un poco de zumo de jengibre fresco.

• Prueba la hierba ayurvédica *shankavati*. Normalmente se puede conseguir en pastillas; toma 1 dos veces al día, por la mañana y por la noche. Eso aliviará el dolor de estómago.

• Si no encuentras *shankavati*, toma *lasunadivati*, 1 pastilla 2 veces al día, después de las comidas.

• Otra hierba muy útil es la *ajwan* (semilla de apio indio) que normalmente puede adquirirse en tiendas indias. Mezcla ½ cucharadita con ¼ de cucharadita de bicarbonato sódico, mastica bien esta mezcla y trágala con un poco de agua templada.

• Si esto no te alivia el dolor de estómago, mezcla un poco de hinojo tostado, comino tostado y semilla de cilantro tostada, y mastica aproximadamente ½ cucharadita de esta mezcla (tuesta las semillas individualmente —es decir, cada tipo por separado— en una sartén de hierro colado y remueve constantemente para que no se quemen. A continuación, mézclalas).

Para aliviar la indigestión, toma ¼ de taza de zumo de cebolla fresca con ½ cucharadita de miel y ½ cucharadita de pimienta negra.

DOS INFUSIONES HERBALES

• Prepara una infusión de comino, cilantro e hinojo. Mezcla estas tres hierbas en cantidades iguales y utiliza ½ cucharadita por cada taza de agua. Tómala 2 o 3 veces al día para aliviar el dolor de estómago.

• También puedes preparar otra infusión sencilla con cantidades iguales de hierbas occidentales comunes: angélica, manzanilla y consuelda. Mézclalas y pon aproximadamente ½ cucharadita en agua caliente.

LA CLAVE DE LA PREVENCIÓN DEL DOLOR DE ESTÓMAGO

La mayor parte de las veces, el dolor de estómago es consecuencia de una indigestión y de un agni (fuego digestivo) bajo. He aquí cuatro formas de encender el agni:

• Una de las mejores hierbas para fortalecer el fuego digestivo es el jengibre. Antes de cada comida pica o ralla un poco de jengibre fresco, añádele unas gotas de zumo de lima y una pizca de sal y tómalo. También puedes cortar una rodaja fina de jengibre, ponerle un poco de sal y masticarla.

• La infusión de jengibre también aumenta el fuego gástrico y reduce el dolor de estómago. Hierve un poco de jengibre fresco (rallado, picado o en rodajas) o utiliza jengibre en polvo para preparar una infusión, y tómala 2 o 3 veces al día.

• Un poco de *draksha* (vino herbal ayurvédico) antes de las comidas puede ayudar a encender el fuego digestivo. Toma entre 2 y 4 cucharadas soperas mezcladas con una cantidad igual de agua. También puedes tomar unos sorbos de oporto o de algún otro vino dulce.

• Otra forma sencilla de avivar el fuego digestivo es tomar hoja de laurel. Pon en infusión ½ cucharadita de hojas de laurel machacadas o molidas en una taza de agua caliente durante 10 minutos. Añade una pizca de cardamomo y tómala después de comer.

REMEDIOS
Y RECOMENDACIONES ADICIONALES

COME LIGERO. Si te duele el estómago, evita las comidas pesadas, las legumbres, la carne y los cereales más pesados, como el trigo. Es preferible seguir una dieta de kitchari, una combinación de arroz y dal muy fácil de digerir (en la página 65 encontrarás una receta básica de kitchari). Entre comidas puedes tomar un poco de zumo de fruta.

PARA LA INDIGESTIÓN CRÓNICA. Para combatir la mala digestión crónica y el dolor de estómago frecuente, prepara esta mezcla herbal:

Trikatu   1 parte
Chitrak   2 partes
Kutki   1 parte

Toma ¼ de cucharadita antes de las comidas con un poco de miel y de zumo de jengibre fresco. Si no tienes jengibre fresco, utiliza miel. Esta mezcla te ayudará a fortalecer el fuego digestivo.

NO HAGAS EJERCICIO. Cuando tienes el estómago mal, el ayurveda recomienda que te limites a descansar, leer y relajarte todo lo que puedas hasta que desaparezca el problema. El ejercicio, incluidas las *asanas* de yoga, no son recomendables.

Dolor de garganta

El dolor de garganta es producto de la irritación y la inflamación de la garganta. Este problema suele ser bastante fácil de remediar con métodos ayurvédicos.

HAZ GÁRGARAS. Posiblemente el remedio más sencillo, y muy eficaz, para combatir el dolor de garganta sea hacer gárgaras. El ayurveda recomienda utilizar 1 taza de agua caliente (no tan caliente que te vaya a quemar la garganta) con ½ cucharadita de cúrcuma y ½ cucharadita de sal. Haz gárgaras con esta mezcla por la mañana y por la noche.

LECHE DE CÚRCUMA. Un vaso de leche caliente hervida con ½ cucharadita de cúrcuma también resulta muy útil para tratar este problema.

INFUSIÓN HERBAL CALMANTE. Otro remedio que funciona bien es la infusión de jengibre, canela y regaliz en las siguientes proporciones:

Jengibre   2 partes
Canela   2 partes
Regaliz   3 partes

Pon en infusión 1 cucharadita de esta mezcla herbal entre 5 y 10 minutos, y tómala hasta 3 veces al día.

ALIMENTOS QUE DEBES EVITAR. Cuando

Es hora de acudir al médico

Si el dolor de garganta persiste durante varios días a pesar de estar probando estos remedios, acude a un profesional médico.

te duela la garganta, es importante no tomar productos lácteos como queso, yogur y helado. Evita también los alimentos fermentados.

Nota: La taza de leche templada con cúrcuma que hemos recomendado anteriormente es una excepción. Sí debes evitar los productos lácteos *fríos*, que forman mucosidad y exacerban el dolor de garganta.

POSTURAS DE YOGA. La postura de yoga conocida como el León se ha considerado tradicionalmente como muy eficaz para aliviar el dolor de garganta. También resulta efectivo el Yoga Mudra (en el apéndice 4 aparecen las posturas de yoga).

EJERCICIO RESPIRATORIO. También puedes practicar *bhramari* (Respiración del Zumbido de la Abeja), que se describe en el capítulo 6.

Dolor de muelas

Véase también «Cuidado ayurvédico de los dientes y de las encías» y «Enfermedades de las encías»

El dolor de muelas puede ser producto de una retracción de las encías, de una ca-

ries, de sensibilidad por hiperacidez o de una infección.

Si el problema es un exceso de acidez, la persona tiende a sufrir ardor de estómago e indigestión ácida, además de dolor de muelas. Puedes controlar la acidez con una dieta para apaciguar pitta, evitando especialmente los alimentos especiados, los encurtidos, los cítricos y los alimentos fermentados (véase capítulo 8).

Cuando existen caries o retracción de encías, las raíces de las muelas y de los dientes pueden quedar expuestas. Estas zonas, llenas de terminaciones nerviosas, se vuelven sensibles al frío o al calor (la sensibilidad al frío es señal de retracción de las encías, mientras que la sensibilidad al calor indica una infección).

Para combatir cualquier dolor de muelas, aplica un poco de aceite de árbol de té o de clavo con un bastoncillo de algodón a la zona dolorida. También puedes colocar un trocito de alcanfor natural comestible (no el sintético, que es venenoso) junto a la muela dolorida. La saliva se mezclará con el alcanfor y ayudará a aliviar el dolor (en el apéndice 2 encontrarás instrucciones para preparar aceites medicados).

De todas formas, no te conformes con librarte del dolor. Si tienes una caries, asegúrate de eliminarla. Y para evitar problemas futuros, sigue las recomendaciones para tener dientes y encías saludables que aparecen en la sección titulada «Cuidado ayurvédico de los dientes y de las encías».

Dolor de oídos

Si el conducto auditivo se seca y se cuartea por un exceso de vata, puede empezar a doler. Puede que incluso el tímpano se ponga tenso y duela.

De todas formas, antes de tratar un dolor de oídos es muy importante descartar una serie de posibilidades, como infección (otitis externa o interna), perforación de tímpano o un exceso de grasa que pueda estar provocando una presión sobre el oído (véase «Cerumen»). Una vez descartadas estas posibilidades, podemos tratar el problema vata.

ACEITE DE ÁRBOL DE TÉ. Para empezar, tira hacia abajo del lóbulo de la oreja problemática. Si duele, significa que existe una otitis externa. Para curar esta infección, coge un bastoncillo de algodón y mójalo en aceite de árbol de té, un desinfectante natural maravilloso que se obtiene con facilidad en los herbolarios y en algunas farmacias. A continuación, aplica el aceite al oído con el bastoncillo.

> *Nota:* Cuando el aceite de árbol de té se aplica solo, puede producir una sensación de quemazón en pieles sensibles, por lo que es preferible diluirlo utilizando entre 10 y 20 gotas de aceite de árbol de té en 50 mililitros de aceite de sésamo.

ACEITE DE ÁRBOL DE TÉ CON NIM. Para conseguir un tratamiento más efectivo, combina el aceite de árbol de té con aceite de nim. Tampoco debes utilizar el extracto de nim puro. Mezcla entre 10 y 20 gotas de nim con aceite de sésamo y, a continuación, añade el aceite de árbol de té. Aplica suavemente unas gotas de esta mezcla de aceites al conducto auditivo.

HIERBAS ANTIBIÓTICAS. Al mismo tiempo que estás tratando la infección desde el exterior con aceite de árbol de té, puedes tomar por vía interna una infusión de cúrcuma, equinácea e hidrastis:

> *Cúrcuma   1 parte*
> *Hidrastis   1 parte*
> *Equinácea   1 parte*

Revuelve ½ cucharadita de esta mezcla en agua caliente, deja en infusión unos minutos y bebe. También puedes sencillamente tragar ½ cucharadita de hierbas en polvo mezcladas con 1 cucharadita de miel. Tómalo 3 veces al día después de las comidas durante 1 semana. Esta poderosa fórmula antiséptica y antibiótica te ayudará a controlar la infección del oído.

ASAFÉTIDA. También puedes coger un trocito de algodón, ponerle un pellizco de asafétida y enrollarlo como si fuera una cápsula. A continuación, introduce el algodón en el oído. Los vapores de la asafétida aliviarán rápidamente el dolor de oídos.

ZUMO DE CEBOLLA. Mezcla 1 cucharadita de zumo de cebolla fresco y ½ cucharadita de miel. Remueve bien y vierte entre 5 y 10 gotas en el oído afectado. La mezcla debe estar a temperatura ambiente o un poco más templada antes de verterla en el oído.

CALOR. El dolor de oídos también puede aliviarse con calor. Coge un pañuelo y ponlo sobre un puchero templado (no caliente), dóblalo y colócatelo sobre el oído para darle un poco de calor externo calmante.

Edema

Véase también «Edema durante el embarazo»

De repente, una mañana, una persona puede levantarse con los ojos hinchados, un pie hinchado, la nariz hinchada o un dedo del pie hinchado; cualquier parte del cuerpo puede hincharse. Quizá aparezcan también otros síntomas asociados con la hinchazón, como dolor o picor. En ocasiones, el edema puede estar relacionado con una lesión —un golpe, quizá— o puede deberse a una rotura de ligamentos. Es posible que el líquido esté filtrándose de los vasos sanguíneos como consecuencia de haber estado un tiempo prolongado de pie o caminando. Los pies o los tobillos pueden también hincharse debido a una mala circulación. El edema puede ser el resultado de una reacción alérgica o de la picadura de un insecto.

Como son tantas las causas posibles de la hinchazón, descubrir la que corresponde en cada momento es esencial para poder aplicar el tratamiento más eficaz. De todas formas, las siguientes recomendaciones deberían resultar útiles.

APLICA UN UNGÜENTO CURATIVO. En el lugar de la inflamación, aplica una pasta hecha de cúrcuma y sándalo rojo. Mezcla cantidades iguales de estas hierbas pulverizadas, añade agua en cantidad suficiente para hacer una pasta y aplícala.

Nota: No dejes que esta mezcla de cúrcuma y sándalo entre en contacto con los ojos; puede irritarlos y provocar conjuntivitis.

LEVANTA LOS PIES. Si el edema está en los pies, levántalos. Siéntate en un asiento cómodo con las piernas descansando sobre un escabel o una mesita, o colócate un par de almohadones bajo los pies. Al acostarte, pon unas almohadas debajo de los pies. Con ello irás poco a poco drenando el exceso de líquidos y aliviarás la hinchazón.

PARA LAS PICADURAS DE INSECTOS. Para las inflamaciones que aparecen como consecuencia de picaduras de insectos, utiliza aceite de nim y árbol de té por vía tópica. El veneno del insecto irrita la piel, y el aceite de nim y el de árbol de té mezclados en cantidades iguales neutralizan su toxicidad y minimizan el edema. También resulta eficaz el aceite de nim solo (en el epígrafe «Mordeduras y picaduras» encontrarás más sugerencias).

ANTIHISTAMÍNICO NATURAL PARA LAS ALERGIAS. Si la inflamación se debe a una alergia, toma antihistamínicos en forma de zumo de cilantro fresco. Corta un poco de cilantro fresco y ponlo en la batidora con ⅓ de taza de agua. Bate, cuela y bebe inmediatamente. También puedes aplicar la pulpa localmente sobre la zona inflamada (en el epígrafe «Alergias» encontrarás más sugerencias).

INFLAMACIÓN DEL DEDO PROVOCADA POR UN ANILLO. La inflamación de los dedos puede deberse a un anillo demasiado apretado. Quítatelo. Si no sale con facilidad, levanta la mano por encima de la cabeza o métela unos minutos en agua helada y, a continuación, ponte un poco de jabón o de aceite sobre el dedo para que esté resbaladizo. Si esto no funciona, quizá haya que cortar el anillo. Eso restablecerá el flujo correcto de la sangre y aliviará el edema.

HIERBAS PARA MEJORAR LA CIRCULACIÓN. También una mala circulación puede provocar edema. Para mejorarla, mezcla:

Punarnava   5 partes
Manjistha   3 partes
Gokshura   3 partes

Toma ½ cucharadita dos veces al día, después de las comidas, con un poco de agua templada.

EJERCICIO LOCAL PARA MEJORAR LA CIR-CULACIÓN. Además de tomar la fórmula herbal anterior, hacer un poco de ejercicio con la parte del cuerpo que esté inflamada debe mejorar la circulación y reducir la hinchazón. Llena un cazo o un cubo con agua caliente y pon a remojo una «bolsita» de semillas de mostaza. La «bolsita» se prepara envolviendo 2 cucharadas soperas de semillas de mostaza en un pañuelo o en una gasa. Échala en el cubo en el que hayas introducido el tobillo, el dedo o aquella parte del cuerpo que esté hinchada. Mientras lo remojas, flexiona la parte inflamada y haz un poco de ejercicio bajo el agua para aumentar la circulación sanguínea.

REMEDIOS PARA
LA INFLAMACIÓN LOCALIZADA

• *Para la hinchazón de la nariz*, haz *nasya* con aceite *brahmi* o ghee solo (véase apéndice 3).

• *Para la hinchazón de los ojos*, aplica unas gotas de agua de rosas pura. Por regla general, se puede conseguir agua de rosas en una solución al 3 por 100; pero si deseas prepararla en casa, utiliza rosas ecológicas y deja reposar tanto los pétalos como el cáliz en agua destilada durante varias horas; a continuación, cuela y utiliza el agua.

• *Para los tobillos hinchados*, aplica una pasta de cúrcuma y sándalo rojo.

• *Para una rotura de ligamento*, aplica un poco de aceite *mahanarayan* por vía tópica. Por vía interna, toma *kaishore guggulu* de 200 mg dos veces al día.

• *Para la hinchazón de la cara.* Algunos parásitos, como las amebas, la giardia y los oxiuros pueden provocar hinchazón en la cara. Si has establecido que esta es la causa de tu problema, la siguiente fórmula te resultará eficaz:

Vidanga   3 partes
Nim   3 partes
Shardunika   3 partes

Toma ½ cucharadita dos veces al día después de la comida y de la cena.

Edema durante el embarazo

Véase también «Edema»

Durante el embarazo, el aumento del tamaño del útero ejerce presión sobre los vasos sanguíneos de la pelvis y los constriñe, lo que da lugar a hinchazón en los pies. Esta hinchazón puede también deberse a falta de proteínas, de hierro o de ejercicio. También puede ser consecuencia de una presión arterial elevada o de mala circulación. Sea cual fuere la causa, es importante tratarlo.

REMEDIOS HERBALES EFECTIVOS

TOMA INFUSIÓN DE COMINO, CILANTRO E HINOJO. Mezcla cantidades iguales de estas tres hierbas y utiliza entre ¼ y ½ cucharadita de cada una por cada taza de agua caliente. Tómala 2 o 3 veces al día.

Es hora de acudir al médico

En determinados casos extremos, durante la última etapa del embarazo la placenta libera toxinas y provoca una enfermedad que se caracteriza por un aumento de la presión sanguínea y la inflamación de las éxtremidades. Puede aparecer proteinuria, convulsiones y coma. Esta enfermedad tan peligrosa se denomina eclampsia o toxemia del embarazo. No puede tratarse con remedios caseros y exige supervisión y cuidados médicos inmediatos y expertos.

De todas formas, la siguiente fórmula herbal ayudará, como complemento del tratamiento, a aliviar las convulsiones:

Brahmi
Jatamamsi
Shanka pushpi

Mezcla estas hierbas en igual cantidad. Prepara una infusión con ½ cucharadita de la mezcla y tómala dos veces al día.

Nota: Si se produce un edema generalizado de todo el cuerpo (incluido, en los hombres, edema del pene y del escroto), estamos ante una enfermedad muy grave y peligrosa que exige tratamiento inmediato.

UTIIZA UNA INFUSIÓN DIURÉTICA. Si el edema es grave, algunas infusiones de hierbas diuréticas pueden ayudar a estimular los riñones. Prepara una infusión de *punarnava* o *gokshura*, o mezcla las dos en igual proporción y utiliza 1 cucharadita por cada taza de agua caliente. Tómala 2 o 3 veces al día. Esta infusión actúa como diurético suave y eliminará la hinchazón.

PARA COMBATIR LA HIPERTENSIÓN. Utiliza estas hierbas:

Baya de espino albar
Flor de la pasión
Arjuna

Mézclalas en cantidades iguales y prepara una infusión con 1 cucharadita de la mezcla. Tómala dos veces al día, después de las comidas, hasta que se normalice la situación. Esta infusión tan sencilla regula con mucha eficacia la presión sanguínea (en el epígrafe «Hipertensión» encontrarás más sugerencias).

SI EL PROBLEMA ESTÁ PROVOCADO POR LA ANEMIA. El edema puede ser debido a la anemia. La anemia por déficit de ácido fólico es común durante el embarazo, y la deficiencia de hierro no es rara. Puedes hacerte análisis para determinar si padeces alguna de estas deficiencias. Si así fuere, al proporcionar a tu organismo los ingredientes que le faltan conseguirás reducir o eliminar el edema. Véanse más sugerencias en el epígrafe «Anemia».

DEFICIENCIA DE PROTEÍNAS. La falta de proteínas puede también ser la culpable. Si determinas que ese es tu caso, toma más alimentos proteicos como, por ejemplo, productos de soja.

EJERCICIO. Caminar todos los días durante 20 o 30 minutos mejora la circulación y ayuda a reducir la hinchazón.

EVITA LA SAL. La sal provoca que el cuerpo retenga agua y favorece la aparición de edema.

ELEVA LOS PIES. Cuando vayas a permanecer tumbada, colócate una almohada debajo de los pies. Esto permitirá drenar el agua y ayudará a disminuir gradualmente el edema.

Enfado y hostilidad

El enfado y la hostilidad son señales de un agravamiento de pitta en el sistema nervioso. Para que nuestro entendimiento y nuestro juicio sean correctos, necesitamos pitta, pero cuando esta dosha se altera o se desequilibra, provoca malentendidos y juicios equivocados, lo que conduce al enfado y a la hostilidad. El objetivo del ayurveda es devolver a la dosha pitta su función constitucional normal.

He aquí algunos remedios caseros sencillos para refrescar esa pitta ardorosa y mantener el genio bajo control.

DIETA. Este punto es, quizá, el más importante. Las personas que se encolerizan con facilidad, o a menudo, deberían seguir una dieta apaciguadora de pitta (véase capítulo 8), evitando especialmente los alimentos calientes, especiados y fermentados, los cítricos y las frutas amargas. Deben elegir alimentos sencillos y no irritantes, y bebidas frescas, además de evitar el alcohol y las bebidas con cafeína.

MANTENERSE FRESCO. Tampoco resultan recomendables para las personas con un tipo corporal pitta las saunas ni los baños de vapor, acalorarse haciendo ejercicio o practicando deportes ni estar demasiado tiempo al sol. En otras palabras, deben mantenerse al fresco.

MASAJE CON ACEITE. Frota un poco de aceite *bhringaraj* o de aceite de coco sobre el cuero cabelludo y en las plantas de los pies. Eso ayudará a reducir el exceso de pitta (en el apéndice 2 encontrarás instrucciones para preparar ghees y aceites herbalizados). Puedes hacerlo todas las noches antes de acostarte para moderar pitta de forma regular. Asegúrate de ponerte unos calcetines viejos y un gorro o una toalla sobre la almohada para impedir que el aceite la manche.

UTILIZA ACEITE DE SÁNDALO. Otra forma sencilla y eficaz de ayudar a equilibrar las emociones es poner una gota de aceite esencial de sándalo en la zona del «tercer ojo», entre las cejas, así como en la garganta, en el esternón, en el ombligo, en las sienes y en las muñecas. Una pequeña cantidad de aceite es suficiente.

INFUSIONES HERBALES. Bebe infusión de manzanilla, tulsi y rosa.

Manzanilla   1 parte
Tulsi (albahaca sagrada)   1 parte
Polvo de pétalos de rosa   2 partes

Haz una infusión con ½ cucharadita de esta mezcla en 1 taza de agua caliente, deja enfriar y bebe. Puedes tomarla 3 veces al día, después de cada comida.

• También puedes utilizar una fórmula aún más sencilla. Prepara una infusión de ½ cucharadita de manzanilla y 1 cucharadita de hojas de cilantro frescas y muy picadas en 1 taza de agua caliente dejando las hierbas reposar unos 10 minutos. Deja que se enfríen y bébela.

TOMA UNA BEBIDA QUE APACIGÜE PITTA. En una taza de zumo de uva pon ½ cucharadita de comino, ½ cucharadita de hinojo y ½ cucharadita de sándalo en polvo. Esta bebida refrescante, apaciguadora de pitta, te ayudará a aplacar los sentimientos iracundos y otros síntomas pitta como el ardor de estómago.

NASYA DE GHEE. Moja el dedo meñique en un tarro de *brahmi* ghee (o ghee solo, si no has preparado *brahmi* ghee) y lubrica el interior de la nariz con una pequeña cantidad de pasta (asegúrate de que tienes las uñas bien recortadas para no arañarte). A continuación, inhala suavemente el ghee hacia arriba. Esto envía un mensaje tranquilizador al cerebro. Te calmarás bastante y el enfado y la hostilidad se disolverán como una nube en el cielo.

HAZ EJERCICIOS DE RESPIRACIÓN. Un *pranayama* refrescante que ayuda a disipar el enfado es *shitali pranayama*. Forma un tubo con la lengua; aspira profundamente por la boca llevando el aire hasta el vientre; contén la respiración durante unos segundos; exhala por la nariz. Haz unas doce repeticiones (véase la ilustración en el capítulo 6).

POSTURAS DE YOGA. Entre las *asanas* de yoga apropiadas para pitta están las posturas del Camello, la Cobra, la Vaca, el Barco, la Cabra y el Puente (en el apéndice 4 encontrarás ilustraciones de las posturas de yoga). Evita la postura sobre la cabeza y demás posturas invertidas, como el Arado y la Vela. No hagas el Saludo al Sol; en tu caso es preferible el Saludo a la Luna.

MEDITA. Existe un antiguo método de meditación que nos invita a observar cómo van y vienen nuestras emociones sin ponerles nombre ni intentar siquiera hacerlo. A medida que van aflorando los sentimientos, respira hondo y exhala las emociones.

Enfermedad fibroquística de las mamas

Según los principios del ayurveda, la enfermedad fibroquística de las mamas es un trastorno kapha. Se origina un exceso de kapha que da lugar a congestión, aumento del tamaño de las mamas, sensibilidad y desarrollo de tejido fibroquístico.

MASAJE SUAVE. Para ayudar a reducir la acumulación de kapha, aplica 1 cucharadita de aceite de ricino templado a las mamas y masajea suavemente de dentro afuera, es decir, del esternón hacia las axilas. Date este masaje suave antes de una ducha caliente.

También puedes darte un masaje con jabón durante la ducha, de nuevo desde el centro del pecho hacia afuera.

Este tipo de masaje aumenta la circulación del tejido mamario y estimula el drenaje linfático hacia las axilas. Con ello se pueden minimizar los cambios fibroquísticos.

Este masaje aliviará también la sensibilidad de las mamas (en el epígrafe «Mamas doloridas» encontrarás más sugerencias).

REMEDIO HERBAL EFECTIVO. Para prevenir la aparición de fibroquistes en las mamas, utiliza la siguiente fórmula herbal:

Kutki   2 partes
Chitrak   2 partes
Punarnava   5 partes

Esta combinación herbal (½ cucharadita 2 veces al día) te ayudará a prevenir la acumulación de kapha en las mamas que da lugar al desarrollo de tejido fibroquístico.

DIETA REDUCTORA DE KAPHA. Como los fibroquistes mamarios son consecuencia de un exceso de kapha, te resultará útil seguir la dieta reductora de kapha. Evita los productos lácteos, los alimentos y bebidas fríos, las carnes fuertes, el trigo y todos los dulces excepto la miel (en el capítulo 8 encontrarás las directrices alimentarias).

POSTURAS DE YOGA. Te vendrá bien hacer algunas posturas de yoga a diario. Incluye la Langosta, el Arco, el Barco, la torsión de columna y la Vela en tu «rutina» de posturas (en el apéndice 4 encontrarás las ilustraciones de las posturas de yoga).

Enfermedades de las encías

Véase también «Cuidado ayurvédico de los dientes y de las encías»

Entre las enfermedades de las encías encontramos la retracción de las encías, la gingivitis y las encías inflamadas. Desde un punto de vista ayurvédico, el exceso de la dosha vata da lugar a la retracción de las encías, mientras que es la dosha pitta la responsable del sangrado, la gingivitis y la inflamación de las mismas.

PARA EL CUIDADO GENERAL. Para la limpieza general de los dientes y el cuidado de las encías, la odontología ayurvédica recomienda el uso de determinadas hierbas amargas y astringentes, en particular el nim, que es amargo, y *lodhra*, *kushtha* y *bilva*, que son astringentes. Puedes preparar un limpiador excelente con el que cepillarte los dientes mezclando estas hierbas pulverizadas. Puedes utilizar *nim* con cualquiera de las otras tres, mezcladas en igual proporción.

También resulta beneficioso aclararse la boca con una infusión de estas hierbas.

Puedes comprar cualquiera de los diversos dentífricos con nim y otras hierbas ayurvédicas en los herbolarios o por correo (véase «Suministradores»).

PARA LA RECESIÓN DE LAS ENCÍAS. La recesión de las encías deja al aire las raíces de los dientes, lo que hace que tanto las encías como las piezas dentarias estén más sensibles al frío y sean más propensas a contraer infecciones. Para solucionar este problema, llénate la boca con aceite de sésamo templado y enjuágate con él durante unos 3 minutos antes de acostarte. A continuación, masajea bien las encías con el dedo índice.

Es preferible no aclararse la boca después; deja que permanezca en ella el residuo del aceite.

PARA LAS ENCÍAS SANGRANTES Y LA GINGIVITIS. La infusión de *triphala* es eficaz contra la gingivitis y las encías sangrantes. El *triphala* tiene propiedades astringentes y es hemostático, es decir, detiene las hemorragias. Las gárgaras y el aclarado de la boca con infusión de *triphala* son útiles para combatir ambos problemas.

• Una taza de zumo de naranja con ½ cucharadita de azúcar natural y una pizca de comino ayudarán a combatir las encías sangrantes.

• Bebe el zumo de ½ limón exprimido en una taza de agua.

• También son beneficiosas las manzanas crudas. Tomar una manzana cruda aproximadamente una hora después de las comidas ayuda a limpiar los dientes y a curar las encías. Las peras también son muy apropiadas.

• Come un poco de melón masticándolo lentamente (también al menos una hora después de comer).

• Prueba a tomar entre 10 y 20 frambuesas 2 o 3 veces al día con el estómago vacío (no las mezcles con ningún producto lácteo).

• El masaje de las encías con aceite de coco también puede ayudar a curar la gingivitis y las encías sangrantes.

PARA LAS ENCÍAS INFECTADAS. El aceite de árbol de té es efectivo para tratar las encías infectadas y doloridas, así como el aceite de clavo. Ambos ayudan a reducir el dolor y a curar la infección. Lo único que tienes que hacer es poner una gota de aceite de árbol de té o de clavo directamente en el punto dolorido. También un pedacito de alcanfor natural, comestible, alivia el dolor de las encías (no utilices alcanfor sintético, porque es venenoso).

• El hilo dental con aceite de árbol de té cuida las cavidades infectadas de las encías, por debajo de la unión con los dientes. Existen algunas marcas comerciales de hilo dental tratado con aceite de árbol de té, pero también puedes mojar tú mismo el hilo en el aceite antes de utilizarlo.

Erupciones y urticarias

Las erupciones cutáneas y las urticarias indican un exceso de pitta o de calor en el cuerpo. El tratamiento ayurvédico consiste en refrescar tanto desde el interior como desde el exterior.

PARA UN ALIVIO INMEDIATO. Sea cual fuere la causa de la erupción —una alergia, la picadura de un insecto o cualquier otra cosa—, el jugo de cilantro proporciona un alivio inmediato. Lava cilantro fresco, pícalo, ponlo en la batidora, añádele ⅓ de taza de agua y bátelo. Bebe el jugo y aplica la pulpa directamente sobre la piel.

SOLUCIONES TÓPICAS. Los siguientes remedios, aplicados directamente sobre la piel, ayudarán a aliviar y a curar erupciones y urticarias:

• Si dispones de un coco fresco, ábrelo y aplica el agua a la erupción.

• También el melón alivia las erupciones y urticarias. Tómate una raja y frótate la piel con la parte interior de la cáscara (no la piel dura exterior). También puedes utilizar una raja de sandía: come la parte roja y frótate la piel con la parte blanca de la cáscara.

• Para calmar erupciones, urticarias y otros trastornos producidos por una pitta elevada, como las náuseas, disuelve 1 cucharadita de cilantro, ½ cucharadita de comino y 1 cucharadita de azúcar natural en una taza de leche caliente. Tómalo una o dos veces al día.

• Puedes utilizar un ungüento de sándalo y cúrcuma en polvo mezclados con leche de cabra. Esta pasta es muy curativa para la piel. La fórmula es sencilla:

Cúrcuma   1 parte
Sándalo en polvo   2 partes

Mezcla una cucharadita de polvo en esta proporción con suficiente leche de cabra como para formar una pasta y aplícalo a la zona afectada. Se puede utilizar leche de vaca, pero la de cabra es más efectiva. TEN EN CUENTA que vas a tener la piel amarilla durante un tiempo —hasta 3 o 4 días— después de usar la pasta.

PARA USO INTERNO. He aquí una fórmula efectiva para facilitar la curación de la piel desde el interior:

Cilantro   2 partes
Comino   1 parte
Azúcar crudo natural   2 partes

Diluye ½ cucharadita de esta mezcla en una taza de leche caliente y tómala una o dos veces al día hasta que estés curado.

Esfuerzo ocular (astenopia)

Véase «Cuidado ayurvédico de los ojos» e «Irritación ocular»

Esguinces y torceduras

Bajarse mal de la acera, perder el equilibrio cuando vas caminando (algo que resulta especialmente fácil cuando llevas zapatos de tacón) o caerse sobre una mano estirada son circunstancias que pueden provocar una torsión repentina del tobillo, la muñeca o la cadera, lo que puede dar lugar a un esguince o a una torcedura.

Aunque los esguinces y las torceduras se parecen, no son lo mismo. Un esguince afecta a los ligamentos y es un trastorno pitta. Está provocado por un estiramiento excesivo, o incluso por la rotura del ligamento, y produce dolor, inflamación y decoloración negruzca. Una torcedura afecta a los músculos, es debida a vata y no produce moratón, aunque sí dolor.

VENDA LA ZONA. Si se produce un esguince o una torcedura, venda la zona con un vendaje elástico en cuanto puedas.

TOMA UN POCO DE ZUMO. A continuación, toma un poco de zumo de piña o de granada. Estos zumos contienen una enzima que combate la irritación y actúa como antiinflamatorio. Con ello ayudas a aplacar pitta y aceleras el proceso de curación.

PONLO A REMOJO. Si te tuerces un tobillo, pon el pie a remojo en agua caliente con un saquito de semillas de mostaza. Para prepararlo, pon 2 cucharaditas de semillas de mostaza marrón en un pañuelo, en una gasa o en algún otro paño ligero, y anúdalo. Sumerge la bolsita en agua caliente.

Para aliviar la inflamación, sumerge el pie durante 15 minutos en agua caliente con 2 cucharadas soperas de sal por cada 4 litros de agua.

APLICA UN UNGÜENTO CURATIVO. Prepara una pasta con ½ cucharadita de cúrcuma y ½ de sal, y agua suficiente para formar una pasta. Utiliza agua fresca. Aplícala a la lesión para aliviar la inflamación.

Si se trata de una torcedura en lugar de un esguince, utiliza una pasta *caliente* de cúrcuma y sal para aplacar vata.

REMEDIO HERBAL. Si no sabes si se trata de un esguince o de una torcedura, toma cápsulas de *kaishore guggulu* (200 mg dos veces al día). Esta fórmula herbal ayudará a curar las dos cosas.

Sugerencia: Si deseas evitar esguinces y torceduras de tobillo, no te pongas zapatos de tacón.

Espasmos abdominales

Véase «Calambres musculares y espasmos»

Estreñimiento

El estreñimiento es un trastorno vata que expresa cualidades de esta dosha tales como sequedad y dureza. Puede estar provocado por una ingesta insuficiente de fibra en la dieta, por una ingesta insuficiente de agua, por falta de ejercicio, por comer mucha carne o por otros muchos factores. El estreñimiento provoca distensión abdominal y molestias, flatulencia y dolor, dolor de cabeza y mal aliento, y puede ser causa de absorción de toxinas en el colon. Por eso es conveniente evitarlo manteniendo la vata equilibrada.

SIGUE LA DIETA PARA APACIGUAR VATA. Una de las mejores formas de prevenir el estreñimiento, en especial si tienes una constitución predominantemente vata, consiste en seguir la dieta para equilibrar vata (véase capítulo 8). Evita los alimentos y las bebidas frías, la fruta seca, las ensaladas y la mayor parte de las legumbres; elige alimentos templados, bebidas templadas y verduras bien cocinadas. Es conveniente añadir un poco de aceite a la dieta.

TRIPHALA. Probablemente el mejor remedio ayurvédico para el estreñimiento es el *triphala*, una combinación de tres hierbas beneficiosa para todos los tipos dóshicos (véase apéndice 2). La mayoría de los problemas relacionados con el estreñimiento pueden corregirse tomando entre ½ y 1 cucharadita de *triphala* por la noche. Pon las hierbas en una taza de agua caliente durante 5 o 10 minutos y toma la infusión.

A algunas personas, el *triphala* por la noche les produce un efecto diurético y les obliga a levantarse varias veces para orinar. Si ese fuese tu caso, puedes dejar a remojo el *triphala* en una taza de agua templada durante toda la noche y tomarlo al levantarte. De hecho, la mejor hora para tomar *triphala* es de madrugada, alrededor de las 4 o las 5; pero hazlo a la hora que mejor te venga según tu programación diaria.

He aquí algunas recomendaciones más para aliviar el estreñimiento:

TENTEMPIÉ DE FRUTA. Son muchas las variedades de fruta que pueden ayudar a remediar el estreñimiento. Por eso, entre comidas, es bueno tomar un poco de fruta. Los plátanos, por ejemplo, son un laxante suave. Dos plátanos amarillos maduros, tomados entre comidas, ayudan a aliviar el estreñimiento. No tomes los plátanos con las comidas. No combinan bien con el resto de los alimentos. En el capítulo 8 encontrarás consejos sobre las combinaciones saludables de alimentos.

Nota: Los plátanos deben comerse maduros. Se sabe cuándo lo están porque la piel tiene un color amarillo brillante. El interior estará salpicado de diminutos puntos negros. Los plátanos verdes provocan estreñimiento y deben evitarse. Evita también comerlos cuando la piel se haya vuelto negra, pues estarán excesivamente maduros.

UNA MANZANA AL DÍA DEL MÉDICO TE LIBRARÍA. Este antiguo proverbio contiene una gran verdad. Las manzanas son eficaces tanto para regularizar el intestino como para limpiar la lengua y los dientes. Para combatir el estreñimiento, pela y mastica bien una manzana cruda aproximadamente una hora después de comer.

También son efectivos:

- El zumo de piña
- Las uvas pasas: un puñado al día al menos una hora después de comer
- Las ciruelas pasas
- Los melocotones: uno o dos alrededor de una hora después de las comidas

COME MÁS FIBRA. La fibra dietética, como el salvado de trigo, las gachas de avena o el salvado de avena, te ayudará a mantener la regularidad de los intestinos. No te olvides de que también la fruta fresca y las verduras, así como los cereales integrales, son ricos en fibra.

LECHE Y GHEE: SUAVE Y EFICAZ. Tomar 1 o 2 cucharaditas de ghee con una taza de leche caliente a la hora de acostarse es un medio efectivo, pero suave, de aliviar el estreñimiento. Es especialmente adecuado para personas con constitución vata y pitta, pero, si se utiliza con regularidad, puede aumentar demasiado la dosha kapha en las personas kapha.

ACEITE DE RICINO. También puede utilizarse aceite de ricino, pero solo si el estreñimiento es más rebelde. Al acostarte prepara una taza de infusión de jengibre (hirviendo un poco de jengibre fresco en rodajas o añadiendo un poco de jengibre en polvo a una taza de agua caliente) y añádele 2 cucharaditas de aceite de ricino.

Si las 2 cucharaditas no consiguen el efecto deseado, repite la noche siguiente aumentando la dosis a 3 cucharaditas, y a 4 la siguiente, si fuese necesario. Ajusta la dosis según tus necesidades.

Sugerencia: ¡Utiliza este tratamiento laxante a base de aceite de ricino los fines de semana, cuando puedas quedarte en casa!

El aceite de ricino tiende a crear dependencia, en el sentido de que, una vez empiezas a utilizarlo, el resto de los purgantes suele dejar de funcionar. Por eso recomendamos su uso solo en casos graves o en emergencias, como último recurso, pero no de manera regular.

De todas formas, existe un modo de evitar esta dependencia. Toma 2 cucharaditas de aceite de ricino con 1 taza de leche templada. Esto te proporcionará una buena evacuación sin crear dependencia.

SEMILLAS DE LINO. Por la noche hierve 1 cucharada sopera de semillas de lino en una taza de agua durante al menos 2 o 3 minutos. A continuación, bébelo todo, el agua y las semillas.

PARA EL ESTREÑIMIENTO DE LOS NIÑOS. Dale al niño 3 higos previamente remojados en agua templada.

PARA EL ESTREÑIMIENTO GRAVE. Si padeces un estreñimiento absoluto tres días consecutivos, no utilices purgantes. El uso de purgantes drásticos cuando el estreñimiento es grave puede provocar obstrucción intestinal o incluso perforación, lo que resultaría muy peligroso. Es preferible ponerse un enema y luego dar los pasos necesarios para regular el organismo.

Prepara el enema con agua templada o utiliza decocción de *triphala* o de *dashamoola* en lugar de agua sola. De este modo conseguirás aliviar el problema más inmediato. A continuación, sigue las sugerencias de la siguiente sección para regular el tránsito intestinal.

PREVENCIÓN. He aquí varias sugerencias para evitar el estreñimiento:

• Sigue la dieta para apaciguar vata (capítulo 8).

• Incluye mucha fibra en tu dieta.

• Bebe 4 o 5 vasos de agua al día, además de los zumos o infusiones que puedas.

• Haz ejercicio con regularidad. Dedicar media hora a caminar o a hacer carrera ligera, natación o cualquier otro ejercicio aeróbico (adecuado para tu constitución, edad y grado de forma física) de lunes a viernes te resultará muy beneficioso.

• Algunas *asanas* de yoga también pueden ayudar a prevenir el estreñimiento. En concreto, el Saludo al Sol (12 ciclos al día), la postura de rodillas al pecho y la elevación de piernas (véase apéndice 4).

• El ejercicio de yoga conocido como *nauli* también te puede resultar beneficioso (véase apéndice 3).

Estreñimiento durante el embarazo

Véase también «Estreñimiento»

El mejor remedio para el estreñimiento durante el embarazo es la hierba *sat isabgol* (cáscara de psilio). Toma 1 cucharadita con un vaso de leche templada.

Una taza de leche caliente con una cucharadita de ghee resulta también eficaz. El ghee y la leche mezclados constituyen una combinación estupenda de suave efecto laxante durante el embarazo.

Uno de los remedios herbales más efectivos para combatir el estreñimiento, el *triphala, no* debe utilizarse durante el embarazo. Irrita al bebé y hace que se vuelva hiperactivo.

En esta época tampoco debes tomar aceite de ricino ni ningún otro purgante drástico; al igual que el *triphala*, hará que el bebé se vuelva hiperactivo.

Estrés

El estrés es un trastorno psicosomático que, en nuestra vida cotidiana, puede tener múltiples causas. Podemos estresarnos en los atascos de tráfico, cuando tenemos que aguantar una cola larga o cuando hemos de afrontar una situación difícil en el trabajo. Una causa muy común de estrés es la sensación de tener demasiadas cosas que hacer y muy poco tiempo para ello. El desempleo es otra posible causa, como también lo son la contaminación y la criminalidad. Hasta ver noticias de delitos día tras día en la televisión aumenta el estrés. Una relación desgraciada, una pareja dominante, una instalación de fontanería defectuosa, los exámenes del colegio, el desgaste laboral... La lista de causas posibles de estrés es prácticamente interminable.

El estrés, a su vez, puede provocar alergias, asma, herpes, subidas de colesterol e hipertensión. Puede incluso dar lugar a un problema cardíaco. Es asimismo capaz de inducir un desequilibrio de vata, pitta o kapha, dependiendo del *prakruti* (constitución) del individuo.

Por regla general, los individuos vata tienen propensión a desarrollar reacciones de estrés que agravan vata, como ansiedad o temores, incluso fobias o neurosis de ansiedad. En los individuos pitta, esta dosha aumenta cuando tienen que enfrentarse a situaciones estresantes, y suele hacerles reaccionar de manera colérica. También pueden sufrir hipertensión, úlcera péptica, colitis ulcerosa y otros trastornos pitta. Los individuos kapha sometidos a estrés son propensos a desarrollar una baja actividad del tiroides, un metabolismo lento e incluso un aumento del nivel de azúcar en sangre,

que puede dar lugar a un estado de prediabetes. Tienden a comer y comer y comer, y engordan.

HAZ UNA PAUSA PARA RELAJARTE. Para prevenir la acumulación de estrés, la primera línea de defensa consiste en mantenerse tranquilo y sosegado cuando hay que enfrentarse a circunstancias potencialmente estresantes. Efectúa respiraciones largas y profundas y elimina el estrés con la respiración. Relájate. Haz que te den un masaje o date uno con aceite a ti mismo frotándote el cuerpo, de la cabeza a los pies, con un poco de aceite templado. Los individuos vata deben utilizar aceite de sésamo; los pitta, aceite de girasol, y los kapha, aceite de maíz. Después del masaje, date una ducha o un baño caliente. Las técnicas mentales como la imaginación positiva, la oración, el canto y la meditación, así como los ejercicios regulares de yoga, son muy efectivos para minimizar y remediar el estrés.

ANALIZA TU ESTRÉS. Separa las circunstancias estresantes de tu vida en dos categorías: aquellas en las que puedes hacer algo y aquellas en las que no. ¡Si puedes hacer algo, hazlo! Si no hay nada que puedas hacer, ríndete a la situación. Acéptala. Cuando no se puede hacer nada para solucionar una situación, hay que rendirse a ella, y al aceptarla se encuentra la paz.

VIGILA TUS PENSAMIENTOS NEGATIVOS. El estrés es con frecuencia el resultado de un miedo basado en gran medida en la imaginación. Observa tus pensamientos negativos y sustitúyelos por pensamientos positivos. El simple hecho de cambiar la forma de pensar o la actitud puede aliviar en gran medida el estrés.

EXAMINA TU PAPEL Y TU OBJETIVO. Encuentra un trabajo que se ajuste bien a tu personalidad. El estrés laboral supone una carga terrible para muchas personas cuando el trabajo que desempeñan no concuerda con su personalidad. Si te gusta lo que haces, no tienes estrés. Si no te gusta lo que haces y sigues haciéndolo, resulta muy estresante. Por tanto, debes descubrir tu verdadero papel y tu objetivo.

UN BAÑO CALMANTE. Un baño con jengibre y bicarbonato sódico resulta muy calmante. En un baño caliente vierte ⅓ de taza de jengibre y ⅓ de taza de bicarbonato sódico para obtener una mayor relajación y curación.

ACEITES PARA LA RELAJACIÓN. Frótate las plantas de los pies y el cuero cabelludo con un poco de aceite *brahmi* antes de acostarte.

• Ponte una gota de aceite de ricino puro (sin conservantes) en cada ojo y frótate las plantas de los pies con ese mismo aceite. Obtendrás un efecto tranquilizante y calmante.

UTILIZA GOTAS NASALES MEDICADAS. Haz *nasya* con ghee *brahmi* o ghee normal. Vierte 5 gotas de ghee en cada orificio nasal (en el apéndice 3 encontrarás las instrucciones de *nasya*).

INFUSIÓN PARA REDUCIR EL ESTRÉS. Una infusión de cantidades iguales de manzanilla, consuelda y angélica es muy relajante.

Lo mismo sucede con la infusión de *brahmi*, que se prepara añadiendo ½ cucharadita de *brahmi* a una taza de agua hirviendo. También puedes probar una infusión de estas hierbas en cantidades iguales:

Brahmi
Bhringaraj
Jatamamsi
Shanka pushpi

Pon en infusión ½ cucharadita de esta mezcla en 1 taza de agua caliente durante 10 minutos. Puedes tomar esta infusión 2 o 3 veces al día como ayuda para afrontar el estrés.

ESTIRAMIENTOS DE YOGA. Algunas *asanas* concretas pueden utilizarse con gran eficacia para afrontar el estrés, en especial la Vela, el Arado, la torsión de columna y la Langosta. También el León aporta un alivio eficaz (en el apéndice 4 encontrarás las ilustraciones de las *asanas*).

MEDITACIÓN. Siéntate en la postura del Loto o en la postura fácil (con la piernas cómodamente cruzadas), de cara al Este, y medita. Puedes sencillamente observar la entrada y salida de tu respiración o hacer la meditación *So-Hum* (que se describe en el capítulo 7).

ELIMINA EL ESTRÉS A TRAVÉS DE LA RESPIRACIÓN. *Ujjayi pranayama* es profundamente calmante y ayuda a aliviar el estrés. Puedes hacerlo sentado o tumbado boca arriba en Savasana (la postura del «cadáver» o de descanso) y hacer este ejercicio de respiración (véanse las instrucciones en el capítulo 6).

PERMÍTETE LLORAR. Si has sufrido una gran aflicción y mucho dolor, resulta útil llorar para echar fuera los sentimientos estresantes. El llanto es un excelente liberador de emociones.

LA RISA ES UNA BUENA MEDICINA. La risa es otra forma estupenda de aliviar el estrés. Inténtalo, aunque al principio sea de manera forzada. ¡Sencillamente, empieza a reír! Muy pronto brotará la risa auténtica y, con ella, la liberación de la tensión y del estrés.

EMPIEZA LA SEMANA CON MEDITACIÓN. Muchas personas experimentan una carga extra de estrés los lunes. Tienen que recorrer una larga distancia hasta llegar al trabajo y empezar otra semana en un empleo que no les gusta. De hecho, los ataques al corazón son más comunes este día. Para ayudarte a reducir el estrés en ese momento crucial, acuérdate de que el lunes es el día de la Luna, y que la Luna representa la mente. Por tanto, empieza la mañana del lunes —y la semana— con una meditación de 15 o 20 minutos antes de ir a trabajar. La meditación diaria, por la mañana y por la noche, es una de las mejores prácticas para mantener bajos los niveles de estrés.

Exceso de peso

Véase «Obesidad»

Eyaculación precoz

Véase también «Impotencia»
Para un hombre que eyacule precozmente de forma repetida, el sexo puede convertirse en una pesadilla. Puede llegar a escapar de su pareja por miedo a que su actuación en materia sexual sea inadecuada, lo que provoca graves dificultades en la relación.

La eyaculación precoz se debe fundamentalmente a un agravamiento de vata. Esta dosha, con sus cualidades de rapidez y aumento de sensibilidad al tacto (al igual que pitta aporta mayor sensibilidad a la luz), predispone a una eyaculación más rápida. Por regla general, las personas con constitución vata no pueden mantener una relación sexual durante mucho tiempo. Cuando la vata aumenta indebidamente en un individuo vata, la eyaculación precoz se convierte en un problema común.

Factores emocionales como el nerviosismo, el miedo o la ansiedad pueden contribuir a agravar el problema, pero también estos se deben en gran medida al agravamiento de vata. Por eso, la línea principal de tratamiento consiste en equilibrar la dosha vata.

Otra posible causa de este trastorno es un índice elevado de colesterol en sangre (y también de triglicéridos, porque ambos están muy relacionados). En los hombres que padecen este problema, se deposita el colesterol en los vasos sanguíneos del pene y de todo el aparato reproductor, que se engrosan y estrechan (isquemia), de forma que el aporte sanguíneo a los músculos del pene y de la próstata es insuficiente, lo que provoca falta de control en el esfínter y eyaculación precoz.

La eyaculación precoz se puede controlar. He aquí algunos métodos efectivos para afrontarla.

MASAJEA EL PENE. Da un suave masaje al pene. Mezcla entre 5 y 10 gotas de aceite de mostaza con 50 ml de aceite de sésamo. El aceite de mostaza diluido produce un efecto calorífico que dilatará los vasos sanguíneos y mejorará la circulación sanguínea al pene.

Importante: Date este masaje aproximadamente una hora antes de la relación y asegúrate de lavarte bien el pene, pues, de lo contrario, la delicada piel de tu pareja puede quemarse con el aceite de mostaza. También puedes utilizar aceite de ricino, que mejora el tono de los músculos del esfínter.

• También pueden utilizarse algunos ghees medicados, como el ghee *brahmi*, el ghee *shatavari* o el ghee *ashwagandha*, para masajear el glande del pene antes de hacer el amor.

PRACTICA. Practica la estimulación del órgano hasta estar a punto de eyacular pero sin llegar a hacerlo. A continuación, siéntate erguido (en la postura del Loto, si puedes) y eleva la energía haciendo Ashwini Mudra, empujando el ano hacia adentro en una serie de movimientos de tensión y relajación. Haz unas 10 repeticiones de Ashwini Mudra. De esta forma entrenas al órgano a estar listo pero sin eyacular. Para llegar a conseguirlo debes practicar con mucha atención.

Haz este ejercicio aproximadamente 1 o 2 horas antes de la relación.

Importante: Este ejercicio no es una masturbación ni un apoyo a esta.

• También puedes aprender a controlar la eyaculación contrayendo los músculos de los glúteos.

• Localiza el punto *marma* (un centro de energía semejante a un punto de acupresión), situado en el centro del glande, por la parte inferior. Presiónalo suavemente y, al mismo tiempo, contrae el ano hacia adentro y mantenlo contraído durante cinco segundos. Afloja. Repite 10 veces. Esto mejorará el aporte sanguíneo al pene y ayudará a mantener la erección. Realiza este ejercicio aproximadamente 1 hora antes de la relación.

POSTURAS DE YOGA. Entre las *asanas* de yoga que ayudan a controlar la eyaculación precoz están el Arco, el Pez y el Camello, el Loto Elevado y Vajrasana.

SUGERENCIAS ALIMENTARIAS. Como ya hemos mencionado, la eyaculación precoz es un trastorno vata, por lo que los hombres que sufren este problema deben seguir una dieta para aplacar a esa dosha (véanse las instrucciones en el capítulo 8). Si tienes un índice elevado de colesterol, sigue una dieta para bajarlo. Y si eres diabético, reduce tu ingesta de azúcar. La mayoría de los hombres diabéticos sufren de eyaculación precoz.

HIERBAS EFICACES. Prepara una fórmula herbal mezclando cantidades iguales de las hierbas siguientes:

Ashwagandha
Bala
Vidari

Toma ½ cucharadita de esta mezcla con leche de cabra templada dos veces al día. Puedes emplear leche de vaca si no encuentras de cabra, pero es preferible usar esta última.

• El ginseng también es útil. Sus propiedades son similares a las de la hierba ayurvédica *ashwagandha*. Toma ½ cucharadita con leche de cabra templada después de la comida y de la cena. También en este caso se puede tomar leche de vaca si no consigues encontrar leche fresca de cabra.

LECHE DE ALMENDRAS. Pon 10 almendras a remojo en agua durante toda la noche. Por la mañana, pélalas, ponlas en la batidora y añade 1 taza de leche de vaca caliente y una pizca de jengibre, cardamomo y azafrán (el azafrán tiene leves efectos afrodisíacos). Toma leche de almendras todas las mañanas. También puedes prepararte otra taza por la noche.

CURA LA PRÓSTATA. Es frecuente que la eyaculación precoz vaya acompañada de problemas de la próstata, como prostatitis, o que sea un aviso de que se están desarrollando este tipo de problemas. Para combatirlos, masajea la zona de la próstata con aceite de ricino. Aplica una cantidad pequeña de aceite (el de sésamo también es beneficioso) sobre el perineo, la zona situada entre el ano y los testículos. Frota primero con movimiento circular y termina haciéndolo desde el ano hacia la base del pene. No presiones con fuerza; debes dar toques suaves.

Falta de apetito

La falta de apetito es un trastorno provocado por un *jatharagni* (fuego digestivo) bajo. Este fuego bajo puede ser debido a un metabolismo lento, aunque también el metabolismo lento puede ser provocado por un agni bajo; cada uno de estos trastornos afecta al otro. Un agni bajo no solo causa falta de apetito, sino también indigestión, hinchazón, *ama* (toxinas) en el tracto gastrointestinal, saburra en la lengua y mal aliento. También es habitual sentir falta de energía.

El tratamiento más eficaz para esta situación puede resultarte sorprendente: no comas. Un ayuno breve ayudará a avivar el fuego digestivo. Sáltate el desayuno y no picotees nada. A mediodía es probable que te haya vuelto el apetito; tendrás hambre y estarás listo para comer.

La falta de apetito se debe con frecuencia al hábito de estar constantemente masticando y al de tomar bebidas frías, lo que reduce agni. Si deseas tener una buena digestión y conservar la salud mucho tiempo, así como reactivar tu apetito, debes suprimir estos malos hábitos.

Si ni siquiera a la hora de comer tienes hambre, coge un poco de jengibre fresco, córtalo en pedazos pequeños, añádele un poco de zumo de lima y un pellizco de sal gema, y mastícalo. Eso avivará agni y te estimulará el apetito.

La falta de apetito puede deberse también a factores emocionales. Si así fuese, prepara una infusión de jengibre, *brahmi* y manzanilla a partes iguales. Utiliza 1 cucharadita de esta mezcla por taza, déjala en infusión entre 5 y 10 minutos y bébela.

También puedes tomar ½ cucharadita de *triphala* en una taza de agua templada todas las noches antes de acostarte. Vierte agua hirviendo sobre el *triphala* y deja enfriar hasta que esté a una temperatura adecuada para beberlo.

Este puñado de remedios sencillos deberían ser suficientes para que recuperes un apetito saludable. Si los pruebas y sigues sin tener ganas de comer, acude al médico, pues la falta de apetito puede ser síntoma de alguna enfermedad más grave.

Fatiga y fatiga crónica

La fatiga es estrés físico y mental. Sin embargo, no siempre se debe a un exceso de trabajo. De hecho, en ocasiones la gente se siente cansada porque no hace suficientes cosas, porque no trabaja lo suficiente. En estos casos, la fatiga puede deberse al aburrimiento o a la falta de motivación.

En casos así he tenido que pedir a mis pacientes que caminen o que realicen algún tipo de trabajo físico para librarse de la fatiga y aumentar su nivel de energía. Por eso, ¡lo primero que se debe hacer es determinar si el cansancio se debe a un exceso de trabajo físico o a un exceso de ociosidad!

La fatiga puede ser consecuencia de un fuego gástrico bajo, debilidad del hígado, una energía adrenal baja o anemia. Puede estar provocado por el virus de Epstein-Barr, un tipo de síndrome de fatiga crónica relacionado con un elevado estancamiento de pitta en el hígado. Las personas con historial de mononucleosis infecciosa pueden también sentirse muy cansadas.

He aquí algunos tratamientos recomendados para diversas causas de fatiga:

PARA LA FATIGA DESPUÉS DEL EJERCICIO O DE UN TRABAJO FÍSICO DURO. Toma un vaso de zumo de naranjas frescas con una pizca de sal gema. Si le añades 10 gotas de zumo de lima fresca ayudarás a apaciguar pitta.

• Un vaso de infusión de ginseng o de *ashwagandha* una o dos veces al día es un buen remedio.

PARA LA ANEMIA. Si la fatiga se debe a la anemia, trata esta con regeneradores de la sangre como el zumo de granada, las uvas y el zumo de uva, la remolacha y el zumo de remolacha y zanahoria, o las hierbas *abrak bhasma* y *loha bhasma* (en el epígrafe «Anemia» encontrarás muchas más recomendaciones).

PARA EL VIRUS DE EPSTEIN-BARR. Si la fatiga se debe al virus de Epstein-Barr, trátala como un trastorno pitta.

• Sigue la dieta para apaciguar pitta (véase capítulo 8).
• Utiliza la siguiente fórmula herbal:

Shatavari   5 partes
Bala   4 partes
Vidari   3 partes
Kama dudha   ¼ parte

Toma ½ cucharadita de esta mezcla 2 o 3 veces al día con 1 cucharadita de ghee *shatavari*. Esto te fortalecerá el hígado y te ayudará a remediar el síndrome de fatiga crónica (en el apéndice 2 encontrarás la receta del ghee *shatavari*).

PARA FORTALECER EL FUEGO GÁSTRICO

Cuando el agni (fuego gástrico) está bajo y la digestión es lenta, el alimento que obtienes de lo que comes se absorbe y asimila mal. Si la nutrición que obtienes de los alimentos es insuficiente, es natural que tengas poca energía.

• Una de las mejores formas de encender agni es tomar un poco de jengibre. Antes de cada comida, corta o ralla un poco de jengibre fresco, añádele unas gotas de zumo de lima y una pizca de sal, y mastícalo. También puedes cortar una rebanada fina de jengibre fresco, añadirle una pizca de sal y masticarlo.

• Evita las bebidas frías o heladas, especialmente durante las comidas y después de estas. Contrarrestan el agni e impiden la digestión efectiva. Durante las comidas, toma sorbitos de agua templada.

• Toma *chitrak-adivati*, una pastilla de 200 mg, dos veces al día, después de la comida y de la cena, para avivar el fuego, lo que hará que desaparezca la fatiga.

• En el epígrafe «Indigestión» encontrarás muchos consejos más para fortalecer el fuego digestivo.

POSTURAS DE YOGA Y *PRANAYAMA*. La respiración alternativa y unos estiramientos suaves de yoga pueden ser beneficiosos para encender el fuego gástrico. En el apéndice 4 y en el capítulo 6 encontrarás instrucciones sobre posturas de yoga y *pranayama*. Por regla general, a menos que la fatiga se deba a la ociosidad, el ayurveda no recomienda hacer mucho ejercicio, pues este quema *ojas* y puede aumentar

Es hora de acudir al médico

El esfuerzo poco habitual, el estrés, la falta de sueño y diversos factores más pueden hacer que te sientas comprensiblemente cansado. Sin embargo, si utilizas estos remedios ayurvédicos que te recomendamos para combatir la fatiga durante unas semanas y sigues sintiéndote inexplicablemente agotado o inusualmente apático, adormilado y falto de energía, es posible que el cansancio se deba a una enfermedad más grave. La fatiga es síntoma de muchas enfermedades, entre las que se incluyen la anemia, las enfermedades pulmonares, la diabetes, la hepatitis, la mononucleosis, las enfermedades tiroideas y el cáncer. También es posible que hayas desarrollado el síndrome de fatiga crónica. No dejes de consultar con el médico.

la sensación de cansancio en lugar de disminuirla.

PARA AUMENTAR LA FUERZA Y LA ENERGÍA

Utiliza los siguientes remedios alimenticios para aumentar la nutrición y la fuerza.

DÁTILES. Echa 10 dátiles frescos en 1 litro de ghee. Añade 1 cucharadita de jengibre, ⅛ de cucharadita de cardamomo y 1 pellizco de azafrán. Cúbrelo y deja reposar en un lugar templado durante al menos 2 semanas. Al cabo de ese tiempo, toma 1 dátil al día, a primera hora de la mañana. Lo creas o no, está delicioso y funciona como remedio de la anemia, la debilidad sexual y la fatiga crónica.

Otro tónico más sencillo a base de dátiles es la siguiente bebida: deja en remojo 5 dátiles frescos en un vaso de agua durante toda la noche. A la mañana siguiente, bátelos en la batidora y bébetelo. Te aportarán más energía y vitalidad (¡asegúrate de retirar los huesos de los dátiles antes de batir!).

MANGOS. Tomar un mango maduro al día y, aproximadamente una hora después, beber 1 taza de leche templada con 1 cucharadita de ghee constituye también un buen remedio para aumentar la vitalidad.

Una variación de este remedio consiste en beber 1 taza de zumo de mango fresco y, aproximadamente una hora después, beber ½ taza de leche templada con una pizda de cardamomo, una pizca de nuez moscada y 1 cucharadita de ghee.

Fiebre

La fiebre es una señal de que el *ama* (las toxinas) se está moviendo por el sistema circulatorio. Al contrario de lo que creen algunas personas, sucede a menudo que la fiebre no es indicio de que exista una infección. En algunos casos *sí* hay infección, pero la mayoría de las veces la fiebre se debe a la existencia de toxicidad en la *rasa dhatu*, el tejido vital básico del organismo (véase página 31). Cuando se elimina el *ama*, la fiebre remite.

NO COMAS. Existe un viejo proverbio que afirma que se debe «alimentar a los resfriados y matar de hambre a la fiebre», y realmente el primer tratamiento que el ayurveda recomienda para combatir la fiebre es ayunar. Para la fiebre aguda se recomienda ayuno total, siempre y cuando la persona esté suficientemente fuerte. Si está debilitada, es preferible que beba agua, algún zumo de fruta o una de las infusiones herbales que sugerimos a continuación, como puede ser la de *tulsi* o de citronela. *No tomes leche*, pues no hará más que empeorar la fiebre y provocar diarrea.

Además del ayuno, también son útiles las siguientes recomendaciones:

REMEDIOS HERBALES

El remedio herbal más simple para la fiebre es el jugo de cilantro. Echa un puñado de hojas de cilantro en la batidora con aproximadamente ⅓ de taza de agua y bate bien. Cuela la pulpa. Toma 2 cucharaditas del líquido obtenido 3 veces al día para bajar la fiebre.

• Puedes preparar una infusión herbal eficaz para combatir la fiebre con:

Citronela
Tulsi
Hinojo

Usa cantidades iguales. Para una taza utiliza 1 cucharadita de esta mezcla y déjala en infusión en agua hirviendo durante 10 minutos; cuela y bebe. Es un excelente diaforético, es decir, te hace sudar, lo que disminuye la temperatura del cuerpo.

Otro remedio herbal excelente para reducir la fiebre es una infusión de:

Es hora de acudir al médico

La fiebre es una señal de que tu cuerpo está luchando contra las toxinas o contra una infección, y es, en sí misma, curativa y purificadora. Suele ser autolimitante, es decir, que desaparece cuando se ha conseguido la curación. Sin embargo, hay ocasiones en las que la fiebre requiere claramente la atención de un profesional médico:

- Cualquier tipo de fiebre en un bebé de menos de 4 meses
- Fiebre por encima de 40° en un adulto
- Fiebre por encima de 38,5° en una persona de más de sesenta años
- Una fiebre que dure más de tres días
- Fiebre acompañada de dolor fuerte de cabeza y rigidez en el cuello
- Cualquier tipo de fiebre en una persona que padezca alguna enfermedad crónica, como un problema cardíaco, diabetes o una enfermedad respiratoria.

Si se da cualquiera de estas circunstancias, llama al médico o busca atención inmediata.

Cilantro   2 partes
Canela   2 partes
Jengibre   1 parte

Deja en infusión 1 cucharadita de esta mezcla en una taza de agua caliente durante 10 minutos antes de beberla. Puedes tomarla cada pocas horas hasta que desaparezca la fiebre.

- Otra infusión sencilla de tres ingredientes que suelen tenerse en casa es la de:

Semillas de comino
Semillas de cilantro
Semillas de hinojo

Mezcla las semillas en cantidades iguales. Utiliza 1 cucharadita de esta mezcla por cada taza de agua hirviendo. Deja 10 minutos en infusión, cuela y bebe.

·

OTROS REMEDIOS Y RECOMENDACIONES

ZUMO DE UVA CON HIERBAS. Las uvas son refrescantes. Añade ½ cucharadita de comino, ½ cucharadita de hinojo y ½ cucharadita de sándalo en polvo a un vaso de zumo de uva y bébelo. Esto te ayudará a bajar la fiebre.

EVITA LAS BEBIDAS FRÍAS. Cuando tienes fiebre, es preferible no beber nada frío. Toma la infusión de citronela, tulsi e hinojo que mencionamos anteriormente o cualquier otra de las sugerencias herbales. Cualquier infusión caliente ayudará a avivar el fuego digestivo del organismo (agni) y a quemar el *ama* (toxinas). Repito que la fiebre es señal de la presencia de *ama* en el organismo; cuando el *ama* se haya quemado, la temperatura del cuerpo recuperará la normalidad.

REPOSO. Cuando tienes fiebre no es conveniente hacer ejercicio ni viajar. Si te sube la fiebre cuando estés de viaje, sigue cualquiera de las anteriores recomendaciones; si puedes, toma *maha sudarshan churna* (½ cucharadita con un poco de agua templada).

Si la fiebre es elevada

Si la temperatura es elevada, prepara un cuenco de agua fresca con 1 cucharadita de sal. Dobla dos paños limpios (dos pañuelos, por ejemplo), mójalos en el agua y aplica uno sobre la frente y el otro sobre el ombligo. Repite todas las veces que sea necesario. Esto hará descender la temperatura rápidamente.

Si puedes conseguir *maha sudarshan churna* en una farmacia ayurvédica, toma ½ cucharadita dos veces al día con agua templada. Esta fórmula baja cualquier tipo de fiebre.

Si la persona que padece fiebre alta tiene constitución pitta, puede existir el riesgo de que sufra convulsiones febriles. Para aliviarlas, modifica ligeramente el procedimiento que describimos anteriormente. Ralla una cebolla y envuelve la mitad en uno de los pañuelos humedecidos y la otra mitad en el segundo pañuelo. Colócalos como ya hemos explicado, uno sobre la frente y el otro sobre el ombligo.

El vientre es el asiento de pitta, y la cebolla ayuda a absorberla. Brotarán las lágrimas, desaparecerán las convulsiones y descenderá la fiebre. Si este procedimiento no hace bajar la fiebre, acude al médico.

PARA LA FIEBRE CRÓNICA. Prepara una infusión con 1 cucharadita de *tulsi* en 1 taza de agua caliente. Añade ¼ de cucharadita de pimienta negra y 1 cucharadita de miel. Tómala 2 o 3 veces al día.

Otra fórmula para bajar la fiebre crónica es ½ cucharadita de *maha sudarshan churna* mezclada con 1 cucharadita de *tikta ghrita* (ghee amargo). Tómala 3 veces al día con el estómago vacío.

Forúnculos

Los forúnculos —inflamaciones de la piel y del tejido subcutáneo, dolorosas y llenas de pus— pueden tener muchas causas. Pueden deberse a un estreñimiento crónico o a un nivel elevado de pitta en la sangre. También puede producirlos un hígado tóxico. Si se repiten con frecuencia, pueden ser señal de diabetes, por lo que si te salen con regularidad, sería conveniente que comprobaras tu nivel de azúcar en sangre.

UNGÜENTO DE POLVO DE NIM. Aplica una pasta de polvo de nim (preferentemente) o un poco de aceite de nim sobre el forúnculo. Para preparar la pasta no tienes más que mezclar un poco de polvo de nim con agua templada.

LAVADO CON *TRIPHALA*. Lava la zona afectada con infusión de *triphala*. Hierve 1 cucharadita de *triphala* en 1 taza de agua. Deja enfriar y lávate la cara, o la zona afectada correspondiente, con la infusión. Déjala que se seque sobre la piel (en el apéndice 2 encontrarás información sobre *triphala*).

PARA LA DIABETES. Si en tu familia hay antecedentes de diabetes y tienes forúnculos con regularidad, utiliza esta fórmula:

Nim   1 parte
Cúrcuma   1 parte
Kutki   ½ parte

Toma ½ cucharadita de esta mezcla 2 o 3 vece al día con un poco de agua templada. Esto te permitirá combatir la causa principal del forúnculo. Sigue tomándola hasta que el forúnculo desaparezca.

PARA EL ESTREÑIMIENTO CRÓNICO. Si consideras que el forúnculo se debe a un estreñimiento crónico, haz un *basti* (enema) utilizando decocción de *dashamoola*. Hierve 1 cucharadita de la hierba *dashamoola* en ½ litro de agua durante 5 minutos. Deja enfriar el líquido, cuélalo y utilízalo como enema.

Además, toma ½ cucharadita de *amalaki* o del compuesto herbal *triphala* por la noche. Pon el *triphala* en infusión en una taza de agua caliente entre 5 y 10 minutos, y bébelo. Este purgante te ayudará a eliminar el exceso de pitta del tejido hematopoyético (el encargado de formar las células de la sangre), que es lo que constituye la causa del forúnculo. Puedes seguir tomando el *triphala* o el *amalaki* indefinidamente, incluso una vez que el forúnculo esté ya curado, como medida preventiva y como tónico general.

UNGÜENTO REFRESCANTE Y CURATIVO. Aplica una pasta de sándalo rojo y cúrcuma en polvo sobre el forúnculo. Utiliza ½ cucharadita de cada uno de los polvos y mézclalos con agua templada para formar una pasta.

HAZ QUE FORME UNA CABEZA. Aplica una cataplasma de cebolla cocida o una pasta de polvo de jengibre y cúrcuma (½ cucharadita de cada una) directamente sobre el forúnculo para que forme cabeza.

LIMPIADORES HEPÁTICOS. Un forúnculo puede desarrollarse y convertirse en un absceso si es consecuencia de una infección de las glándulas sebáceas (un trastorno pitta). Se inflama y se enrojece. Si aplicas una fórmula para limpiar el hígado, el problema mejorará.

El gel de aloe vera es un limpiador hepático sencillo y efectivo. Toma 2 cucharadas soperas 3 veces al día.

También puedes probar esta fórmula ayurvédica:

Shanka pushpi   3 partes
Kutki   2 partes
Gulwel sattva   ⅛ parte

Toma ½ cucharadita de esta mezcla 3 veces al día con agua templada.

Frigidez

Véase «Libido baja»

Gas y flatulencia

Ninguna persona bajo el sol está libre de la flatulencia. Todo el mundo, en un momento u otro, tiene gases y perturbaciones del colon.

Todos somos vulnerables a este problema por varias razones. En primer lugar, el colon es el asiento principal de la dosha vata, la dosha que se deriva del éter y del aire. Si la vata aumenta su presencia en el colon como consecuencia de haber tomado alimentos que la agraven, del frío atmosférico, de la ansiedad, del insomnio o de algún otro factor, pueden formarse gases. Además, siempre que comemos cualquier cosa, tragamos una pequeña cantidad de aire, lo que aumenta la vata. Y cualquier alimento que comemos sufre una ligera fermentación, lo que también produce gases. Estos gases, en un colon segmentado, producen flatulencia, distensión y molestias.

He aquí algunos métodos eficaces para controlar la flatulencia.

REMEDIO DE JENGIBRE. Ralla un poco de raíz de jengibre fresco hasta que obtengas 1 cucharadita de pulpa y añádele 1 cucharadita de zumo de lima. Toma esta mezcla inmediatamente después de la comida.

REMEDIO DE ZUMO DE LIMÓN. Otro método sencillo de reducir el exceso de gases consiste en mezclar 1 cucharadita de zumo de limón y ½ cucharadita de bicarbonato sódico en 1 vaso de agua fresca. Para obtener el mejor resultado, tómalo rápidamente justo después de las comidas (forma dióxido de carbono, que facilita la digestión).

MEZCLA DE SEMILLAS DE COMINO, HINOJO Y APIO. Prepara una mezcla de semillas tostadas de comino, hinojo y *ajwan* (semilla de apio indio) en igual proporción (en la página 142 encontrarás un método que te sugerimos para tostar las semillas). Después de cada comida, toma entre ½ y 1 cucharadita de esta mezcla, mastícala bien y trágala con aproximadamente ⅓ de taza de agua templada.

PASTILLAS DE CARBÓN VEGETAL. Otro remedio sencillo son las pastillas de carbón vegetal, que puedes encontrar en la mayoría de los herbolarios. Toma 2 partillas después de la comida y de la cena. El carbón

vegetal absorbe los gases y ayuda a prevenir la flatulencia.

PASTILLAS HERBALES. El ayurveda sugiere también el uso de las hierbas *shankavati* y *lasunadivati*. Estas hierbas son útiles para combatir el dolor de estómago y para reducir la flatulencia. Toma 1 pastilla (disponible en la mayor parte de los proveedores de hierbas ayurvédicas) por la noche durante 5 días.

INDICACIONES ALIMENTARIAS. La flatulencia es sobre todo un problema vata, por lo que una dieta que aplaque a esta dosha puede ayudar a prevenirla. Evita los alimentos crudos, las comidas y bebidas frías, y la mayor parte de las legumbres (véanse las indicaciones en el capítulo 8). Los alimentos fermentados también aumentan los gases del colon, por lo que es preferible evitarlos.

TRIPHALA. Por último, es conveniente tomar el compuesto herbal *triphala*. Por la noche, antes de acostarte, pon en infusión entre ½ y 1 cucharadita de *triphala* en una taza de agua caliente, déjala reposar entre 5 y 10 minutos y bébela.

Glaucoma

El aumento de la tensión intraocular, debida a una acumulación de la dosha kapha en el humor vítreo (el fluido viscoso que se encuentra en el interior del globo ocular) se denomina glaucoma. Cuando un ojo padece esta enfermedad, la palpación muestra tensión. Si la presión en el ojo es muy elevada, pueden producirse dolores de cabeza. El glaucoma puede convertirse en un problema grave y provocar ceguera, por lo que se debe vigilar de cerca.

En las personas que levantan grandes pesos (ya sea por trabajo o como deporte), que se esfuerzan al hacer ejercicio, que tienen el colesterol o los triglicéridos altos o que padecen diabetes o toxicidad derivada del consumo de tabaco, la presión intraocular tiende a subir y puede llegar a provocar glaucoma.

Si el examen del oftalmólogo determina que tienes una tensión intraocular más elevada de lo normal, estos remedios pueden resultarte útiles.

UN REMEDIO HERBAL. En las primeras etapas del glaucoma, el ayurveda lo trata con la siguiente fórmula, que ayuda a aliviar la tensión del ojo:

Punarnava   5 partes
Jatamamsi   3 partes
Shanka pushpi   3 partes

Hierve 1 cucharadita de esta mezcla en una taza de agua durante unos minutos para preparar una decocción. Tómala dos veces al día.

LAVADO DE OJOS CON *TRIPHALA*. Para aliviar la tensión del ojo, lava el globo ocular con una decocción de *triphala*, que ayuda a regular la presión del ojo. Hierve ½ cucharadita de *triphala* en 1 taza de agua durante 2 minutos, cuela concienzudamente (a través de una gasa doblada en dos o con un filtro de café), de manera que no quede ninguna partícula de *triphala* en el agua. Deja enfriar y lava el ojo (en el apéndice 2 encontrarás más información sobre *triphala*).

TRATA EL ORIGEN DEL PROBLEMA. Además de realizar estos tratamientos, debemos determinar y tratar la causa principal del glaucoma. Si el problema es la diabetes, sigue las instrucciones del epígrafe «Diabetes». Si se trata de una tensión arterial elevada, intenta regularla (véase «Hipertensión»). Si tienes niveles elevados de triglicéridos y de colesterol, tendrás que controlarlos (véase «Colesterol»).

REDUCE KAPHA. Sigue una dieta para apaciguar la kapha. Evita especialmente el café, el azúcar blanco y los productos lácteos.

TEN CUIDADO CON EL EJERCICIO. Evita por completo levantar peso y otros esfuerzos similares. Cuando hagas posturas de yoga, evita las invertidas, como la postura sobre la cabeza y la Vela.

Halitosis

La halitosis es con frecuencia una señal de la existencia de toxicidad sistémica, ya sea en el colon, en el intestino o en la boca. También puede deberse a una indigestión crónica o a una absorción defectuosa de los alimentos. Cuando la digestión es débil o lenta, los alimentos fermentan y se pudren en el tracto gastrointestinal, lo que da lugar a la formación de *ama*, que tiene un olor nauseabundo.

Colócate delante del espejo y saca la lengua. Si la parte posterior muestra recubrimiento, está indicando la presencia de *ama*, responsable del mal aliento.

El objetivo ayurvédico principal en el tratamiento de la halitosis es reavivar el fuego gástrico (agni) para que queme el *ama* y alivie la causa principal del problema. He aquí varios remedios caseros efectivos para prevenir y tratar la halitosis.

REMEDIOS ALIMENTARIOS Y HERBALES

• En primer lugar, haz un seguimiento a tu dieta. Es importante no hacer comidas pesadas y evitar las bebidas frías, los helados, el queso y el yogur, pues todos estos alimentos reducen el fuego gástrico y ralentizan la digestión, lo que probablemente dé lugar a un aumento de *ama*.

• Después de cada comida (en general, después de la comida y de la cena), mastica 1 cucharadita de semillas de hinojo y comino tostadas (en cantidades iguales). Con esto mejoras la digestión, lo que ayuda indirectamente a desintoxicar el colon. Las semillas de hinojo, que tienen sabor a regaliz, son deliciosas y resultan eficaces por sí solas, pero la mezcla produce un efecto mayor.

• Bebe ½ taza de zumo de aloe vera dos veces al día hasta que recuperes la frescura del aliento.

• Masticar lentamente una o dos semillas de cardamomo también ayuda a minimizar el mal aliento. El cardamomo favorece la digestión y ayuda a reducir el *ama*.

• Después de cada comida toma una taza de infusión de comino, cilantro e hinojo a partes iguales para favorecer la digestión. Deja en infusión entre ¼ y ½ cucharadita de cada hierba en una taza de agua.

OTROS REMEDIOS

CUIDA LOS DIENTES Y LAS ENCÍAS. Otra posible causa de halitosis es la mala higiene bucal. Es importante limpiarse los dientes después de cada comida. Utiliza una pasta de dientes ayurvédica que contenga nim o una fórmula herbal. Utiliza también la seda dental a diario. La aplicación de un poco de aceite de árbol de té mezclado a partes iguales con aceite de nim sobre las encías dando un ligero masaje ayuda a prevenir la retracción de las encías. Asegúrate de escupir los residuos y no tragarlos (véase «Cuidado ayurvédico de dientes y encías»).

POSTURAS DE YOGA. La postura de yoga conocida como Yoga Mudra, la del León y la del Loto con flexión hacia adelante son *asanas* adecuadas para combatir la halitosis (véase apéndice 4).

EJERCICIO DE RESPIRACIÓN. También puedes hacer el *pranayama* conocido como *shitali* (en el capítulo 6 están las instrucciones).

Si sigues estas directrices, puedes decir adiós al mal aliento.

Hemorragia (interna)

Véase también «Hemorragia rectal»

Entre las causas que pueden provocar una hemorragia interna están la úlcera péptica, los hematomas (una inflamación llena de sangre) y el sangrado uretral. Para detenerla, mezcla estas hierbas ayurvédicas:

Lodhra
Jushtha
Bilva

Mézclalas en igual proporción y toma ½ cucharadita 2 o 3 veces al día. Cada una de estas hierbas ayuda a detener las hemorragias, por lo que si solo encuentras una, puedes utilizarla, aunque mezclarlas todas juntas resulta más efectivo.

Las personas pitta son más propensas a hacerse cardenales; tienen unos vasos sanguíneos delgados que se rompen con facilidad. Este tipo de personas pueden ayudar a prevenir las hemorragias internas tomando estas mismas hierbas ayurvédicas, *lodhra*, *jushtha* y *bilva*. Mézclalas en cantidades iguales y toma ½ cucharadita de la mezcla 2 o 3 veces al día con un poco de agua templada durante todo el tiempo que persista el problema.

PASTA DE CÚRCUMA. Cuando una persona ha sufrido una lesión, los vasos sanguíneos pueden haberse roto provocando una contusión grande y una inflamación llena de sangre conocida como hematoma. Para detener la hemorragia interna y aliviar el hematoma, aplica una pasta de 1 cucharadita de cúrcuma en polvo, 1 cucharadita de sándalo en polvo y un pellizco de alumbre en polvo (mezcla los tres polvos con un poco de agua para formar una pasta).

Es hora de acudir al médico

La aparición de sangre en la orina o en las heces puede estar indicando la presencia de una enfermedad grave (problemas renales o cáncer, por ejemplo) y debe ser investigada más en profundidad por un médico.

Cuando hayas colocado la pasta sobre la piel, presiona un poco sobre el hematoma.

LECHE DE AZAFRÁN. Otro remedio para detener las hemorragias internas consiste en beber un vaso de leche templada con ½ cucharadita de cúrcuma en polvo y un pellizco de azafrán.

ZUMOS. Beber un zumo de arándano rojo o de granada también resulta útil para detener las hemorragias internas.

Hemorragia rectal

Véase también «Hemorroides», «Hemorragia (interna)»

Son numerosos los factores que pueden dar lugar a una hemorragia rectal. Entre ellas se encuentran las hemorroides, la inflamación de la zona rectal como consecuencia de un agravamiento de pitta, las fisuras y los pólipos anales, las deposiciones secas y duras, que dañan la membrana mucosa del recto, los esfuerzos producidos por el estreñimiento, una presión excesiva de las venas rectales producto de una cirrosis hepática y el fallo cardíaco congestivo. Al final del embarazo, los empujones prolongados del niño durante los esfuerzos del parto presionan los vasos sanguíneos rectales y dan lugar a hemorragias. Las hemorragias rectales son también comunes entre las personas que consumen alimentos refinados con muy bajo contenido en fibra. Asimismo, los alimentos picantes y especiados pueden provocar estreñimiento y hemorragia rectal.

Sea cual fuere la causa, las siguientes recomendaciones te serán útiles.

LÁVATE CON AGUA FRESCA. Después de cada evacuación, lava el orificio anal con agua fresca. Esto detendrá la hemorragia y, si existiera irritación, picores y cuarteado de la piel, ayudará a minimizarlos.

APLICA GHEE O ACEITE DE RICINO. Te ayudará a aliviar la irritación de los vasos sanguíneos.

TOMA ZUMO DE ARÁNDANO O DE GRANADA. Ambos zumos son hemostáticos (detienen las hemorragias) y pueden servir de ayuda Toma 1 taza dos veces al día.

EVITA LOS ALIMENTOS PICANTES Y ESPECIADOS. Sigue una dieta para apaciguar pitta (véase capítulo 8). Evita también los alimentos fermentados, las frutas ácidas, los cítricos y el alcohol.

MANTÉN LAS DEPOSICIONES BLANDAS. Eso te ayudará a minimizar la irritación y la hemorragia. He aquí tres formas de mantenerlas blandas:

• Toma una taza de leche templada con 1 cucharadita de ghee natural al acostarte (es un laxante muy suave).
• Toma 1 cucharadita de *amalaki* o

½ cucharadita de *triphala* con agua templada al acostarte. Deja en infusión la hierba en agua caliente entre 5 y 10 minutos y, cuando se haya enfriado, bébela.

• Toma 1 cucharadita de cáscaras de psilio *(sat isabgol)* por la noche con 1 taza de agua templada. Este laxante, que aumenta el volumen de las heces, mantiene las deposiciones blandas y evita la presión sobre los vasos sanguíneos del recto.

TOMA VITAMINA K. Si la hemorragia es grave (abundante o repetitiva), toma suplementos de vitamina K según la dosificación recomendada en el envase. También puedes comprar crema con vitamina K en la mayoría de los herbolarios. Aplícala al orificio anal para detener la hemorragia.

APACIGUA PITTA. Para reducir pitta, toma suplementos de vitamina E y bebe zumo de arándano o zumo de perejil.

MEDIDAS PREVENTIVAS. Para evitar hemorragias rectales en el futuro, sigue estas recomendaciones:

• Sigue estrictamente la dieta para apaciguar pitta: nada de frutas ácidas, cítricos, alimentos fermentados o alimentos picantes y especiados.
• Si te es posible, evita los trabajos físicos duros.
• Haz ejercicios abdominales de yoga como *nauli* (véanse las instrucciones en el apéndice 3).
• Las siguientes posturas de yoga mejoran la eliminación y ayudan a prevenir las hemorragias rectales: Camello, Cobra, Vaca y torsión de la columna vertebral.
• Toma esta fórmula herbal:

Es hora de acudir al médico

Si estos remedios no detienen la hemorragia rectal en un plazo de entre una semana y 10 días, sería conveniente que acudieras al médico. Si la hemorragia es abundante, acude antes. Podría ser un síntoma de una enfermedad grave.

Shatavari   *5 partes*
Kama dudha   *⅛ parte*
Gulwel sattva   *⅛ parte*

Esta mezcla de hierbas (½ cucharadita con agua templada) dos veces al día durante un mes ayudará a prevenir futuras hemorragias rectales.

Hemorragias (externas)

Por regla general, unos 5 o 6 minutos después de hacernos un corte, la herida deja de sangrar por sí sola. La sangre se coagula, cesa la hemorragia y el corte queda sellado. En estos casos —que constituyen la gran mayoría—, no hay mucho que hacer, a menos que la herida sea grave y la hemorragia excesiva.

Algunas personas, sin embargo, sangran durante más tiempo porque la sangre no coopera para coagularse con rapidez suficiente. Cuando una persona sigue sangrando, lo que eso significa es, básicamente, que la sangre es demasiado clara. Aunque lo más habitual es que el problema tenga una causa relativamente sencilla y benigna, el hecho de que la sangre no coagule —o que las encías, los cortes o las heridas empiecen a sangrar— puede ser también un indicio temprano de la existencia de un cáncer en la sangre, leucemia, hemofilia o púrpura, un trastorno pitta que provoca una hemorragia subcutánea abundante.

Desde el punto de vista ayurvédico, el hecho de que la sangre no consiga formar coágulo en un tiempo prudencial se debe a un desequilibrio pitta. Un exceso de pitta en la sangre hace que esta sea caliente, aguda y penetrante, y no permita que se pro-

duzca la coagulación natural. Por este motivo, la prescripción básica consiste en seguir una dieta apaciguadora de pitta, utilizar hierbas que aplaquen esta dosha y tomar hierbas con propiedades hemostáticas, es decir, aquellas que ayudan directamente a detener la hemorragia.

APLICA FRÍO. Para detener las hemorragias externas, el primer paso consiste en aplicar frío. Utiliza un poco de hielo (directamente o envuelto en un paño), pues ayuda a reducir el calibre de los vasos sanguíneos y detiene la hemorragia. En caso de emergencia puedes utilizar también una bolsa de verduras congeladas.

APLICA PRESIÓN. Otras formas sencillas de detener una hemorragia, y que la mayor parte de la gente conoce bien, son:

1. Aplicar un torniquete;
2. Aplicar presión directamente sobre la zona sangrante;
3. Si la hemorragia está en una extremidad, elevar el brazo o la pierna por encima del resto del cuerpo.

ALOE. Otra medida muy eficaz para detener una hemorragia consiste en aplicar aloe. Preparamos una pasta con un pellizco de aloe en polvo y un pellizco de cúrcuma, y la aplicamos a la herida, que dejará inmediatamente de sangrar. El gel de aloe vera también es efectivo.

HIERBAS ASTRINGENTES. También resultan eficaces otras hierbas astringentes. Las hierbas ayurvédicas *lodhra*, *kushtha* y *bilva* son efectivas para detener las hemorragias, tanto por sí solas como mezcladas en cantidades iguales para formar una pasta, que puede aplicarse directamente. También resultan efectivas por vía oral; para un problema de sangrado continuado, toma ½ cucharadita 2 o 3 veces al día.

CENIZA DE ALGODÓN. Para detener una hemorragia externa, este remedio antiguo y sencillo resulta muy efectivo. Coge una bola pequeña de algodón esterilizado y quémala (asegúrate de que es algodón de verdad, y no el material sintético que a menudo encontramos hoy en día, pues este último es totalmente ineficaz). Cuando el algodón se haya convertido en una ceniza negra, espera a que se enfríe y aplícalo a la herida sangrante ejerciendo una ligera presión. La ceniza se quedará pegada al punto donde está la hemorragia y detendrá el sangrado al instante. Al cabo de un par de días se formará una costra y la herida se curará por completo.

Nota: No retires la ceniza; déjala sobre la herida para que forme costra. De lo contrario, volverá a abrirse.

BEBE AGUA FRÍA. En muchas ocasiones, el simple hecho de beber un poco de agua fría detiene la hemorragia, pues el frío constriñe los vasos sanguíneos.

Hemorragias nasales

Las hemorragias nasales pueden deberse a múltiples causas: traumatismos en la nariz; sequedad extrema de las fosas nasales, que hace que la membrana mucosa nasal se cuartee y sangre; alergias, rinitis, un pólipo nasal o presión arterial elevada.

También pueden producirse cuando ascendemos a una altitud elevada o como consecuencia de un consumo excesivo de alcohol.

Normalmente no tenemos tiempo de investigar la causa y debemos tratar la hemorragia inmediatamente. He aquí varios remedios efectivos:

BEBE AGUA FRÍA. Esto por sí solo es capaz de detener muchas hemorragias nasales.

APLICA UNA COMPRESA FRÍA. Moja un pañuelo o un paño limpio y suave en agua fría, y colócalo sobre la frente y la nariz. A continuación, suénate *con suavidad* la nariz para que el coágulo, si es que hubiera alguno, salga (las costras producidas por sequedad en la nariz irritan las fosas nasales y pueden provocar hemorragias).

ASPIRA AGUA FRÍA POR LA NARIZ. Coge un poco de agua fresca en la palma de la mano, inhálalo por la nariz y sopla suavemente también por la nariz.

APRIÉTATE LA NARIZ. Si el agua fría no detiene la hemorragia, apriétate la nariz con el pulgar y el índice como si te fueras a sumergir bajo el agua. Sigue apretando durante 2 o 3 minutos mientras respiras normalmente por la boca. Eso debería detener la hemorragia.

UNGÜENTO DE GHEE. Si la hemorragia no se detiene, otro remedio sencillo consiste en verter un par de gotas de ghee tibio en cada orificio nasal. Moja un algodón en un vaso de ghee y aplícalo a la nariz. El ghee es hemostático, es decir, detiene las hemorragias.

PONTE DE PIE O SIÉNTATE ERGUIDO. No debes tumbarte, pues eso favorece la hemorragia. Tampoco debes hacer ninguna postura de yoga invertida, como la postura sobre la cabeza, la Vela o el Arado. Permanecer erguido ayuda a contener la hemorragia.

HUMIDIFICA TU ENTORNO. Muchas hemorragias nasales se deben a que la nariz está reseca como consecuencia del aire caliente y seco. Por eso, como medida preventiva en climas secos o en invierno, cuando la calefacción de la casa puede producir una gran cantidad de aire seco, asegúrate de humidificar tu dormitorio, tu lugar de trabajo o todo el espacio que habitas. Es preferible no utilizar un humidificador de ultrasonidos, sino uno de agua caliente.

REMEDIO HERBAL. Toma esta mezcla por vía oral:

Manjistha   ⅓ cucharadita
Kama dudha   ⅛ cucharadita

Tómala con un poco de agua templada dos veces al día.

CURA DE ZUMO. Para detener o prevenir las hemorragias nasales puedes tomar zumo de arándano, zumo de granada o una mezcla al cincuenta por ciento de ambos.

GOTAS NASALES DE GRANADA. Cuando prepares el zumo de granada, coge unas gotas de zumo fresco con un cuentagotas y póntelas en la nariz; detendrán la hemorragia al instante.

SIGUE UNA DIETA PARA APACIGUAR PITTA. Según los principios ayurvédicos, aunque

Es hora de acudir al médico

Si después de probar estos remedios la nariz te sigue sangrando, o si tienes hemorragias repetidas durante un par de semanas, acude al médico. Puede que tengas un problema de salud grave. Las hemorragias pueden ser consecuencia de una presión arterial elevada que debe tratarse. También podrían estar ocasionadas por una leucemia, que es un tipo de cáncer de la sangre.

la hemorragia nasal tiene síntomas vata, como la sequedad y el cuarteado de las fosas nasales, es esencialmente un trastorno pitta en el que esta dosha se vuelve caliente y aguda y provoca la hemorragia. Por eso, cuando te sangre la nariz, no debes tomar alimentos calientes ni especiados, debes abstenerte de beber alcohol y de fumar, y no debes trabajar al sol. Todos estos factores provocan un agravamiento de pitta.

Hemorroides

Según el ayurveda, existen dos tipos básicos de hemorroides, y están asociados a desequilibrios vata y pitta.

• Las hemorroides vata son pequeñas, secas y de forma irregular, y pueden ir acompañadas de fisuras o grietas en el ano. Son ásperas y duras al tacto, y tienen un aspecto parecido a las uvas pasas. Pueden activarse en personas que toman antibióticos o que hacen mucho ciclismo o ejercicio físico.

• Las hemorroides tipo pitta tienden a

ponerse rojas, a irritarse, a inflamarse y a sangrar. Pueden parecer uvas moradas y duelen —a veces, mucho— al tocarlas. Cuando revientan, sangran con profusión.

También existen hemorroides kapha, que parecen uvas verdes. No sangran y la gente normalmente vive con ellas sin problemas, por lo que no las vamos a tener en cuenta en esta sección.

También podemos distinguir entre hemorroides «internas» y hemorroides «externas». Las internas suelen ser de la variedad kapha y se parecen más a los pólipos. No son dolorosas y, por regla general, no provocan problemas.

En la mayor parte de los casos, las hemorroides pueden curarse por completo siguiendo un tratamiento ayurvédico, pero primero debemos comprender la distinción entre los dos tipos problemáticos básicos para poder tratarlas adecuadamente.

TRATAMIENTO EFECTIVO
PARA LAS HEMORROIDES VATA

• Una persona que padezca hemorroides vata debe seguir una dieta para apaciguar vata. Sobre todo, es fundamental evitar por completo las verduras solanáceas —patatas, tomates y berenjenas—, pues todas ellas agravan este trastorno.

• Toma *triphala guggulu*, 1 pastilla 3 veces al día.

• Otra fórmula herbal útil para combatir las hemorroides tipo vata es una combinación de estas hierbas:

Hingwastak   ⅛ parte
Dashamoola   2 partes

Toma ½ cucharadita 2 o 3 veces al día con agua templada.

• Es importante que las deposiciones sean sueltas y blandas, pues, cuando son duras, irritan las hemorroides. Una cucharadita de *sat isabgol* (cáscara de psilio) con un vaso de leche templada por la noche es un remedio beneficioso para combatir las hemorroides vata.

• Otra forma de ayudar a mantener las deposiciones blandas es tomar entre ½ y 1 cucharadita de *triphala* en polvo con agua templada al acostarse.

• Prepara una compresa de aceite de ricino o de sésamo templado y siéntate sobre ella durante un rato. Ambos aceites son caloríficos; el de ricino, en especial, produce un calor lento y constante que alivia y cura. Templa unas 3 cucharadas soperas de aceite y viértelo en un pañuelo o en cualquier otro paño suave extendiéndolo uniformemente (o moja el paño en el aceite).

TRATAMIENTO EFECTIVO
PARA LAS HEMORROIDES PITTA

• Para combatir las hemorroides tipo pitta, el primer paso consiste en seguir la dieta para apaciguar pitta, evitando especialmente los alimentos especiados y fermentados (véase capítulo 8).

• Para las hemorroides que se activen, se inflamen y empiecen a sangrar, se debe preparar una mezcla herbal de:

Guduchi   1 parte
Nim   2 partes
Kama dudha   ⅛ parte

Toma ½ cucharadita de esta mezcla dos veces al día con agua templada.

• Si la hemorroide te provoca una hemorragia rectal, toma un poco de zumo de arándano y de pomelo (mezclados en cantidades iguales) entre las comidas. Este zumo actúa como un hemostático y detiene la hemorragia.

• Como dijimos para las hemorroides vata, es importante mantener las deposiciones blandas para evitar que se agrave el problema. Para ello toma entre ½ y 1 cucharadita de *amalaki* por la noche con agua fresca. También puedes tomar 1 cucharadita de *sat isabgol* (cáscaras de psilio) con un vaso de leche templada por la noche.

• Deja *triphala* (1 cucharadita) en remojo durante toda la noche en un vaso de agua, y al día siguiente, a primera hora de la mañana, después de cepillarte los dientes, bebe la infusión.

RECOMEDACIONES GENERALES

• Todos los tipos de hemorroides responden bien al zumo de aloe vera. Bebe ½ taza de zumo puro 3 veces al día.

• También puedes mezclar una pizca de jengibre con 1 cucharada sopera de gel de aloe vera y tomarlo 2 veces al día.

• Bebe 1 vaso de zumo de zanahoria mezclado con 2 cucharaditas de zumo de cilantro 2 veces al día con el estómago vacío. Esto aliviará las hemorroides.

• Externamente puedes también aplicar una mezcla de ½ cucharadita de cúrcuma y 1 cucharadita de ghee directamente sobre la hemorroide antes de acostarte (re-

cuerda que el color amarillo de la cúrcuma mancha todo aquello que toca).

• Después de cada evacuación, en lugar de utilizar papel higiénico seco, lava el orificio anal con agua templada y, a continuación, aplica un poco de aceite de ricino a la hemorroide. El papel seco puede irritar la delicada membrana mucosa y agravar el problema. También puede extender un poco de materia fecal hacia la hemorroide y provocar complicaciones.

Herpes

HERPES ORAL

El herpes labial se contagia a través del contacto oral, al besar o al beber del mismo vaso o de la misma taza. Es esencialmente un trastorno pitta que procede de la *dhatu rakta* (sangre) y brota en la piel, en especial en la comisura de los labios o en el labio superior.

Muchas personas confunden el herpes con las aftas, pues tienen una apariencia similar. De todas formas, se pueden diferenciar, porque en el caso de las aftas solo aparece una úlcera, mientras que el herpes provoca una erupción consistente con numerosas vejiguitas pequeñas, posiblemente reunidas alrededor de un bulto central de mayor tamaño. Además, las aftas suelen estar *dentro* de la boca, mientras que el herpes es externo.

• Externamente se puede aplicar *tikta ghrita* (ghee amargo) directamente sobre la zona afectada. También resultan bastante efectivos el gel o el ungüento de aloe vera.

• También puedes utilizar ¼ de cucharadita de *kama dudha* mezclada con 1 cucharadita de crema de leche. Aplícala a la lesión por la mañana y por la noche.

• Internamente, utiliza esta mezcla herbal ayurvédica:

Nim   *3 partes*
Kama dudha   *⅛ parte*
Maha sudarshan   *3 partes*

Toma ½ cucharadita de esta mezcla 3 veces al día, ya sea con 1 cucharadita de *tikta ghrita*, o con agua templada.

• Toma ½ cucharadita de *triphala* por las noches con agua templada. Eso apaciguará la pitta sistémica y ayudará a aliviar el herpes.

HERPES GENITAL

El herpes genital es similar al herpes oral. Sin embargo, su forma de trasmisión es diferente. El herpes oral se trasmite, como ya hemos mencionado, al besar o al beber del mismo vaso, mientras que el herpes genital lo hace a través del contacto sexual.

• Para el tratamiento interno, utiliza las mismas hierbas y fórmulas herbales que recomendamos para el labial.
• Externamente también puede ser útil el tratamiento con *tikta ghrita*. Además, el contacto genital en seco puede, en ocasiones, agravar el herpes, por lo cual es muy conveniente aplicar un poco de *tikta ghrita* sobre el glande del pene o los labios menores de la vulva antes de la relación.

PARA NEUTRALIZAR EL ESTRÉS

Una de las causas principales de las erupciones herpéticas parece ser el estrés psicológico. El virus está encerrado en las grietas neuromusculares y brota en épocas de estrés. Para minimizarlo:

TOMA INFUSIONES HERBALES. Prepara una infusión de manzanilla, *jatamamsi* y *brahmi*. Mezcla las tres hierbas en proporciones iguales y utiliza ½ cucharadita para la infusión. Tómala dos veces al día.

MEDITA. La meditación es también efectiva para aliviar el organismo y reducir el estrés (en el capítulo 7 encontrarás sugerencias de meditación).

Nota para los hombres: Si sabes que eres propenso a sufrir brotes de herpes, ten cuidado al afeitarte alrededor de los labios y en las comisuras de la boca. Los labios forman una unión delicada y sensible entre la mucosa y la piel que resulta muy fácil de lesionar. Cualquier pequeño corte o arañazo puede activar el virus del herpes. Para impedir que esto suceda, aplícate un poco de aceite de nim después del afeitado.

Hipertensión

Un corazón sano bombea la sangre por las venas y las arterias con una presión óptima. En algunas ocasiones, sin embargo, y como consecuencia de diversas causas, esta presión aumenta y, cuando lo hace, la persona está sometida a un mayor riesgo de padecer una enfermedad cardíaca y, posiblemente, una hemiplejia.

La presión sanguínea aumenta cuando se incrementa la viscosidad de la sangre o su velocidad, o cuando la sangre está más constreñida como consecuencia de una disminución del diámetro del vaso sanguíneo.

TIPOS DE HIPERTENSIÓN

Desde el punto de vista ayurvédico, la presión arterial elevada puede clasificarse en tres categorías, fundamentalmente vata y pitta, pero también kapha.

Vata es la responsable de la constricción de los vasos sanguíneos. Esto sucede con frecuencia en la ancianidad. Alrededor de los sesenta y cinco años, las paredes de los vasos se vuelven más gruesas y el paso de la sangre se estrecha, con lo que muchos individuos desarrollan un tipo de hipertensión conocido como hipertensión esencial. Es un trastorno vata, diferente del estrechamiento de las arterias que se produce como consecuencia de la aparición de depósitos grasos en las paredes arteriales, que es un problema kapha.

Pitta es la responsable del mayor empuje de la sangre por los vasos. Kapha está relacionada con un aumento de la viscosidad de la sangre.

El estrés físico y emocional, en el que se incluyen emociones como la cólera y la ansiedad, constriñen los vasos sanguíneos y pueden aumentar la presión sanguínea durante un tiempo. Las grandes responsabilidades o las situaciones estresantes, como hablar en público, pueden poner la presión sanguínea por las nubes. Existe incluso un fenómeno conocido como «síndrome de la

Es hora de acudir al médico

Si la presión arterial elevada es temporal y está relacionada con una situación estresante, un poco de reposo y de relajación servirá para aliviarla. Incluso a largo plazo, el simple hecho de que la tensión sea elevada no significa necesariamente que deba tratarse con medicación. Otros métodos totalmente naturales como la dieta, el ejercicio, las hierbas, la meditación y el yoga, que carecen de efectos secundarios negativos, pueden ser suficientes para tratarla.

De todas formas, una presión arterial elevada exige supervisión médica. La hipertensión es un trastorno que puede llegar a poner en peligro la vida de la persona. No recomiendo la utilización de los siguientes tratamientos como sustitutos de la atención médica normal.

Más bien, puedes probar estos remedios ayurvédicos —a ser posible con el conocimiento y la aprobación de tu médico— como complemento de la atención médica y pedir a tu médico que vigile tus progresos. Si los remedios tienen éxito, este irá encontrando cada vez menos necesidad de supervisar tu estado y de mantener la medicación. Y lo más probable es que, al menos, te permita ir reduciendo poco a poco las dosis que estés tomando.

bata blanca»: cuando una persona acude al médico, pueden aumentar su preocupación y su tensión nerviosa, con lo que la presión arterial aumenta también. Esto es bastante normal y fisiológico, y por suerte también temporal. Sin embargo, si la presión *no baja*, puede volverse peligroso.

ALIMENTOS CONTRA
LA HIPERTENSIÓN

Existen varios alimentos que pueden ayudarte a controlar la hipertensión:

• Bebe 1 taza de zumo de mango y, media hora después, toma ½ taza de leche templada con una pizca de cardamomo, una pizca de nuez moscada y 1 cucharadita de ghee (*Nota*: si tienes un índice de colesterol elevado, elimina el ghee).

• Mezcla zumo de naranja y agua de coco (el jugo natural que se encuentra en el interior de un coco fresco) en una proporción de 2 partes de naranja por 1 parte de coco. Toma entre ½ y 1 taza 2 o 3 veces al día.

• Coge 1 vaso de zumo de melocotón recién exprimido (no envasado) y añádele 1 cucharadita de cilantro y una pizca de cardamomo. Tómatelo hasta 2 o 3 veces al día para combatir la presión arterial elevada.

• Come un poco de sandía con una pizca de cardamomo y una pizca de cilantro. Actuará como un diurético suave y te ayudará a regular la presión sanguínea.

• Prueba un poco de raita de pepino con las comidas. El pepino es un buen diurético. El raita es un condimento preparado con yogur que se utiliza con frecuencia en la cocina india (en el recuadro anexo encontrarás la receta).

• La sopa mung dal, hecha con mung dal, cilantro, comino y una pizca de cúrcuma, es buena para las personas que padecen hipertensión.

• Otra posibilidad muy adecuada es el hidromiel. En un vaso de agua caliente añade 1 cucharadita de miel y entre 5 y 10 go-

---

Raita de pepino

2 pepinos
3 cucharadas soperas de ghee
½ cucharadita de semillas de mostaza negra
½ cucharadita de semillas de comino
1 pellizco de hing
4 hojas de curry
1 pellizco de cayena o ½ chile pequeño picado
1 puñado de hojas frescas de cilantro picadas
½ taza de yogur natural fresco

Pela y ralla los pepinos. Retira todo el exceso de jugo.

Calienta el ghee en un cazo a fuego medio y añade la mostaza, el comino, el hing y las hojas de curry. Cuece durante un momento hasta que se abran las semillas.

Añade la cayena o el chile y el cilantro, agita el cazo y retira del fuego.

Junta el yogur y el pepino rallado en un cuenco removiendo bien.

Añade las especias, una vez enfriadas, a la mezcla del yogur y el pepino; remueve bien y sirve.

Se obtienen 4-6 porciones como acompañamiento (1-2 cucharadas soperas por persona).

NOTA: Esta receta está extraída del libro *Ayurvedic Cooking for Self-healing*, de Vasant Lad y Usha Lad (Alburquerque, Ayurvedic Press, 1994), página 138.

---

tas de vinagre de manzana, y tómalo a primera hora de la mañana. Esta bebida ayuda a reducir el colesterol, mantiene la vasodilatación y ayuda a regular la presión sanguínea.

EVITA LOS ALIMENTOS QUE PROVOQUEN UN AUMENTO DE PITTA. Las personas con hipertensión no deben tomar alimentos salados ni fritos grasientos, y también deben evitar los alimentos calientes y especiados.

HIERBAS PARA COMBATIR LA HIPERTENSIÓN

El ayurveda sugiere la siguiente mezcla de hierbas para combatir la hipertensión:

Punarnava   1 parte
Flor de la pasión   1 parte
Majuelas (bayas de espino albar) 2 partes

Pon en infusión ½ cucharadita de esta mezcla en una taza de agua caliente entre 5 y 10 minutos y tómala después de la comida y de la cena.

Otra fórmula de hierbas ayurvédicas que también resulta efectiva para regular la presión sanguínea es la siguiente:

Jatamamsi   2 partes
Musta   2 partes
Tagar   1 parte

Utilízala como la anterior: media cucharadita puesta en infusión entre 5 y 10 minutos en una taza de agua caliente después de la comida y de la cena.

OTROS REMEDIOS Y RECOMENDACIONES

EVITA ACALORARTE. Todo aquel que sufra de presión arterial elevada debe evitar

Relajación profunda para combatir la presión arterial elevada

La tensión y el estrés hacen que suba la presión arterial. Una forma fantástica y efectiva de relajarse es la postura yóguica de descanso, *savasana*.

Túmbate en silencio sobre la espalda con los brazos hacia los lados. Observa el flujo de tu respiración. Comprobarás que, después de cada exhalación, se produce, de forma totalmente natural, una pausa breve, y otra pausa después de cada inhalación y antes de la siguiente exhalación. En estas pausas quédate tranquilo sin forzar nada durante unos segundos. Esta práctica te aportará una profunda relajación, lo que constituye un antídoto natural contra la hipertensión. Permanece en *savasana* practicando esta respiración tranquila entre 10 y 15 minutos.

el trabajo duro bajo el sol, pues puede favorecer una hemorragia cerebral. Ten mucho cuidado.

AGUA MAGNETIZADA. Se puede mantener la presión sanguínea controlada tomando agua magnetizada. Acerca un vaso de agua (a ser posible en un recipiente de vidrio) al polo positivo de un imán. Déjalo reposar durante 2 horas. Bebe un vaso de agua magnetizada dos veces al día.

El hecho de cargar de este modo el agua aumenta sus propiedades diuréticas, con lo que nos ayuda a rebajar la tensión arterial elevada, tal y como hacen varios de los medicamentos contra la hipertensión más utilizados en la actualidad.

RUDRAKSHA. Deja en remojo 1 o 2 semillas de *rudraksha* en un vaso de agua durante toda la noche, y al día siguiente bebe el agua. Es beneficiosa para regular la presión sanguínea.

MEDITACIÓN. La meditación es excelente para regular la presión sanguínea (en el capítulo 7 encontrarás indicaciones para ayudarte a meditar). Varios trabajos de investigación, incluido uno financiado por los Institutos Nacionales de la Salud, han demostrado que la meditación puede ser tan eficaz como los fármacos para controlar la hipertensión y no produce ninguno de los efectos secundarios negativos que se asocian con frecuencia a este tipo de medicamentos.

EJERCICIO DE RESPIRACIÓN. Un poco de *shitali pranayama* suave puede ayudar a controlar la presión sanguínea. Forma un tubo con la lengua e inhala a través de él llevando el aire al abdomen. Contén la respiración durante unos segundos y exhala por la nariz.

POSTURAS DE YOGA. Entre las *asanas* de yoga eficaces para controlar la hipertensión están Yoga Mudra y el Saludo a la Luna (véanse ilustraciones del apéndice 4).

HAZ EJERCICIO Y TRABAJA CON CUIDADO. Nadie que padezca presión arterial elevada debería practicar la postura sobre la cabeza o levantar peso, o cualquier otro ejercicio duro, sin supervisión médica.

Nota importante: Como ya hemos mencionado, la hipertensión puede tener complicaciones graves. Aunque estas recomendaciones ayurvédicas están avaladas por siglos de práctica y son seguras y efectivas, deben utilizarse conjuntamente con el consejo y la atención del médico.

Hipo

El hipo está provocado por la isquemia, o falta de aporte sanguíneo al diafragma. Eso hace que este músculo sufra los movimientos espasmódicos periódicos que denominamos hipo.

CONTÉN LA RESPIRACIÓN. El remedio más simple para combatir el hipo es contener la respiración. Aspira profundamente, contén la respiración detrás del ombligo y exhala poco a poco.

REMEDIO DE LA BOLSA DE PAPEL. Si te cuesta contener la respiración, coge una bolsa de papel de estraza, ábrela, sostén los bordes cerca de la nariz y respira dentro de ella (tanto al inhalar como al exhalar). De esta manera te verás obligado a inhalar tu propio dióxido de carbono, lo que relajará de forma natural los músculos del diafragma. Continúa haciéndolo durante 1 o 2 minutos. El hipo se aliviará con rapidez.

MIEL Y ACEITE DE RICINO. Si el procedimiento anterior no detiene el ataque de hipo, mezcla 1 cucharadita de miel y 1 cucharadita de aceite de ricino. Cada 2 o 3 minutos, mójate el dedo índice en esta mezcla y chúpalo.

EJERCICIO DE RESPIRACIÓN PROFUNDA. Otro remedio sencillo es el *pranayama* de la respiración alternativa ligeramente modificado de la siguiente forma:

1. Inhala por el orificio izquierdo de la nariz mientras cierras el derecho con el pulgar.
2. Después de inhalar, contén la respiración un momento.
3. A continuación, *traga*.
4. Exhala por el orificio derecho de la nariz mientras cierras el izquierdo con el anular y el meñique.
5. Repite los pasos 1 a 4, pero empezando a inhalar por el orificio derecho.

Puedes hacer este ejercicio de respiración durante 5 minutos.

LA CAUSA PUEDE SER EL ESTREÑIMIENTO. El hipo puede también ser consecuencia de una situación crónica de estreñimiento,

Es hora de acudir al médico

Existen determinados tipos de hipo graves y patológicos. Entre ellos encontramos el hipo cardiovascular, que aparece en personas que están sufriendo un fallo cardíaco congestivo; el hipo urémico, que se produce como consecuencia de un fallo renal (cuando los riñones no cumplen su función) y de la subsiguiente toxicidad de ácido úrico en la sangre; y el hipo cerebral, producto de una patología cerebral. Estos tipos graves de hipo requieren atención y tratamiento médico.

Si los remedios de esta sección no solucionan el problema y el hipo dura más de dos días, consulta con el médico.

hinchazón y gases en el colon. Si consideras que este es tu problema, haz *basti* (enema) utilizando 1 taza de aceite de sésamo templado. Intenta retener el aceite al menos durante 2 o 3 minutos, o más si puedes. El aceite templado en el recto relajará el diafragma y los músculos internos, y ayudará a aliviar el hipo.

Si el hipo continúa después de pasada media hora, ponte un enema normal de agua templada.

Hipoglucemia

La hipoglucemia (nivel bajo de azúcar en sangre) es un trastorno muy común. Si comes más tarde de tu hora habitual de comida y sientes mareo o vértigo al levantarte, o experimentas palpitaciones, temblores, náuseas, sopor, sudores, nerviosismo o confusión mental, son señales de hipoglucemia. En algunos casos graves, la persona puede llegar a padecer convulsiones y a entrar en coma.

El cerebro utiliza el azúcar de la sangre (glucosa) como único alimento y depende de ella para obtener la energía que necesita para desarrollar su actividad. Si no recibe suficiente azúcar, entra en crisis y sufre temblores, dolor de cabeza, sudores, náuseas, sopor y el resto de los síntomas que hemos mencionado en el párrafo anterior, porque necesita urgentemente su alimento.

Según el ayurveda, la hipoglucemia es común en las personas que tienen un *prakruti* (constitución) pitta o un *vikruti* (desequilibrio actual) pitta. El aumento de pitta estimula la secreción de insulina, lo que hace descender el nivel de azúcar en sangre y provoca la hipoglucemia. Esta a su vez induce la secreción de adrenalina, que provoca un ritmo cardíaco rápido y temblores.

Cuando un diabético toma una dosis indebidamente elevada de insulina, puede sobrevenirle una hipoglucemia. Este problema también es común entre los alcohólicos.

La hipoglucemia es un trastorno que requiere mucha atención. Para mantener el nivel de azúcar en sangre, los individuos pitta deben comer de forma regular, desayuno, comida y cena, y tomar un poco de fruta o algún otro tentempié entre horas o siempre que perciban síntomas de hipoglucemia. Dale preponderancia a las proteínas y los hidratos de carbono complejos en las comidas principales, porque se digieren más despacio y las subidas y bajadas de azúcar en sangre serán menos rápidas.

La hipoglucemia puede clasificarse en dos tipos: de ayuno y reactiva. La hipoglucemia de ayuno es el resultado de no comer, y es el motivo de que las personas que tienen tendencia a padecerla necesiten comer de forma regular. Además, algunos individuos deciden ayunar, ya sea por motivos religiosos o como método de limpieza. Si lo hacen durante un tiempo demasiado prolongado, pueden llegar a sufrir una hipoglucemia.

La hipoglucemia reactiva se produce cuando el páncreas, muchas veces en respuesta a una ingesta elevada de azúcar, segrega demasiada insulina, lo que a su vez reduce el nivel de azúcar en sangre. Se denomina también hipoglucemia postprandial (de después de comer). Unos 90 minutos después de haber comido, el nivel de azúcar en sangre cae y la persona tiene ansias de tomar algo dulce.

Es hora de acudir al médico

Una hipoglucemia reactiva puede indicar la existencia de un tumor de páncreas. Cuando una persona de mediana edad tiene antojos de azúcar alrededor de una hora y media después de comer, puede significar que padece o va a desarrollar un tumor de este tipo. Es un problema de salud grave que requiere atención médica.

Para combatir la hipoglucemia reactiva se debe tratar la dosha pitta.

DIETA. Sigue una dieta para aplacar la pitta (que se describe en el capítulo 8). Evita los alimentos calientes y especiados, los fermentados, los frutos ácidos y cítricos, y las bebidas alcohólicas. Se debe reducir o eliminar el tabaco, pues este también agrava la dosha pitta.

INFUSIÓN DE REGALIZ. Toma infusión de regaliz. Cuando sientas mareo o desvanecimiento, o presentes algún otro síntoma de hipoglucemia, prepárate una taza de infusión de regaliz (*yashti madhu*) utilizando 1 cucharadita de raíz de regaliz por cada taza de agua. Esta infusión aumenta sin peligro tu nivel de azúcar en sangre (es importante señalar que las personas que padezcan hipertensión deben tomar la infusión de regaliz de forma esporádica, pues aumenta la retención de líquidos y puede hacer aumentar la presión sanguínea).

REMEDIOS HERBALES

• Las mejores hierbas son *brahmi, jatamamsi, shanka pushpi* y regaliz. Estas hierbas son tónicos cerebrales, nutren el cerebro y le permiten funcionar con una cantidad limitada de azúcar. Mézclalas en cantidades iguales y prepara una infusión con esta mezcla. Pon ½ cucharadita de hierbas en 1 taza de agua caliente y tómala después de la comida y de la cena.

• Si el problema es una hipoglucemia postprandial provocada por una gastroyeyunostomía, el ayurveda sugiere utilizar:

Guduchi   5 partes
Shanka bhasma   2 partes
Kama dudha   2 partes

Toma ½ cucharadita dos veces al día (después de la comida y de la cena) con un poco de agua.

• Si existen sospechas de que la hipoglucemia reactiva pueda ser indicativa de un tumor pancreático (véase «Es hora de acudir al médico»), consulta con el médico. Además, utiliza *shilajit*, un tónico nervino que actúa como rejuvenecedor del páncreas. Una buena fórmula para utilizar esta hierba es la siguiente:

Shilajit   1 parte
Shardunika   1 parte

Toma ½ cucharadita de esta mezcla después de la comida y de la cena con un poco de agua. Esta fórmula ayuda también a prevenir la diabetes adulta (diabetes mellitus).

POSTURAS DE YOGA. Existen algunas *asanas* de yoga que fortalecen el páncreas y ayudan a prevenir la hipoglucemia. Entre ellas encontramos el Gallo, el Camello y la Langosta, así como el Loto Elevado y *nauli* (un ejercicio abdominal que se explica en el apéndice 3). Las personas con predisposición a sufrir hipoglucemia deben hacer estos ejercicios de yoga y la respiración alternativa.

NASYA. El *nasya* con ghee *brahmi* (5 gotas en cada orificio nasal) alivia rápidamente las náuseas, los sudores y la confusión mental (véase apéndice 3).

PARA EL SOPOR. El sopor puede corregirse tomando algún zumo dulce, como el de granada o el de naranja dulce.

Impotencia

Véase también «Libido baja» y «Eyaculación precoz»

La impotencia, que es la incapacidad masculina para tener o mantener una erección, puede deberse a causas muy diversas. Muchas personas creen que siempre es consecuencia de un problema emocional o psicológico, pero lo cierto es que también puede deberse al estrés o a determinados problemas físicos.

Por ejemplo, cuando una persona tiene un índice elevado de colesterol, la grasa y las placas pueden depositarse sobre las paredes de las arterias coronarias bloqueando el flujo de sangre al corazón y dando lugar a un ataque cardíaco como consecuencia del aporte insuficiente de sangre. Del mismo modo, estas placas pueden depositarse en las paredes de los vasos sanguíneos que conducen al pene, dando lugar a un «ataque de pene» en el que el aporte de sangre es insuficiente para crear o mantener una erección, lo que da lugar a una situación de impotencia.

MASAJE PARA MEJORAR LA CIRCULACIÓN. Un remedio sencillo y eficaz para combatir la impotencia consiste en masajear la zona púbica (la parte inferior del abdomen) y la raíz del pene con unas gotas de aceite *mahanarayan*. Este masaje mejorará la circulación y puede ser suficiente para acabar con el problema.

APLICA UN POCO DE ACEITE HERBALIZADO. También puedes aplicar un poco de aceite *bala* o aceite *ashwagandha* directamente sobre el pene.

MASAJEA LA ZONA DE LA PRÓSTATA. El masaje realizado por encima de la glándula prostática (a medio camino entre el escroto y el ano) con cualquiera de los tres aceites mencionados anteriormente tendrá también efectos beneficiosos. Si no dispones de estos aceites puedes utilizar un poco de ghee. En primer lugar, frota la zona con movimientos circulares, y termina masajeando desde el ano hacia la base del pene. La presión que apliques debe ser suave. Tal y como sucede con el masaje de la zona púbica, este masaje también mejora la circulación.

FÓRMULA HERBAL FORTALECEDORA. La siguiente fórmula herbal es apropiada para uso interno. Mezcla estas hierbas en cantidades iguales:

Ashwagandha
Bala
Vidari

Toma 1 cucharadita con leche templada dos veces al día durante 3 meses. Mientras la leche se esté calentando, añádele unos trocitos de ajo fresco picado. El ajo mejora el aporte de sangre y aumenta la dilatación de los vasos sanguíneos. La combinación del ajo con las hierbas fortalecedoras ayudará a aliviar el problema.

BEBIDA LEVEMENTE AFRODISÍACA. Todas las noches toma una taza de leche templada con una pizca de azafrán. El azafrán es afrodisíaco y aumenta también la cantidad de espermatozoides.

RELÁJATE CON UNA INFUSIÓN TRANQUILIZANTE. Si la causa de la impotencia es psicológica —miedo o ansiedad, por ejemplo—, puedes corregir el problema tomando la Infusión Tranquilizante, un compuesto herbal que contiene *jatamamsi*, *brahmi* y *shanka pushpi* a partes iguales. Prepara una infusión con ½ cucharadita de esta mezcla de hierbas y tómala una hora aproximadamente antes de acostarte. Será una buena ayuda para combatir el estrés emocional y psicológico que puede estar ocasionando el problema.

POSTURAS DE YOGA. También pueden resultar útiles algunos ejercicios de yoga. La postura del Gallo, que obliga a sentarse de forma que se ejerce presión sobre la próstata, resulta especialmente beneficiosa. Prueba también el Loto Elevado, Vajrasana, Chakra Asana y la postura del Arco (véanse las ilustraciones en el apéndice 4).

Incontinencia urinaria

La incontinencia urinaria es fundamentalmente un trastorno vata provocado por la debilidad de los músculos de la vejiga, en especial del esfínter. Si este se debilita y se descontrola, la persona puede perder el control voluntario de la micción en mayor o menor grado.

Otra causa de incontinencia, especialmente en Occidente, parece ser el uso frecuente de los aseos. Algunas personas, siempre que ven un aseo, lo utilizan, tanto si tienen una necesidad urgente de hacerlo como si no. Es como si pensaran (quizá de forma inconsciente): «Puede que durante un tiempo no tenga otra oportunidad». Con ello, sin embargo, los músculos de la vejiga se debilitan y pierden la capacidad de retener una cantidad grande de orina para dejarla salir solo cuando sea realmente necesario.

La incontinencia urinaria es más frecuente entre las mujeres que entre los hombres, debido a la menor longitud de su uretra. Cuando las mujeres tosen, estornudan o hacen algún esfuerzo, incluso cuando se ríen, la vejiga puede dejar escapar un poco de orina.

Este trastorno puede controlarse con determinadas hierbas, con un enema periódico de aceite y con algunos ejercicios de yoga. Empecemos por esto último.

YOGA

ASHWINI MUDRA. Este ejercicio implica el uso de los músculos del perineo para contraer el ano tensando los músculos de los glúteos. También fortalece el esfínter de la vejiga. Haz entre 10 y 20 repeticiones 2 o 3 veces al día (sentado).

OTRAS POSTURAS. Sentarse en postura Vajrasana (véase la ilustración en el apéndice 4) resulta útil, como también lo son la postura del Este, la Vela y el Arado.

HIERBAS

Prepara la siguiente mezcla:

Ashwagandha 5 partes
Bala 3 partes
Vidari 2 partes

Toma ½ cucharadita con agua templada dos veces al día, después de las comidas.

• Toma todos los días un puñado de semillas de sésamo blanco con un poco de panela o de azúcar moreno natural. Con ello fortalecerás la vejiga y ayudarás a corregir la incontinencia.

OTROS REMEDIOS Y RECOMENDACIONES

ENEMA DE ACEITE DE SÉSAMO. Una vez a la semana haz un *basti* (enema) utilizando aceite de sésamo templado (véase apéndice 2). Inserta aproximadamente 1 taza de aceite en el recto e intenta retenerlo al menos entre 5 y 10 minutos. Si se escapa, no te preocupes. El enema de aceite de sésamo es uno de los métodos más efectivos para equilibrar vata.

EVITA EL ALCOHOL Y LA CAFEÍNA. La cafeína es diurética e intensifica la necesidad de orinar. Por tanto, la incontinencia y la urgencia de orinar son bastante comunes entre los bebedores de café y los consumidores de otras bebidas con cafeína, como el té o los refrescos de cola. Las bebidas alcohólicas también favorecen la incontinencia. Por tanto, si tienes algún problema con el control de la orina, es preferible que evites la cafeína y el alcohol.

DIETA PARA APACIGUAR VATA. Como la incontinencia urinaria se debe en gran medida a un exceso de vata, seguir una dieta para equilibrar esta dosha viene muy bien (véanse las directrices alimentarias del capítulo 8).

Indigestión

Como ya vimos en el capítulo 3, la efectividad de la digestión depende de lo intenso que sea el fuego digestivo (agni). Si ingieres muchos alimentos y muy pesados, muy líquidos o muy densos, sus propiedades son antagónicas a las del fuego gástrico y pueden inhibir su funcionamiento normal, lo que da lugar a una indigestión.

Comer de forma emocional —por razones emocionales, cuando el organismo no necesita alimento, o en cantidades exageradas que hacen que el organismo no pueda digerir estos alimentos con facilidad— es otra de las posibles causas de la indigestión. También existe un tercer factor muy importante capaz de provocar una indigestión, y es la combinación incorrecta de alimentos. Tomar plátanos y leche, melón y cereales u otras combinaciones de alimentos incompatibles afecta negativamente al fuego digestivo y provoca indigestión (en el capítulo 8 encontrarás una tabla de las combinaciones incompatibles de alimentos).

Estos factores favorecen una secreción excesiva de ácidos, lo que da lugar a indigestión, ardor de estómago, náuseas o incluso diarrea. También puede producirse fermentación en el estómago o en los intestinos, lo que provoca gases, hinchazón y, posiblemente, dolor de estómago, dependiendo de la gravedad de la causa.

Por tanto, lo primero que debemos hacer es prevenir la indigestión evitando estos factores y después utilizar los tratamientos herbales que recomendamos a continuación.

CUATRO FORMAS DE AUMENTAR EL FUEGO DIGESTIVO

La clave fundamental para prevenir la indigestión es realzar el fuego digestivo. He aquí varias sugerencias para ello:

JENGIBRE. Una de las mejores hierbas para encender a agni es el jengibre. Antes de cada comida, pica o ralla un poco de jengibre fresco, añádele unas gotas de zumo de lima y una pizca de sal y mastícalo. También puedes cortar una rebanada fina de jengibre, añadirle una pizca de sal y masticarla.

AJO Y *TRIKATU*. He aquí otro estimulante digestivo que debe utilizarse antes de comer. Mezcla ¼ de cucharadita de ajo en polvo, ½ cucharadita de *trikatu* y una pizca de sal gema (el *trikatu* está compuesto de jengibre, pimienta negra y pimienta larga india en cantidades iguales). Tómalo antes de la comida y de la cena.

MEZCLA HERBAL. Otra mezcla parecida es la formada por 1 diente de ajo fresco picado con ¼ de cucharadita de comino en polvo, una pizca de sal gema, una pizca de *trikatu* y 1 cucharadita de zumo de lima. Tómala antes de las comidas.

HOJAS DE LAUREL. Reaviva el fuego digestivo con hojas de laurel corrientes. Pon ½ cucharadita de hojas de laurel machacadas o molidas en una taza de agua caliente y déjala en infusión durante unos 10 minutos. Añádele una pizca de cardamomo y tómala después de las comidas.

AYUNO

El ayuno puede resultar beneficioso para eliminar la indigestión. No solo enciende el fuego digestivo, sino que concede un descanso al aparato digestivo. Cuando tienes indigestión puedes hacer ayuno completo o probar este método: toma 1 taza de zumo fresco de piña con una pizca de jengibre, una pizca de pimienta negra y ½ cucharadita de azúcar ecológico. Tómalo 3 veces al día.

CUANDO TENGAS INDIGESTIÓN

Para aliviar una indigestión:

ZUMO DE CEBOLLA. Toma ¼ de taza de zumo de cebolla fresca con ½ cucharadita de miel y ½ cucharadita de pimienta negra.

AJO. También puedes picar un diente de ajo fresco, añadirle una pizca de sal y una pizca de bicarbonato y tomarlo.

ZUMO DE LIMA. Para la indigestión aguda exprime el zumo de ¼ de lima en 1 taza de agua templada. Justo antes de tomarla, añade ½ cucharadita de bicarbonato sódico y bébela deprisa.

PARA LA INDIGESTIÓN CRÓNICA

Para las personas con mala digestión crónica (es decir, con un agni débil), puedes preparar esta mezcla herbal:

Trikatu 1 parte
Chitrak 2 partes
Kutki 1 parte

Toma ¼ de cucharadita de esta fórmula tan efectiva antes de las comidas con un poco de miel y de zumo de jengibre fresco. Si no dispones de jengibre fresco, utiliza solo la miel. Esta mezcla fortalecerá el fuego digestivo.

DIEZ CONSEJOS PARA PREVENIR
LA INDIGESTIÓN

• No comas a menos que realmente tengas hambre.
• No comas de forma emocional. Esto puede afectar negativamente al fuego digestivo.
• Haz solo dos o, como máximo, tres comidas al día: desayuno, comida y cena. Evita picotear entre horas.
• Evita las bebidas frías o heladas, en

especial durante las comidas o después de estas. Enfrían el fuego digestivo. Para digerir mejor los alimentos, bebe sorbitos pequeños de agua templada durante las comidas.

• Llena el estómago hasta un tercio de su capacidad con alimentos y otro tercio con líquido, y deja el último tercio vacío. Esto ayuda a hacer una buena digestión y favorece la claridad mental.

• Mastica bien los alimentos para asegurarte de que se han mezclado correctamente con la saliva. La función de esta en la digestión es muy importante.

• Puedes terminar la comida tomando una taza de lassi. Esta bebida se prepara mezclando 4 cucharaditas de yogur con 2 pellizcos de jengibre y comino en polvo en una taza de agua.

• Entre las posturas de yoga que pueden ser adecuadas para mejorar la digestión están la elevación de piernas y la postura del Gallo (en el apéndice 4 encontrarás las ilustraciones).

• También puedes probar el procedimiento ayurvédico conocido como *nauli* (véase apéndice 3).

• El *pranayama* (ejercicio respiratorio) conocido como Respiración de Fuego te ayudará a avivar tus fuegos digestivos (véase capítulo 6).

Infección de las uñas de los pies

Si las personas que tienen uñas gruesas y duras en los pies las cortan dibujando una curva convexa, cuando vuelven a crecer los bordes pueden empezar a penetrar en la piel y cortar el tejido blando que las rodea. Esto puede provocar inflamación, enrojecimiento, dolor e incluso una posible infección. Por regla general, las uñas de los individuos vata y kapha son más fuertes, por lo que estas personas son más propensas a sufrir este tipo de infecciones. Los zapatos demasiado apretados pueden presionar sobre las uñas, lo que también puede dar lugar a una infección de las uñas de los pies.

La solución a largo plazo consiste sencillamente en cortar las uñas rectas o dándoles una pequeña curvatura cóncava. Eso les permite crecer hacia adelante en lugar de hacia la piel de los lados.

Si las uñas ya han empezado a encarnarse, mete el pie en agua templada para ablandarlas. Cuando estén blandas, límpialas y aplica un poco de aceite de árbol de té mezclado al cincuenta por ciento con aceite de nim por debajo de ellas. A continuación, corta la uña recta.

Para prevenir recaídas, usa zapatos que no te aprieten y córtate las uñas rectas o con una ligera curvatura cóncava.

Infecciones por levaduras

Las infecciones por levaduras son un trastorno mixto de pitta y kapha. Para curarlas, lo primero que debemos hacer es seguir una dieta adecuada que no incremente ni pitta ni kapha. Evita estrictamente el azúcar, los alimentos fermentados y el pan con levadura. Lo ideal es seguir una dieta que calme la dosha pitta pero que no provoque el agravamiento de kapha. La mejor forma de conseguir este equilibrio es buscar en los listados de alimentos los de cada tipo dóshico (véase capítulo 8) y elegir los que aparezcan en la columna de «Sí» tanto para kapha como para pitta.

REMEDIO HERBAL EFECTIVO. Una fórmula herbal potente que te ayudará a curar una infección por levaduras es la siguiente:

Cúrcuma   ¼ cucharadita
Regaliz   ½ cucharadita
Shardunika   ¼ cucharadita

Toma toda esta mezcla (1 cucharadita de hierbas) con agua templada dos veces al día hasta que desaparezcan los síntomas.

DUCHA VAGINAL CONTRA LA INFECCIÓN POR LEVADURAS. Si la infección por levaduras está localizada en la vagina, te resultará útil darte una ducha vaginal con decocción de regaliz. Hierve 1 cucharada sopera de regaliz en polvo en ½ litro de agua durante 5 minutos. Déjala enfriar, cuela y utiliza el agua para la ducha. Al instante notarás su efecto curativo.

Nota: Si tienes flujo vaginal espeso y sensación de picor y de ardor, será mejor que utilices decocción de *triphala* para la ducha en lugar de la decocción de regaliz. Emplea el mismo procedimiento: coge 1 cucharada sopera de *triphala*, hiérvela en ½ litro de agua, déjala enfriar, cuélala y utiliza el agua para la ducha.

Insomnio

El insomnio es un trastorno especialmente habitual en el mundo moderno. Está provocado fundamentalmente por un aumento de la dosha vata en la mente o en el sistema nervioso. Es una causa o una complicación de muchos otros problemas. Pue-

de estar relacionado con el estreñimiento. Puede ser el resultado del estrés o del exceso de cansancio, aunque también puede provocar fatiga y conducir a un estrés aún mayor. Asimismo, puede ser un síntoma de depresión o intensificar la depresión. Por tanto, es necesario afrontarlo de manera eficaz.

REMEDIOS ALIMENTARIOS

LECHE TEMPLADA. Es innegable que tomar una taza de leche templada antes de acostarse ayuda a tener un sueño apacible. Puedes tomarla sola, si lo prefieres, pero las siguientes sugerencias la harán más rica y también más efectiva:

• Añádele una pizca (no más de ⅛ de cucharadita) de nuez moscada.
• Añádele unas almendras machacadas (mejor escaldadas), una pizca de nuez moscada y una pizca de cardamomo. Puedes machacar las almendras en un molinillo de frutos secos o de café.
• Prueba la leche de ajo. Mezcla 1 taza de leche, ¼ de taza de agua y 1 diente de ajo fresco picado. Hierve todo junto lentamente, dejando reducir hasta que solo quede 1 taza de líquido.

PRUEBA LAS CEREZAS. Las cerezas son buenas para combatir la fatiga mental y el estrés, dos de los factores que pueden contribuir al insomnio. Tomar entre 10 y 20 cerezas al día puede aliviar estos trastornos y ayudarte a dormir.

ZUMO DE TOMATE. He aquí un uso para el zumo de tomate que probablemente jamás se te había ocurrido. Toma 1 taza con 2 cucharaditas de azúcar natural y 2 pellizcos de nuez moscada. Tómatelo entre las cuatro y las cinco de la tarde. A continuación, cena entre las seis y las siete. Esa noche seguro que duermes profundamente.

REMEDIOS HERBALES

FÓRMULA HERBAL. Una fórmula herbal muy efectiva para dormir es:

> Tagar   1 parte
> Raíz de valeriana en polvo   1 parte
> Manzanilla   1 parte

Toma ¼ de cucharadita de esta mezcla de hierbas en polvo con un poco de agua templada justo antes de acostarte.

INFUSIÓN DE MANZANILLA. Una taza de infusión de manzanilla a la hora de acostarse es sumamente beneficiosa para inducir el sueño. Esta receta goza de fama mundial justificada.

REMEDIOS Y RECOMENDACIONES ADICIONALES

MASAJE CON ACEITE TEMPLADO. Una de las formas más sencillas y efectivas de inducir el sueño consiste en frotarse el cuero cabelludo y las plantas de los pies con aceite antes de acostarse. Utiliza aceite de sésamo, aceite *brahmi* o aceite *jatamamsi* y masajea suavemente durante unos minutos. Resulta útil templar un poco el aceite antes de aplicarlo.

NUEZ MOSCADA. Esta especia tan común puede ayudar a inducir el sueño. Un ungüento fino de nuez moscada en polvo, con igual cantidad de ghee, aplicada alrededor de los ojos y sobre la frente antes de acostarte, te ayudará a dormirte.

DATE UN BAÑO CALIENTE. Un baño o una ducha calientes a la hora de acostarse ayudan la dosha calmar a vata y favorecen el sueño profundo.

PRUEBA LA MEDITACIÓN DE YOGA. Las perturbaciones del sueño se deben a menudo a preocupaciones y angustias que mantienen la mente agitada por la noche. Para ayudar a eliminar estas preocupaciones, medita un poco antes de acostarte. Siéntate cómodamente en la cama y centra tu atención en el «tercer ojo» (la parte de la frente situada entre las cejas). Sigue el movimiento de la respiración al entrar y salir o haz la meditación tradicional *So-Hum:* inhala mientras piensas en la sílaba «So» y exhala con «Hum» (en el capítulo 7 encontrarás más indicaciones).

A continuación, túmbate boca arriba. Observa tu respiración y continúa con la meditación *So-Hum* mientras centras tu mente con suavidad en el «tercer ojo». Dormirás como un niño.

Irritación ocular

Véase también «Cuidado ayurvédico de los ojos»

Alrededor de los cuarenta años, *alochaka* pitta (un subtipo de pitta que está asociado con la vista) tiende a estar bajo, por lo es frecuente que se produzca una irritación de ojos. Aquellos que pasan mucho tiempo trabajando delante de un ordenador, que ven mucha televisión o muchas películas, o que conducen o hacen muchos trabajos en los que emplean la vista cercana, así como las personas que viven en ciudades con una atmósfera muy contaminada, pueden notar que se les irritan los ojos y se les ponen muy tensos.

Esta irritación puede ser consecuencia de que exista sequedad en la conjuntiva (resultado de un exceso de vata) o puede estar relacionada con un exceso de hiperacidez o de pitta en el estómago. También, como el hígado y los ojos están muy relacionados entre sí, una pitta elevada o estancada en el hígado puede ser el factor causal. Es importante establecer la causa del problema para poder tratarlo con la máxima eficacia. De todas formas, los siguientes remedios resultarán útiles en todas las situaciones.

HAZ UN DESCANSO. Si estás usando mucho los ojos —ante un ordenador o conduciendo, por ejemplo—, haz una parada de unos minutos cada hora o cada dos horas para dar un descanso a los ojos.

UTILIZA UN PROTECTOR DE PANTALLA. Utiliza un protector de pantalla en el monitor del ordenador para evitar la radiación y el resplandor.

CAMBIA DE ENFOQUE. Si estás leyendo mucho, haz una parada de un par de minutos y enfoca la vista en un objeto distante. Cada media hora, cierra el libro y mira a algo que esté al otro lado de la habitación, o mira por la ventana. Hacer algo diferente con los ojos relaja y ayuda a prevenir la irritación ocular.

HAZ UNA PARADA PARA TOMAR UNA INFUSIÓN. Cuando estés en mitad de una tarea prolongada en la que emplees la visión de cerca, o sentado ante el ordenador, interrúmpela durante unos minutos y tómate una infusión: manzanilla, consuelda, menta o incluso *chai* (que contiene un poco de cafeína y no será tan relajante como las otras tres). Esto te relajará y te ayudará a aliviar la irritación y la tensión.

GOTAS DE AGUA DE ROSAS. También puedes preparar una solución de agua de rosas. Coge 50 ml de agua destilada o purificada, añádele 5 gotas de agua pura de rosas y utiliza esta solución para aclararte los ojos. Utiliza un cuentagotas o un lavaojos y asegúrate de que el agua no esté ni demasiado fría ni demasiado caliente. Esta solución aliviará de inmediato cualquier irritación ocular.

ÉCHATE AGUA SOBRE LOS OJOS. El simple ejercicio de lavarse los ojos con agua limpia también ayuda. Como si te estuvieras aclarando la cara después de lavártela, échate un poco de agua sobre los ojos abriéndolos un momento para permitir que entre un poco de esta agua. También puedes aclararlos con un lavaojos.

EL REMEDIO MÁS SIMPLE Y MEJOR PARA LOS OJOS IRRITADOS. Vierte una única gota de aceite de ricino puro y auténtico (sin conservantes) en cada ojo al acostarte. También viene bien frotar las plantas de los pies con un poco de aceite de ricino en ese momento; acuérdate de ponerte unos calcetines viejos para evitar que el aceite manche las sábanas.

PARA LOS OJOS ENROJECIDOS. Si tienes los ojos irritados y enrojecidos, bebe una taza de zumo de naranja natural con ½ cucharadita de azúcar natural y un pellizco de comino.

PARA CALMAR LA ACIDEZ. Si el exceso de acidez y una pitta elevada en tu organismo parecen ser las causantes de la irritación ocular, toma un poco de *shatavari* (½ cucharadita) con un pellizco de *shanka bhasma* dos veces al día, con un poco de agua templada, durante 2 semanas.

• El gel de aloe vera (2 cucharadas soperas 3 veces al día) también calma la acidez.
• Si has determinado que la causa de la irritación de los ojos podría ser una elevación de pitta, haz una mezcla de hierbas *shanka pushpi* y *jatamamsi* en cantidades iguales y toma ½ cucharadita 2 veces al día durante 2 semanas.

Jet lag

Véase «Desfase horario (jet lag)»

Lactancia (trastornos)

Existen varios tipos de trastornos de la lactancia. Vamos a analizarlos uno a uno.

EL NIÑO NO TIENE APETITO

En este caso, la madre produce mucha leche, pero el bebé no tiene apetito. Existen varias formas naturales y efectivas de intentar solucionarlo.

DALE A BEBER INFUSIÓN DE HINOJO. Prepara una infusión con 1 cucharadita de semillas de hinojo en 1 taza de agua hervida. Cuando se haya enfriado, dale al bebé 1 cucharadita cada 10 o 15 minutos.

La infancia es la fase kapha de la vida, en la que el cuerpo se está formando. También es la etapa en la que tienen lugar muchos trastornos kapha (resfriados y moqueo, por ejemplo) y en la que la kapha puede quedarse estancada en el estómago, lo que frena el apetito. La administración de la infusión de hinojo ayudará a eliminar kapha y, de forma suave, a estimular la secreción de enzimas digestivas.

PREPARA *GHRITA MADHU*. Mezcla un pellizco de *pippali* con ½ cucharadita de miel combinada con ½ cucharadita de ghee. Dásela al bebé para que la chupe. Cuanto más chupe la mezcla, más apetito recuperará.

VIGILA TU ALIMENTACIÓN. Una de las posibles razones de la aparente falta de apetito de un bebé puede ser que no le guste el sabor de la leche. Si tiendes a tener un exceso de pitta en tu constitución, y sobre todo si sigues una dieta de alimentos picantes y especiados o con alimentos y frutas ácidos, la leche puede adquirir un sabor amargo que no le guste al bebé. Este sabor desagradable podría ser la causa de la falta aparente de apetito del niño. Por eso es importante determinar el *prakruti* (tipo constitucional) de la madre y asegurarse de que la dieta que sigue es la apropiada.

VACÍA LAS MAMAS. Si el niño tiene poco apetito y segregas más leche de la que utiliza, es importante que vacíes las mamas. Esto evitará la congestión del tejido mamario y linfático. Asegúrate de sacar la leche al menos 2 o 3 veces al día.

SI HAS DECIDIDO NO AMAMANTAR. Se produce una situación similar cuando una mujer decide no amamantar a su hijo. En este caso, la leche se estanca, lo que puede dar lugar a cambios fibroquísticos en las mamas. Por eso es importante vaciarlas siempre que tengan leche.

NO HAY SUFICIENTE LECHE

El niño tiene mucho apetito, pero la leche es escasa. Este problema es el contrario del primero. He aquí varias sugerencias para aumentar la calidad y la cantidad de la leche.

SHATAVARI KALPA. Para aumentar el flujo de leche, el ayurveda recomienda tomar un remedio delicioso denominado *shatavari kalpa*. Para prepararlo, tuesta la hierba *shatavari* en una sartén con ghee y azúcar moreno natural. Toma una cucharadita del *shatavari* dulce tostado mezclada con leche templada 2 o 3 veces al día.

SHATAVARI CRUDO. También puedes utilizar *shatavari* crudo mezclado con ghee y azúcar. Mezcla cantidades iguales de *shatavari* y azúcar natural, y toma 1 cucharadita de la mezcla con 1 cucharadita de ghee y una taza de leche caliente.

LECHE DE ALMENDRAS. Otra fórmula para aumentar la secreción de leche es la leche de almendras. Deja 10 almendras a remojo durante toda la noche. Por la mañana, pélalas y bátelas en la batidora con una taza de agua o de leche calientes. Vierte la mezcla en un vaso y añádele 1 cucharadita de miel o de azúcar de dátiles y un pellizco de jengibre, cardamomo y azafrán. Tómala 2 veces al día.

FÓRMULA HERBAL. Para mantener una lactancia saludable, utiliza la siguiente fórmula herbal:

> *Kutki   2 partes*
> *Shilajit   2 partes*
> *Shatavari   3 partes*

Toma ¼ de cucharadita de esta mezcla 2 o 3 veces al día con una cucharada sopera de miel. Si lo deseas puedes seguir utilizando esta fórmula todo el tiempo que dure la lactancia.

INFECCIÓN EN LOS PEZONES

Otro problema que puede darse es que, durante el tiempo que estés amamantando a tu hijo, no te limpies correctamente los pezones y se produzca una infección fúngica. Por eso debes tener cuidado de lavarlos cuidadosamente, para impedir que eso suceda.

PREVENCIÓN

Para prevenir la aparición de abscesos en las mamas, mastitis, congestión y el estancamiento de la leche, masajea las mamas suavemente con aceite de ricino templado. Coge 1 cucharadita de aceite y masajea la mama con suavidad de dentro afuera, es decir, desde el esternón hacia la axila, tanto

Para el estreñimiento del bebé

En la India, cuando un lactante está estreñido, la madre se aplica de forma intencionada unas gotas de aceite de ricino sobre el pezón. Cuando el bebé chupa la leche, toma también las gotas de aceite, con lo que el estreñimiento se alivia de una forma muy suave.

por debajo del pezón como alrededor de él y hacia el costado.

No apliques el aceite de ricino a la areola ni al pezón. Si lo hicieras y el bebé lo chupara, podría producirle una diarrea. Por eso, evita masajear la zona del pezón o lava bien el aceite antes de amamantar al niño.

Libido baja

La libido es el deseo de placer y satisfacción. Según el ayurveda, este deseo deriva de *shukra dhatu*, el tejido reproductor masculino, y de *artava dhatu*, el tejido reproductor femenino. Cuando estos tejidos reproductores, tanto el masculino como el femenino, están debilitados, la libido está baja.

La libido baja es un síntoma que muchas personas presentan en la mediana edad o incluso antes. Además de la debilidad del tejido reproductor, las otras causas fundamentales de la disminución del impulso sexual son los factores emocionales y el estrés elevado. Este trastorno puede tratarse de forma eficaz mediante programas y remedios ayurvédicos que reducen el estrés y fortalecen el aparato reproductor.

Sin embargo, y como sucede siempre

en el ayurveda, se plantea la siguiente pregunta: ¿cuál es el contexto general de la situación? La libido baja puede ser un problema que afecte a nuestro matrimonio o a nuestra vida de pareja. Por otra parte, un deseo sexual reducido puede en ocasiones ser una respuesta saludable del cuerpo para eliminar una pérdida excesiva de fluidos vitales salutíferos. Desde este punto de vista, la libido baja puede considerarse una expresión de la inteligencia del cuerpo.

El celibato intencionado es algo muy diferente de una libido baja. En el celibato existe un poder sexual increíble, pero la persona *controla* de forma consciente esta energía sexual y la transforma en dicha suprema o en inteligencia suprema.

En situaciones de libido baja, falta esta energía. En este epígrafe analizaremos varias formas de aumentarla.

PARA LOS HOMBRES

Una técnica sencilla pero eficaz de aumentar la libido es apretar con suavidad el glande (la cabeza del pene) con la punta del dedo índice. Se debe presionar concretamente sobre el surco, aproximadamente un par de centímetros por detrás de la punta del pene. En el centro de este surco se encuentra un punto *marma* (en el glosario encontrarás una breve explicación de los puntos *marma*). Presiona suavemente durante un minuto o dos y relaja. Esta técnica ayuda también a remediar la eyaculación precoz (véanse más sugerencias en el epígrafe «Eyaculación precoz»).

• También puedes masajear suavemente el glande con aceite *bala* o ghee *shata-*

vari. Otra posibilidad es aplicar un poco de aceite de ricino o ghee *brahmi* (en el apéndice 2 encontrarás instrucciones para preparar aceites y ghees herbalizados).

• Por vía interna resulta eficaz la hierba *ashwagandha*. Mezcla 1 cucharadita de *ashwagandha* y ½ cucharadita de *vidari* con una taza de leche templada y tómala por la noche. Esta fórmula fortalece a los hombres con libido baja. *Nota:* Es preferible cocer las hierbas en la leche durante unos minutos en lugar de desleír simplemente el polvo en la taza.

PARA LAS MUJERES

Para las mujeres resulta útil una fórmula herbal similar, pero se debe sustituir el *ashwagandha* por *shatavari*. Mezcla 1 cucharadita de *shatavari* y ½ cucharadita de *vidari*, y tómalo con una taza de leche caliente por la noche, antes de acostarte.

• También puedes masajear ligeramente el hueso púbico con aceite *bala*, ghee *shatavari*, aceite de ricino o ghee *brahmi*.

REMEDIOS ALIMENTARIOS
PARA HOMBRES Y MUJERES

ALMENDRAS. Toma 10 almendras crudas (sin tostar) para desayunar. Déjalas a remojo en agua durante toda la noche y quítales la piel antes de tomarlas.

• Prepara esta bebida fortalecedora de almendras: como indicamos anteriormente, pon 10 almendras crudas a remojo en agua durante toda la noche y a la mañana si-

guiente pélalas. A continuación, ponlas en la batidora y añade:

Leche templada   1 taza
Ghee   1 cucharadita
Azúcar natural   1 cucharadita
Nuez moscada   un pellizco
Azafrán   un pellizco

Bate bien. ¡Está riquísimo y es excelente para combatir la libido baja!

DÁTILES. Pon a remojo 10 dátiles frescos en 200 mililitros de ghee. Añade:

Jengibre   1 cucharadita
Cardamomo   ⅛ cucharadita
Azafrán   1 pellizco

Cúbrelos y guárdalos en un lugar templado durante al menos 2 semanas. Una vez transcurrido ese tiempo toma 1 dátil al día a primera hora de la mañana. Están deliciosos y ayudan a remediar la libido baja y la debilidad sexual, así como la fatiga crónica.

POSTRE DE MANZANA. Otro preparado delicioso y fortalecedor es el siguiente postre de manzana. Elimina las pieles y los corazones de 5 manzanas crudas. Bátelas o machácalas hasta hacer un puré y mezcla bien añadiendo un poco de miel al gusto. A continuación, añade:

Cardamomo en polvo   ⅛ cucharadita
Azafrán   1 pellizco
Nuez moscada   1 pellizco
Agua de rosas   10 gotas

Disfruta ½ taza de este postre al menos una hora después de las comidas.

Nota: Evita tomar leche, yogur o pescado al menos 4 horas antes y 4 horas después de tomar este postre de manzana.

HIGOS Y MIEL. Después del desayuno, toma 3 higos con 1 cucharadita de miel. Una hora después, toma un vaso de lassi (véase receta del lassi en la página 285). Te ayudará a recuperar la energía sexual.

AJO Y CEBOLLAS. Resulta útil añadir más ajo y cebolla a la dieta. Ten en cuenta que estos alimentos no se consideran buenos para meditar, porque embotan un poco la mente. Por tanto, si eso te preocupa, puedes saltarte este remedio y seguir las otras dos recomendaciones.

• Se dice que la leche de ajo tiene propiedades afrodisíacas. Mezcla 1 taza de leche, ¼ de taza de agua y 1 diente de ajo picado. Hierve lentamente reduciendo hasta que quede 1 taza de líquido y tómala al acostarte.

• Toma 1 cucharada sopera de zumo de cebolla mezclado con 1 cucharadita de zumo de jengibre fresco 2 veces al día.

OTROS REMEDIOS
PARA HOMBRES Y MUJERES

REMEDIO HERBAL. La libido baja puede tratarse de forma eficaz con esta fórmula herbal:

Shatavari 1 parte
Vidari 1 parte
Nuez moscada ⅛ parte
Tagar ½ parte

Toma 1 cucharadita de esta mezcla con leche templada por la mañana y otra por la noche. Continúa tomándola dos veces al día durante 1 mes.

LIBIDO BAJA Y ESTREÑIMIENTO. Es frecuente que estos dos trastornos vayan juntos. Para corregir el estreñimiento con facilidad toma *triphala* a diario: ½ cucharadita con agua templada por la noche. Echa el *triphala* en polvo en una taza de agua caliente, deja reposar durante 10 minutos, cuela y bebe.

PARA PROBLEMAS PSICOLÓGICOS Y EMOCIONALES. Si el estrés y determinados problemas psicológicos como la ansiedad o la hostilidad están contribuyendo a disminuir tu libido, te vendrá bien meditar con regularidad, practicar *asanas* de yoga y realizar ejercicios de respiración. Entre las *asanas* especialmente apropiadas para este trastorno encontramos *Vajra*, el Gallo, el Camello y *Nataraj* (en el apéndice 4 encontrarás instrucciones para las posturas de yoga).

Lipotimias, vértigos y mareos

El aumento de la dosha vata, junto con un exceso de pitta moviéndose por el sistema nervioso, provoca lipotimias, vértigos y mareos. Existen dos tipos de mareo:

En el primer tipo, la persona tiene la sensación de que los objetos externos que la rodean se mueven: «yo estoy quieto, pero la habitación da vueltas a mi alrededor». Es lo que se denomina *mareo objetivo*, y es debido fundamentalmente a un agravamiento de vata.

Es hora de acudir al médico

Los remedios que aparecen en esta sección son formas sencillas pero eficaces de aliviar el mareo. Sin embargo, si el mareo o la lipotimia persisten después de utilizarlos, es aconsejable acudir al neurólogo o a algún otro especialista médico, porque puede deberse a alguna patología grave.

El segundo tipo se denomina *mareo subjetivo*. En este caso, la persona tiene la sensación de balanceo o de desequilibrio, de estar subjetivamente en movimiento. Este tipo de mareo está provocado fundamentalmente por un exceso de pitta. La diferencia entre ambos es sutil y no siempre fácil de detectar, en especial porque tanto vata como pitta suelen estar implicadas. De todas formas, resulta útil distinguir entre ambos tipos de mareo, pues algunos aspectos del tratamiento varían.

El vértigo, que provoca una sensación de estar dando vueltas, como si estuviéramos en un tiovivo, puede estar relacionado con una infección del oído interno, una lesión en la cabeza o una infección viral. También puede deberse a la enfermedad de Ménière, un trastorno en el que el aumento de la presión en el oído medio genera sensación de vértigo. Esta enfermedad, si no se trata, da como resultado una pérdida progresiva de audición. Es necesario considerar y descartar todas estas enfermedades antes de poner en práctica un remedio casero contra el mareo. De todas formas, los siguientes remedios domésticos resultarán útiles en la mayoría de los casos de mareo.

El mareo y las lipotimias pueden también producirse cuando no hay suficiente oxígeno en la habitación.

Si te notas mareado y no estás seguro de si eres tú o es la habitación la que se mueve, enfoca la vista en un punto fijo, como el marco de una ventana. Cuando el globo ocular se estabiliza enfocando un punto estable, envía un mensaje al cerebro que calma la cualidad *rajásica* de la dosha vata. Es un buen remedio para el mareo objetivo.

El tipo de mareo conocido como *mareo por movimiento* o *cinetosis* suele asociarse con las náuseas y los vómitos. Para aliviarlo, toma una cápsula de tamaño 00 rellena de jengibre en polvo antes de empezar el viaje. Toma alguna más durante el trayecto. También puedes llevar jengibre confitado y chuparlo de vez en cuando. Si vas en un coche y te da la sensación de que todo se mueve, intenta centrar la vista en un punto fijo, como el horizonte o un objeto distante que no se mueva. Esto aliviará el mareo.

En ocasiones, algunas personas se marean cuando se levantan rápido. Esto puede deberse a múltiples causas, entre ellas una baja energía adrenal, tensión arterial baja o el uso de algunos fármacos para bajar la tensión, en especial los betabloqueantes, que pueden debilitar las glándulas suprarrenales. Si observas que te mareas cuando te levantas, hazlo *despacio*. Eso te ayudará a prevenir el mareo.

Los individuos pitta con hipoglucemia pueden experimentar sudores y mareos, y estar al borde de sufrir una lipotimia si pasan demasiado tiempo sin comer. Es una forma de mareo subjetivo. Los hipoglucémicos tienen que comer a su hora o pueden llegar a perder el conocimiento. Para ellos es eficaz tomar un poco de zumo de manzana o de cualquier otra fruta dulce.

REMEDIO RÁPIDO PARA LAS LIPOTIMIAS. Si una persona se desmaya, se cae y se queda inconsciente, salpícale la cara con un poco de agua fría.

MAREOS AL HACER EJERCICIO. Las personas que hacen ejercicio duro pueden deshidratarse por haber sudado profusamente, lo que puede provocar mareos. La cura es tan simple como parece: beber agua. Un simple vaso de agua fresca ayudará a reducir pitta y a corregir la deshidratación, con lo que el mareo se aliviará.

RESPIRA PROFUNDAMENTE. Otro remedio simple para el mareo es respirar profundamente, como en el *pranayama ujjayi* (véase capítulo 6) y contener la respiración detrás del ombligo.

TIRÓN DE OÍDO. He aquí otro remedio sencillo: inserta el dedo índice en el oído y estira con suavidad hacia arriba, hacia delante y hacia abajo. Así regularás la presión intracraneal, lo que aliviará enormemente, si no por completo, la sensación de mareo o de pérdida de conocimiento.

OLER SALES NATURALES. Para combatir el mareo y cuando sientes que vas a perder el conocimiento, corta o pica una cebolla e inhala el olor hasta que se te salten las lágrimas. Las cebollas contienen mucho amoniaco; cuando las inhalamos, se produce una vasodilatación que lleva más sangre al cerebro, con lo que el mareo se corrige automáticamente.

FÓRMULAS HERBALES. Si has determinado que el mareo se debe fundamentalmente a pitta, he aquí una fórmula herbal ayurvédica estupenda que puede ayudarte. Mezcla estas hierbas:

Brahmi   1 parte
Jatamamsi   1 parte
Saraswati   ¼ parte

Toma ½ cucharadita de esta mezcla con agua 2 o 3 veces al día después de las comidas.

La siguiente fórmula también resulta útil cuando el mareo se debe a un exceso de pitta:

Shatavari   1 parte
Jatamamsi   1 parte
Kama dudha   2 pellizcos

Media cucharadita de esta mezcla un par de veces al día con agua templada te ayudará a combatir el mareo.

SÁNDALO. El mareo tipo pitta también puede aliviarse con el olor del aceite o el incienso de sándalo.

GOTAS NASALES DE GHEE. El uso de gotas nasales de ghee también resulta útil. Templa un poco de ghee hasta que se licúe. Cuando esté suficientemente frío como para no dañar el delicado tejido de las fosas nasales, vierte entre 3 y 5 gotas en cada orificio nasal e inhala. De esta forma estarás mejorando el aporte de sangre al cerebro, lo que aliviará el mareo.

LIMPIEZA DE COLON. En ocasiones, los

episodios de mareo se deben a un estreñimiento crónico y a los gases. Por tanto, mantén el colon limpio con *triphala*: ½ cucharadita antes de acostarte con una taza de agua templada.

Mamas doloridas

El dolor mamario suele ser sintomático de desequilibrio hormonal, congestión linfática o síndrome premenstrual. Esta molestia física puede también estar asociada a un factor emocional como el duelo o la tristeza. He aquí varias sugerencias para tratarla una misma de un modo eficaz:

MASAJE SUAVE. Coge 1 cucharadita de aceite de ricino templado y masajea con suavidad el pecho de dentro afuera, es decir, desde el esternón hacia la axila, tanto por debajo del pezón como alrededor de él y hacia el costado. Este tipo de masaje suave antes de bañarte por la mañana y por la noche ayudará a aliviar el dolor.

HIERBAS PARA LA RETENCIÓN DE LÍQUIDOS. También la retención de líquidos puede ser la responsable del dolor en las mamas. Las mamas se vuelven sensibles, se inflaman y aumentan de tamaño, y el sujetador aprieta. Para reducir la inflamación, prepara la siguiente mezcla herbal:

Punarnava   1 parte
Shatavari   1 parte
Musta   1 parte

Prepara una infusión con ½ cucharadita de esta mezcla en 1 taza de agua caliente y bébela. A continuación, masajea las mamas como describimos antes y apreciarás una mejoría notable. Puedes tomar la infusión dos veces al día hasta que haya desaparecido el dolor.

OTRO REMEDIO HERBAL EFECTIVO. El dolor en las mamas puede tratarse también con otra combinación herbal:

Jatamamsi   2 partes
Shatavari   3 partes
Tagar   3 partes

Mezcla las hierbas en las proporciones indicadas y, con ½ cucharadita, prepara una infusión en 1 taza de agua. Deja reposar entre 5 y 10 minutos y bébela. Puedes tomarla dos veces al día hasta que haya desaparecido el dolor.

Nota: Nunca utilices un sujetador excesivamente apretado durante un tiempo prolongado. La presión obstruye la circulación y el tejido mamario deja de respirar. Es preferible utilizar sujetadores de algodón que permitan una correcta respiración de los tejidos.

Mareo

Véase «Lipotimias, vértigos y mareos»

Micción frecuente

Véase «Problemas de vejiga», «Problemas de próstata» e «Incontinencia urinaria».

Micción frecuente durante el embarazo

La micción frecuente durante el embarazo es un fenómeno enteramente natural. Cuando el útero aumenta de tamaño como consecuencia del crecimiento del feto en su interior, ejerce presión sobre la vejiga, que no tiene espacio suficiente para almacenar orina y expandirse, por lo que basta una pequeña acumulación para estimular el deseo de orinar.

Cuando la frecuencia de las micciones perturba el sueño de la mujer, debe corregirse, porque esta necesita descansar. El ayurveda sugiere este sencillo remedio casero: come un puñado de semillas de sésamo blanco con ½ cucharadita de panela o de azúcar moreno natural. Esta mezcla apacigua la dosha vata, lo que impide el exceso de estimulación que contrae la vejiga. De esta forma tan sencilla se puede corregir el problema de la micción frecuente durante el embarazo.

Veamos ahora otras sugerencias adicionales:

• No bebas nada desde al menos dos horas antes de acostarte.
• No tomes nada que contenga cafeína, como café, té o bebidas de cola, especialmente por la noche. La cafeína es diurética (favorece la micción), que es exactamente lo que debes evitar si deseas combatir la micción frecuente.
• En el epígrafe «Incontinencia urinaria» encontrarás más recomendaciones.

Migraña

Véase también «Dolor de cabeza»

Aunque las migrañas pueden ser el resultado de un desequilibrio vata, pitta o kapha, lo más frecuente es que se produzcan cuando la pitta sistémica pasa al sistema cardiovascular, circula por él y afecta a los vasos sanguíneos que rodean el cerebro. La cualidad caliente y aguda de pitta dilata estos vasos y provoca presión sobre los nervios, lo que da lugar a este doloroso problema.

SIGUE LA DIETA PARA APACIGUAR PITTA. Para tratar las migrañas, es fundamental atender primero a la dosha pitta con una dieta apaciguadora apropiada (véanse las indicaciones alimentarias en el capítulo 8). Evita sobre todo los alimentos calientes, especiados y fermentados, y las frutas agrias o cítricas. Seguir cuidadosamente una dieta para aplacar pitta resulta muy efectivo a la hora de aliviar la migraña y como tratamiento preventivo.

DESAYUNO PREVENTIVO. Algunas personas sufren migrañas a mediodía, que ceden al final de la tarde. Estas personas pueden probar este método preventivo. Quizá parezca demasiado sencillo, pero es efectivo. Lo primero que deben hacer por la mañana es tomar un plátano maduro. Pélalo, córtalo en pedazos y añádele 1 cucharadita de ghee templado, una cucharadita de azúcar de dátil y una pizca de cardamomo. Está delicioso y ayudará a reducir pitta y a prevenir la aparición del dolor de cabeza.

REMEDIO HERBAL. El siguiente compuesto herbal puede ser beneficioso:

Shatavari 5 partes
Brahmi 4 partes
Jatamamsi 3 partes
Musta 3 partes

Prepara la mezcla y toma ½ cucharadita con agua templada dos veces al día, por la mañana y por la noche, después del desayuno y de la cena. Esta fórmula está diseñada para apaciguar la pitta agravada, y ayuda a aliviar las migrañas.

EVITA EL SOL DIRECTO. Dado que las migrañas son fundamentalmente un trastorno pitta, el calor del sol les afecta. Cuando sale el sol, sus rayos calientes, agudos y penetrantes aumentan la pitta del sistema cardiovascular y provocan la dilatación de los vasos sanguíneos del cerebro, lo que da lugar a fuertes dolores de cabeza. Por eso es importante evitar la exposición directa al sol. Si debes salir al exterior, ponte un sombrero.

GOTAS NASALES CALMANTES. Si el dolor de cabeza ya se ha desarrollado, verter 5 gotas de ghee *brahmi* templado en cada orificio nasal puede ayudar a aliviar el dolor.

POSTURAS DE YOGA RECOMENDADAS. Como norma general, las personas que padecen migrañas deben hacer el Saludo a la Luna (véase apéndice 4). Entre las posturas de yoga más beneficiosas están el Loto Escondido, el Barco, el Arco, la torsión espinal, la Palmera y ponerse de puntillas.

UN *PRANAYAMA* REFRESCANTE. También te resultará muy útil hacer un ejercicio respiratorio refrescante como *shitali* (véase capítulo 8).

BOSTEZO CURATIVO. Cuando tengas migraña, apriétate con suavidad los lóbulos de las orejas tirando de la oreja hacia abajo y da un bostezo. Eso aliviará la presión de los vasos sanguíneos y ayudará a calmar el dolor de cabeza.

En el epígrafe «Dolor de cabeza» encontrarás un análisis detallado de los dolores de cabeza tipo vata, pitta y kapha y sus tratamientos correspondientes.

Mordeduras y picaduras

Todos los mordiscos y picaduras de insecto pueden provocar una irritación local de pitta debajo de la piel. Mientras el veneno del insecto permanezca allí, puede continuar provocando reacciones alérgicas periódicas o incluso dar lugar a una nefritis por picadura, un trastorno grave que ocasiona edema (hinchazón) generalizado y falta de respiración, como consecuencia de la cual el paciente puede llegar a asfixiarse. Por tanto, las picaduras y mordeduras, aunque en general son bastante inocuas, pueden en ocasiones resultar muy graves; debemos ser precavidos.

CILANTRO. Cuando recibas una picadura o una mordedura, toma lo antes posible un poco de zumo de cilantro. Vierte un puñado de cilantro en una batidora con ⅓ de taza de agua, bate bien y cuela. Bebe el jugo (2 cucharaditas 3 veces al día) y aplica la pulpa sobre la piel de la zona afectada. Este tratamiento calmará al instante el picor, la quemazón y la erupción o el sarpullido creado por la picadura.

BEBE AGUA DE COCO. También se puede

beber ⅓ de taza de agua de coco (el «jugo» que tiene el coco en su interior) con aproximadamente ⅛ de cucharadita de *kama dudha*. Tomar esta mezcla 2 o 3 veces al día ayudará a curar la reacción de la picadura.

CENIZAS DE COCO. Y aquí tienes otro remedio sencillo y fascinante. Coge un trozo de coco seco y préndele fuego. Arderá como la cera. Deja que se queme aproximadamente 1 centímetro y apágalo. Hará un poco de humo; cuando este desaparezca, quedará un residuo negro. Aplica ese residuo directamente sobre la picadura y notarás un alivio instantáneo.

¿Por qué funciona este remedio? El motivo es que el coco es una buena fuente de antihistaminas y esteroides naturales.

Puedes hacer lo mismo con la ceniza que obtengas de quemar la cáscara exterior del coco.

APLICA ACEITE DE NIM O PASTA DE NIM. También puedes aplicar aceite de nim o una pasta de nim a la zona de la picadura. El nim es un antídoto para la mayoría de los venenos de insecto. Para preparar la pasta, coge un poco de polvo de nim y mézclalo con un poco de agua. Aplícala sobre la piel y déjala actuar entre 10 y 20 minutos. A continuación, aclárala. No utilices extracto de nim puro, sino un aceite herbalizado que se prepara hirviendo hojas de nim en una base de aceite de sésamo. Se suele encontrar en algunos herbolarios y en tiendas de artículos indios.

UN UNGÜENTO CURATIVO. Una pasta hecha con ½ cucharadita de sándalo en polvo y ½ cucharadita de cúrcuma también resulta calmante y curativa. Mezcla las dos hierbas con agua suficiente como para formar una pasta y aplícala tópicamente sobre la picadura.

PREVENCIÓN. El aceite de nim es un repelente de insectos muy utilizado en la India y en todo el mundo. Contiene un compuesto químico natural que repele los insectos. Antes de salir al exterior ponte un poco sobre las zonas de la piel que no lleves cubiertas.

Náuseas matutinas

Al principio del embarazo, las náuseas matutinas —náuseas y vómitos a primera hora de la mañana, justo al despertar o poco tiempo después— son bastante comunes. Este problema se debe a un agravamiento de pitta y es especialmente habitual en mujeres pitta. Suele tener lugar desde aproximadamente la sexta semana de embarazo hasta la décima, más o menos.

Algunos investigadores médicos han afirmado que el nivel de estrógeno en la sangre aumenta durante el embarazo. El estrógeno es pittagénico. Este nivel más elevado en la sangre dispara la pitta del estómago y aumenta la secreción ácida, de forma que el estómago se vuelve más ácido. A primera hora de la mañana, cuando el estómago está vacío y ácido, pueden aparecer las náuseas matutinas.

Además, algunos olores pueden provocar náuseas y vómitos a cualquier hora del día o de la noche, pero por la mañana la sensibilidad a los olores es más acusada. Durante el embarazo, el sentido del olfato de la mujer se vuelve extraordinariamente sensible. La razón es muy interesante. Según el ayurveda, el elemento tierra destaca especialmente durante el embarazo, porque el feto se está formando y creciendo, y este elemento es el responsable de la solidez y la estructura. Este elemento tierra está también asociado al sentido del olfato (en el ayurveda, los sentidos se relacionan con los elementos del siguiente modo: espacio = tacto; aire = oído; fuego = vista; agua = gusto; tierra = olfato).

La literatura ayurvédica hace referencia de forma poética a las náuseas y afirma que son comunes entre las mujeres cuyos bebés desarrollan un cabello abundante tras el nacimiento.

EMPIEZA EL DÍA COMIENDO UN POCO. Lo creas o no, lo primero que debes hacer al despertarte por la mañana es echarle algo al estómago. Come alguna cosita. Puedes probar unas galletas ligeramente saladas. La sal suele provocar un agravamiento de pitta, pero en pequeñas cantidades estimula la secreción de saliva y ayuda a reducir esta dosha. También viene muy bien el zumo de lima fresca con un poco de sal y un poco de azúcar.

COME CON FRECUENCIA. Si sufres náuseas matutinas, haz comidas pequeñas y frecuentes, hasta cinco o seis al día. Un estómago vacío tiene más secreción ácida, por lo que es fácil que se produzcan irritación y náuseas.

AGUA DE COCO. En una taza de agua de coco (el jugo natural del interior del coco fresco) echa 1 cucharadita de zumo de limón y toma un sorbito cada 15 minutos para asentar el estómago.

TRATAMIENTO HERBAL EFECTIVO. La siguiente fórmula herbal es efectiva para calmar las náuseas matutinas:

> *Shatavari   5 partes*
> *Shanka bhasma   1/8 parte*
> *Kama dudha   1/8 parte*

Toma 1/2 cucharadita de esta mezcla con zumo de lima o de limón a primera hora de la mañana y antes de acostarte para reducir la secreción ácida del estómago y aliviar las náuseas.

PRUEBA LAS ALMENDRAS. Pon 10 almendras crudas (sin tostar) a remojo durante toda la noche y, a la mañana siguiente, pélalas y tómatelas. Además de proporcionar proteínas de gran calidad, las almendras son una buena fuente de calcio. Las mujeres embarazadas necesitan ambas cosas. Y asientan el estómago.

ALÍVIALAS CON UN PASEO. A veces, salir a dar un paseo con el aire fresco de la mañana alivia las náuseas matutinas, porque el frescor del aire reduce pitta. También ayuda a aliviar el estrés. En ocasiones sucede que una mujer pitta que tiene que trabajar para un jefe muy exigente y, al llegar a casa, se encuentra con un marido criticón, desarrolla una ira sin resolver. El estrés se le acumula en el plexo solar y se manifiesta como náuseas matutinas. Es importante que reduzca su nivel de estrés dando un paseo a primera hora de la mañana o haciendo algún otro ejercicio apropiado.

MINIMASAJE. Por la mañana, antes de ducharte, templa entre 100 y 175 ml de aceite de sésamo (para constituciones vata), aceite de coco (para pitta) o aceite de girasol (para kapha), y frótate el cuerpo con él durante 5 o 10 minutos. Asegúrate de ponerte un poco en el cuero cabelludo y en los pies. A continuación, date una agradable ducha templada. Este masaje tranquilizador (denominado *abhyanga*) minimizará el estrés y te ayudará a combatir las náuseas matutinas.

LECHE CON AGUA DE ROSAS. Compra un poco de esencia de rosas o de agua de rosas. Cuando sientas náuseas, pon 1 gota en una taza de leche, hiérvela y tómatela templada (también puedes utilizar 5 pétalos de rosa frescos del jardín y hervirlos con la leche). Esto te ayudará a eliminar las náuseas. Como medida preventiva, una taza de leche de rosas con una cucharadita de ghee al acostarte apaciguará la pitta y te ayudará a controlar las náuseas matutinas.

BEBE MUCHO. Los vómitos pueden provocar deshidratación, por lo que debes beber una mayor cantidad de líquidos para compensar. Mejor aún, prepara suero salino casero con 2 cucharaditas de azúcar, el zumo de ½ lima, una pizca de sal y medio litro de agua. Bebe un vaso cada dos horas para eliminar la deshidratación y hacer que las náuseas y los vómitos cedan.

CENIZA DE PLUMA DE PAVO REAL. Este remedio puede sonar extraño, pero es bastante efectivo. La literatura ayurvédica afirma que las náuseas matutinas pueden remediarse utilizando ceniza de pluma de pavo real. Quema una pluma de pavo real de forma que puedas recoger las cenizas. El olor que desprende la pluma al quemarse es terrible, por lo que debe hacerlo otra

persona y no la mujer embarazada. Toma una pizca de la ceniza con una cucharadita de miel. Esto detiene al instante las náuseas matutinas.

FÓRMULA HERBAL EFECTIVA. Sea cual sea tu tipo constitucional, esta fórmula te resultará beneficiosa:

> *Shatavari   5 partes*
> *Kama dudha   ⅛ parte*
> *Shanka bhasma   ⅛ parte*
> *Moti bhasma   ⅛ parte*

Toma ½ cucharadita 2 o 3 veces al día con ghee. Si no deseas utilizar ghee, tómala con agua templada. En ocasiones, a las mujeres no les apetece tomar ghee durante el embarazo.

Náuseas y vómitos

Véase también «Náuseas matutinas»

Las posibles causas de las náuseas y los vómitos son múltiples; entre ellas encontramos un exceso de secreción de ácidos, toxinas en el hígado, embarazo, lombrices en el colon, envenenamiento alimentario y gripe (en el epígrafe «Náuseas matutinas» encontrarás sugerencias para reducir las náuseas y los vómitos que aparecen durante el embarazo).

Si la causa fuese un envenenamiento alimentario o un exceso de secreción ácida en el estómago, el vómito aparece como respuesta protectora del organismo para librarse de las toxinas. En casos de gripe, puede acumularse un exceso de bilis en el estómago, y los vómitos tienen el objetivo de expulsarla. En estos casos, los vómitos son señal de salud, de que el cuerpo se está cuidando.

Sin embargo, cuando los vómitos son persistentes, pueden provocar deshidratación y otros problemas, y deben detenerse. Las náuseas matutinas durante el embarazo, por ejemplo, pueden afectar negativamente al flujo de nutrientes que le llega al feto.

El ayurveda recomienda unas cuantas fórmulas eficaces para aliviar las náuseas y detener los vómitos.

APACIGUAR PITTA. Las náuseas y los vómitos indican una pitta elevada en el estómago con un aumento de secreción ácida que está irritando la membrana mucosa gástrica. Por tanto, es muy conveniente seguir una dieta que aplaque pitta, absteniéndose, sobre todo, de alimentos calientes y especiados o fermentados.

PRUEBA A AYUNAR. El ayuno concede un reposo curativo al aparato digestivo. Estate un día entero sin comer y bebe 1 taza de zumo de piña fresco y dulce con una pizca de jengibre, una pizca de pimienta negra y ½ cucharadita de azúcar ecológico. Tómalo 3 veces a lo largo del día.

• También puedes tomar zumo de arándano o de granada mientras estés ayunando.

OCHO FORMAS DE ASENTAR EL ESTÓMAGO Y DETENER LOS VÓMITOS. He aquí ocho sugerencias simples y efectivas para calmar las náuseas y los vómitos:

• Diluye 10 gotas de zumo de lima y ½ cucharadita de azúcar en 1 taza de agua. Por último, añade ¼ de cucharadita de bi-

carbonato sódico. Remueve y bébelo. Este preparado puede detener de forma inmediata las náuseas y los vómitos.

• Un remedio efectivo consiste en masticar 1 o 2 semillas de cardamomo.

• Una mezcla de 1 cucharadita de jugo de jengibre (o de pulpa de jengibre recién rallada) y 1 cucharadita de zumo de cebolla ayudarán a asentar el estómago y detendrán los vómitos.

• Mezcla a partes iguales zumo de limón y miel. Moja el dedo índice en la mezcla y chúpalo para tomarla despacio.

• Disuelve ½ cucharadita de miel y 2 pellizcos de cardamomo en media taza de yogur natural.

• La infusión de 1 cucharadita de semillas de comino y una pizca de nuez moscada en una taza de agua caliente proporciona un buen alivio.

• También puede ayudar beber zumo de azúcar de caña o zumo de arándano con un poco de zumo de lima.

• El ayurveda recomienda también la siguiente fórmula herbal para detener rápidamente las náuseas y los vómitos:

Pétalos de rosa en polvo   ½ cucharadita
Sándalo en polvo   ¼ cucharadita
Azúcar cande en polvo   ½ cucharadita
Zumo de lima   10 gotas

Toma la mezcla completa disuelta en agua a temperatura ambiente.

PARA COMBATIR LAS NÁUSEAS INFANTILES. Intenta darle al niño un poco de agua de coco. Disuelve 1 cucharadita de zumo de limón en una taza de agua de coco (el jugo natural que se encuentra en el interior de un coco fresco) y dale a beber un sorbito

Vomita para curarte

Para la mayor parte de la gente, vomitar constituye una experiencia bastante desagradable, pero hay ocasiones en las que llegamos a desear inducir el vómito. Cuando tenemos gripe o un catarro muy fuerte, se puede acumular un exceso de kapha y provocar dolores de cabeza persistentes, congestión y tos. La Madre Naturaleza puede provocarnos el vómito para eliminar kapha, pero si eso no sucede, el ayurveda sugiere que tomemos las riendas nosotros mismos.

Bebe un vaso de agua en el que habrás disuelto ¼ de cucharadita de sal. El agua salada es emética (provoca el vómito) por sí sola, pero también puedes frotar la parte posterior de la lengua para estimular el reflejo de las arcadas y vomitar el agua. En el momento en que se produce el vómito, la fiebre suele descender, desaparece el dolor de cabeza, la congestión del pecho se alivia enormemente y te sientes mucho mejor.

cada 15 minutos, más o menos, para que se le asiente el estómago.

PARA LAS LOMBRICES. Las náuseas y los vómitos pueden ser también indicio de la presencia de lombrices intestinales. Si tienes antecedentes de haber estado eliminando lombrices en las heces y sufres ataques repetidos de náuseas y vómitos, utiliza la siguiente estrategia:

• Toma la hierba *vidanga*: ½ cucharadita con un poco de agua templada dos veces al día.

• Mantén el colon limpio tomando ½ cucharadita de *triphala* por las noches durante varias semanas. Echa el *triphala* en ½ taza de agua templada, déjalo reposar durante 10 minutos, cuela y bebe.

PARA DESINTOXICAR EL HÍGADO. Las náuseas y los vómitos pueden ser señal de la presencia de un exceso de toxinas en el hígado. Para desintoxicar este órgano, resulta muy eficaz la siguiente fórmula:

> *Kutki   ¼ cucharadita*
> *Shatavari   ½ cucharadita*
> *Shanka bhasma   un pellizco*
> *Kama dudha   un pellizco*

Toma esta mezcla con agua 2 o 3 veces al día para aliviar las náuseas y los vómitos.

Obesidad

La obesidad es un trastorno que hace que la persona tenga un sobrepeso significativo y una cantidad excesiva de grasa corporal acumulada debajo de la barbilla y en el pecho, el vientre, las nalgas o los muslos. Aunque no es en sí misma una enfermedad grave, puede acortar la esperanza de vida, disminuir la eficiencia del organismo y provocar una predisposición a padecer diabetes, hipertensión, libido baja y artritis. Además, en último término, la obesidad reduce la felicidad.

En gran medida se debe a los problemas socioeconómicos de una sociedad rica. La vida próspera, el trabajo sedentario y la falta de ejercicio son los factores que más contribuyen a la obesidad. Desde el punto de vista ayurvédico, las causas principales de este trastorno son comer demasiado, estar demasiado tiempo sentado y hacer demasiado pocas cosas.

La obesidad es un trastorno kapha. En los individuos obesos, el fuego gástrico es fuerte, pero el fuego celular de los tejidos es relativamente bajo. El exceso de alimentos o de calorías que consume la persona no se llega a quemar y se convierte en tejido adiposo, lo que conduce al sobrepeso y a la obesidad.

Existen numerosas causas que pueden provocarla. Algunos factores hereditarios del sistema endocrino, como una producción excesiva de hormona del crecimiento, pueden contribuir a generar el problema. Cuando las mujeres están embarazadas, a veces comen demasiado y después son incapaces de perder el peso que han cogido. El estrés puede inducir a comer emocionalmente de forma repetida, lo que conduce a un significativo aumento de peso. Picotear frecuentemente entre comidas también contribuye a que resulte difícil mantener un peso saludable. Algunos fármacos, como los esteroides y los anticonceptivos orales, pueden cambiar el metabolismo de la persona y provocar un aumento del peso. Eso mismo sucede con la insulina. Las adicciones, incluida la adicción al alcohol y al tabaco, se asocian con frecuencia con la obesidad. Sin embargo, el factor principal suele ser comer demasiado y hacer un ejercicio insuficiente.

Beber de forma habitual bebidas frías y tomar alimentos fritos y grasientos, productos lácteos como el queso, el yogur y los helados, y consumir una cantidad excesiva de azúcar e hidratos de carbono son factores que pueden provocar obesidad.

VIGILA LA DIETA. Para tratar la obesidad, el primer paso consiste en controlar lo que comes. Sigue la dieta para apaciguar kapha (véanse las instrucciones en el capítulo 8). Evita tomar bebidas frías y alimentos fritos y grasientos de forma habitual. Minimiza el consumo de productos lácteos, como el queso, el yogur y el helado. Incluye ensaladas (sin aliños cremosos) y legumbres en tus comidas. Bebe agua caliente en lugar de cosas heladas. Las personas obesas suelen detestar el agua caliente, pero deben tomarla, ya sea sola o en infusiones herbales de jengibre, menta o canela, por ejemplo.

Si te gusta la carne, toma pescado o pollo una vez al mes, pero nada de ternera, cordero ni cerdo.

HAZ SUFICIENTE EJERCICIO. Haz ejercicio de forma regular. Un paseo diario de al menos media hora es esencial. Y haz también algún ejercicio aeróbico como correr despacio. Las personas obesas odian correr, pero al menos deberían caminar rápido llevando pesas de un kilo en las manos. La natación también es un buen ejercicio.

Levanta pesas para reducir el peso corporal. Haz un poco de levantamiento suave utilizando pesas de 2 kilos para empezar. Esto te ayudará a quemar tejido adiposo. Además, el tejido muscular quema calorías más rápido que la grasa.

Si deseas perder peso debes entender unos sencillos conceptos aritméticos. Cuando ingieres más calorías de las que quemas, coges peso. Para perderlo *tienes* que quemar más calorías de las que ingieres. En términos prácticos, eso significa dos cosas: reducir la ingesta calórica y aumentar el consumo en forma de ejercicio. Sigue la dieta para reducir kapha y aumenta la cantidad de ejercicio que haces cada día.

PRESCRIPCIÓN PARA DESPUÉS DEL EJERCICIO. Inmediatamente después de hacer ejercicio, los individuos kapha se sienten hambrientos y sedientos y les encantaría ir corriendo al bar para tomar algo frío y un aperitivo. Sin embargo, la bebida fría ralentiza el metabolismo anulando lo que han ganado con el ejercicio. Y sabemos que comer es contraproducente. Por tanto, después de hacer ejercicio, las personas con sobrepeso y obesidad deben evitar tomar aperitivos y beber agua fría o cualquier otra bebida fría, que deben sustituir por bebidas calientes, como las infusiones, por ejemplo.

TOMA LA COMIDA MÁS ABUNDANTE A PRIMERA HORA DEL DÍA. Según el ayurveda, la mejor política con respecto a las comidas, si tienes sobrepeso, es saltarse totalmente el desayuno (puedes tomar una infusión caliente) y hacer la comida más abundante a mediodía. La cena debe ser ligera. No picotees nada entre ambas comidas.

Si no eres capaz de saltarte el desayuno, haz la comida principal a primera hora del día. Luego toma una comida ligera y una cena ligera. Si puedes, sáltate totalmente la cena.

ELIMINA EL CONSUMO DE ALCOHOL Y TABACO. Deja de beber alcohol y de fumar. Estos hábitos emocionales estimulan indebidamente a *jatar agni* (el fuego gástrico) y hacen que la persona se sienta hambrienta.

ESCUCHA MÚSICA. Mientras estés comiendo, escucha música suave y mastica más la comida para que comer de forma moderada vaya haciéndose poco a poco algo habitual.

APRENDE A QUERERTE. La mayoría de las personas obesas no se quieren. Este dato es significativo, porque existe una relación profunda entre la comida y el amor. La comida es el alimento del cuerpo; el amor es el alimento del alma. Cuando una persona no tiene el amor que desea en una relación, puede intentar encontrarlo comiendo, con lo que la comida se convierte en un sustituto del amor. Cuando una mujer echa de menos a su marido o cuando un hombre echa de menos a su mujer, con frecuencia empiezan a comer demasiado.

Las personas obesas también detestan su aspecto físico y odian mirarse al espejo, porque no les gusta lo que ven. Cuando alaguien odia su cuerpo, se angustia y se preocupa; entonces, de repente, tiene hambre y necesita comer. No se trata de un hambre verdadera, sino de hambre falsa, emocional (en los epígrafes «Trastornos alimentarios» y «Comer en exceso» encontrarás más información sobre el hecho de comer de forma emocional).

Para desarrollar más amor hacia ti mismo tal y como eres, puedes probar esta técnica. Ve al cuarto de baño y quítate toda la

Es hora de acudir al médico

Si tienes mucho sobrepeso y llevas mucho tiempo sin hacer ejercicio, y sobre todo si tienes más de cuarenta años, *has de* consultar con el médico antes de empezar un programa de ejercicios más duro que simplemente caminar.

ropa o, como mucho, quédate con un pantalón corto. Luego mira bien a la persona que ves en el espejo de cuerpo entero. Contempla la imagen, empezando por la cabeza y siguiendo por los ojos, las mejillas, los labios y el cuello; mírate el pecho, el vientre, etc.

Mientras estás contemplando la imagen que se refleja en el espejo, al mismo tiempo mira en su interior. Pregúntate a ti mismo: «¿Te gustan esos ojos? ¿Te encanta tu nariz? ¿No sientes algún afecto hacia tus labios, hacia tu pecho?».

De esta forma, al mirar el exterior en el espejo y, al mismo tiempo, el interior de tu propio observador interno, poco a poco irán sucediendo dos cosas. En primer lugar, empezarás a sentir que estás por encima de tu cuerpo, que eres algo más elevado, más noble, mayor y más bello, que eres existencia pura. En segundo lugar, este proceso te aportará también una mayor aceptación y empezarás a sentir más amor hacia ti mismo. Por tanto, mírate en el espejo y quiere a la persona que veas.

Un segundo factor importante de quererte a ti mismo es que dejarás de juzgarte, de compararte y de criticarte. Eres único, y eso que eres es divino. Dejar de juzgarse, de criticarse y de compararse es el principio de quererse a uno mismo.

Estos dos ejercicios son realmente eficaces.

BEBE AGUA CALIENTE CON MIEL. Siempre que te notes con hambre, bebe una taza de agua caliente con 1 cucharadita de miel y 10 gotas de zumo de lima. Será un buen sustituto de la comida y te ayudará a disolver la grasa.

APOYOS HERBALES. He aquí una fórmula herbal que te puede ayudar a perder peso.

Kutki   3 partes
Chitrak   3 partes
Shilajit   2 partes
Punarnava   5 partes

Toma ½ cucharadita de esta mezcla con 1 cucharadita de miel dos veces al día, antes de las comidas.

• Además, toma 1 pastilla de las siguientes hierbas todas juntas, con agua templada, 3 veces al día después de las comidas: *triphala guggulu*, *chitrak-adhivati* y *punarnava guggulu*.

• También puede resultarte útil tomar *triphala* todas las noches. Al menos 1 hora después de cenar, vierte 1 taza de agua hirviendo sobre ½ o 1 cucharadita de *triphala*; déjalo reposar durante unos 10 minutos y bébelo.

TENTEMPIÉS QUE PUEDES PERMITIRTE. Si te gusta tomar algo entre horas, elige unas uvas pasas, que son un laxante suave. No tomes tortitas de maíz, porque son saladas, grasientas y cuesta dejar de tomarlas. Tampoco tomes palomitas de maíz. Otra posibilidad son los palitos de apio o de zanahoria.

UTILIZA ESPECIAS PICANTES. Utiliza especias en la cocina. La dieta para apaciguar kapha utiliza muchas especias, como comino, cilantro, hinojo, cardamomo, jengibre, canela y garam masala; estas especias son buenas para encender el fuego gástrico (en el capítulo 8 encontrarás los detalles de la dieta kapha).

COME EN COMPAÑÍA. Es mejor comer con amigos, ¡sobre todo si están muy delgados y tienen buenos hábitos alimentarios! Te sentirás a gusto con ellos. Sin embargo, evita comparar y pensar: «Todos mis amigos están delgados y yo estoy rellenito». Júntate con personas delgadas y comparte su actividad. Eso te ayudará a reducir tu peso.

POSTURAS DE YOGA BENEFICIOSAS. Algunas *asanas* suaves de yoga pueden ayudarte, entre ellas la Palmera y el Triángulo. Además, cuando estés sentado en el suelo, inclínate hacia adelante todo lo que puedas sin que llegues a sentirte incómodo con el objetivo de llegar a tocar las rodillas con la cabeza (tendrás que irlo trabajando poco a poco). El Pez, el Camello, la Cobra y la Vaca son posturas sencillas y útiles que puedes hacer fácilmente. Recuerda que no debes intentar hacerlas perfectas desde el principio (en el apéndice 4 puedes ver las ilustraciones de las posturas de yoga).

ELIMINA LA GRASA CON LA RESPIRACIÓN. *Bhastrika pranayama* (respiración de fuego) aumentará la velocidad a la que tu cuerpo va quemando la grasa. También te resultará útil respirar por el orificio nasal derecho (*surya bhedi*) (véase capítulo 6).

NO DUERMAS DURANTE EL DÍA. Las personas obesas suelen echarse la siesta, pero eso no les viene nada bien. No duermas durante el día porque de esa manera estarás ralentizando el agni (metabolismo) y aumentando la dosha kapha. En lugar de dormir, haz algún trabajo físico duro y ve menos televisión. Por regla general he observado que las personas obesas se quedan pegadas al sofá viendo la televisión y tomando refrescos de cola.

Si sigues estas sugerencias podrás, sin duda alguna, hacerte con el control de tu peso. No intentes perder mucho de golpe. Eso casi nunca supone una mejora a largo plazo. Los individuos kapha son célebres por su capacidad para lograr progresos consistentes, firmes y estables. Sé constante y con el tiempo alcanzarás el éxito.

Osteoporosis

La osteoporosis es un adelgazamiento del hueso y un aumento de su porosidad como consecuencia de un incremento de vata. Los huesos son porosos por naturaleza, pero, como consecuencia de un aumento de vata —algo que sucede de forma natural cuando la persona se hace mayor—, esta porosidad aumenta. En ocasiones el individuo pierde tanto hueso que aparecen puntos débiles en su esqueleto. En ese momento las caderas, los antebrazos o incluso la columna vertebral pueden fracturarse con bastante facilidad. Los huesos pueden romperse por el propio peso del cuerpo, y hasta una lesión menor puede ser suficiente para producir una fractura.

La osteoporosis es más común en las mujeres que en los hombres. Después de la menopausia, las mujeres pierden masa ósea con rapidez. Esto se debe a que, en este periodo, el organismo produce muy poco estrógeno o nada, y esta hormona es necesaria para mantener el metabolismo del hueso utilizando el calcio, el magnesio, el zinc y otros materiales para construir células óseas. Por tanto, es durante los años postmenopáusicos cuando las mujeres tienen tendencia a desarrollar osteoporosis.

Los hombres también necesitan estrógenos para mantener los huesos fuertes, pero la testosterona y las secreciones prostáticas representan un papel fundamental en este campo. Sin embargo, los hombres pueden perder masa ósea como consecuencia de beber mucho, fumar mucho, mascar tabaco o tomar esteroides.

La falta de ejercicio también reduce la masa ósea. Hasta cierto punto, las personas necesitan una cierta tensión en el cuerpo en forma de ejercicio. Las investigaciones han demostrado que, si una persona está encamada durante varias semanas, los huesos se debilitan considerablemente. Cuando los efectos adversos de la falta de ejercicio quedaron claros, se diseñaron programas gimnásticos hasta para los astronautas en el espacio. El ejercicio es un alimento para los huesos.

En las mujeres, la combinación del aumento de vata al hacerse mayores (véase capítulo 2, en el que se habla de las etapas de la vida) con el cese menopáusico de producción de estrógeno puede ejercer un efecto muy negativo sobre la masa ósea.

EJERCICIO. Hacer ejercicio suave durante 30 minutos cinco días a la semana puede ayudarte a combatir la osteoporosis. Caminar es estupendo y suele ser suficiente, pero también puedes nadar, correr con suavidad o hacer cualquier ejercicio que se adapte a tu constitución y a tu nivel de forma física, así como al estado de tus huesos.

Algunas personas recomiendan hacer ejercicio con pesas, incluso levantamiento de peso, para construir masa ósea. Si bien esto es bueno como norma general, para alguien que padezca osteoporosis puede ser peligroso; como mencionamos anteriormente, hasta una lesión muy leve puede quebrar los frágiles huesos de estas personas. Por tanto, una forma segura de empezar un programa de ejercicios es con ejercicios debajo del agua. A medida que los huesos se vayan fortaleciendo, los ejercicios con pesas, incluso incluyendo un poco de levantamiento suave de peso, pueden ser aceptables y efectivos.

CALCIO. Es importante tener un suministro abundante de calcio de las fuentes alimentarias naturales: semillas de sésamo, semillas de soja, leche de soja, leche de vaca, queso, zanahorias y coco. Los suplementos de calcio (de conchas de ostra, por ejemplo) pueden también ser convenientes. La dosis diaria debe suponer aproximadamente 1.200 mg de calcio, 600 mg de magnesio y 60 mg de zinc, para que la absorción y la efectividad sean máximas.

La leche de almendra también contiene una cantidad significativa de calcio. Pon diez almendras a remojo durante toda la noche. Por la mañana, pélalas y bátelas con una taza de leche templada (puedes usar leche de cabra o de soja si te gustan más que la de vaca). Vierte el líquido en una taza o en un vaso y añade una pizca de jengibre, cardamomo y azafrán. Tómalo dos veces al día, antes del desayuno y antes de acostarte.

Masticar a diario un puñado de semillas de sésamo blanco proporciona al menos 1.200 mg de calcio natural. Estas semillas no atascan las arterias, como puede suceder cuando el calcio se obtiene de productos lácteos. Es una forma eficaz de ayudar a prevenir la osteoporosis en las mujeres menopáusicas.

Sin embargo, el simple hecho de tomar calcio puede no ser suficiente. Debes complementarlo con un poco de tensión física para el organismo, que obtendrás por medio del ejercicio.

TEN CUIDADO CON LAS POSTURAS DE YOGA. Si ya se ha empezado a desarrollar osteoporosis, los ejercicios de yoga deben hacerse de forma muy suave, con cuidado, pues el riesgo de romper un hueso es real.

APOYOS HERBALES. Algunas hierbas pueden sustituir el estrógeno en el ciclo metabólico. Prueba la siguiente fórmula:

Shatavari   5 partes
Vidari   3 partes
Ñame silvestre   2 partes

Estas hierbas son precursores alimentarios del estrógeno y la progesterona. Puedes añadirles ⅛ parte de *shanka bhasma* (ceniza de conchas) y *kama dudha* (ceniza de corales). Ambas contienen una fuente natural de bicarbonato cálcico que puede ayudar a prevenir la osteoporosis.

Toma ¼ de cucharadita de esta mezcla con leche templada, ya sea de vaca, de cabra o de soja, dos veces al día. Considérala la dosis diaria de mantenimiento y tómala de forma indefinida para prevenir esta enfermedad.

Pérdida de audición

La audición está regida por un aspecto de vata conocido como *prana* vata. En las personas mayores, el *prana* vata tiende a debilitarse y a provocar lo que se conoce como sordera conductiva o de transmisión. La persona no oye correctamente porque los nervios se han debilitado.

Para mejorar la audición, prueba los siguientes remedios naturales:

TOMA *YOGARAJ GUGGULU.* Este compuesto especial de hierbas ayurvédicas aplaca la dosha vata y fortalece los nervios debilitados. Toma 200 mg de este compuesto 2 o 3 veces al día con agua templada después de las comidas. Puede comprarse en cápsulas a muchos proveedores de hierbas ayurvédicas (en el capítulo «Suministradores» encontrarás direcciones).

DIETA. Evita los alimentos vatagénicos, como las palomitas de maíz, las tortitas de maíz, las legumbres, las verduras crudas y las bebidas frías (en el capítulo 8 encontrarás las indicaciones de la dieta para equilibrar a vata).

EVITA LAS CORRIENTES DE AIRE FRÍO.

PRUEBA EL ACEITE DE AJO. Vierte aproximadamente 1 cucharada sopera de aceite de sésamo en una sartén pequeña y échale 1 diente de ajo bien picado. Rehógalo hasta que el ajo esté marrón y déjalo enfriar. Mientras estés rehogándolo, presiona el ajo contra el aceite. Esto ayuda a que las propiedades curativas del ajo rezumen e impregnen el aceite. La mezcla resultante, que tiene una fragancia excelente, se denomina aceite de ajo. Vierte entre 5 y 10 gotas de aceite (a temperatura corporal) en el oído. De esta forma conseguirás mejorar la capacidad del nervio auditivo.

Es hora de acudir al médico

El ayurveda ofrece varias recomendaciones para recuperar la audición o para retardar la pérdida de esta. Sin embargo, si estos tratamientos que sugerimos no producen mejoría al cabo de un par de meses o si la pérdida de audición parece estar aumentando en lugar de disminuir, pide consejo al médico.

Nota: El aceite solo se debe utilizar en el oído si no existe ninguna infección.

POSTURAS DE YOGA. Las siguientes posturas de yoga pueden mejorar la audición: el León, el Camello, la Cobra y la Vaca (véase apéndice 4). También resulta eficaz la respiración alternativa (véase capítulo 6).

Pesadillas

Las pesadillas son bastante frecuentes en los niños menores de doce años, y más raras en los adultos. Las causas más frecuentes de pesadillas en los adultos son, en primer lugar, los miedos, las angustias, las preocupaciones y otras tensiones psicológicas, y en segundo lugar, haber cenado en exceso y demasiado tarde. Pueden existir también otras causas físicas, como problemas de vegetaciones, apnea del sueño o sequedad nasal que no permita una respiración adecuada. Siempre que existe hipoxia —falta de oxígeno y *prana*— cerebral, la persona puede sufrir pesadillas. Incluso si la habitación

no cuenta con suficiente aire fresco, también pueden llegar a producirse.

CÓMO TRATAR LAS PESADILLAS INFANTILES

La causa principal de las pesadillas infantiles es psicológica: miedo y angustia basados en imágenes aterradoras que hayan visto o historias de miedo que hayan escuchado. Por eso es importante no alimentar la imaginación del niño con imágenes que puedan perturbarle. Haz que esté ocupado con juegos creativos; no le dejes ver programas de televisión violentos o terroríficos, y no le leas historias de miedo.

La habitación del niño debe ser agradable y estar llena de dulzura, con una música relajante y, quizá, unas campanitas. Las campanas tienen un sonido alegre que les gusta a los niños. Puedes decirle: «cuando suena una campana, los monstruos no vienen». De este modo, conseguirás que duerma apaciblemente.

En lugar de dejarle ver películas terroríficas o violentas, cuéntale historias positivas y estimulantes, como las que aparecen en el *Ramayana* sobre el niño Krishna o cualquier otro cuento bonito y alegre.

Dale un minimasaje con aceite antes de acostarse. Frótale las plantas de los pies y el cuero cabelludo con un poco de aceite, a ser posible aceite *brahmi* o *bhringaraj*. Eso le ayudará a relajarse (en el apéndice 2 encontrarás instrucciones para preparar aceites herbalizados).

En ocasiones, las pesadillas son el resultado de haber mojado la cama. Para prevenirlo, haz que el niño no beba demasiado desde al menos dos horas antes de acostarse. Un poco de infusión de comino, cilantro e hinojo (pero no justo antes de acostarse) puede ayudar a prevenir la enuresis nocturna (mojar la cama).

REMEDIOS PARA ADULTOS
Y NIÑOS

INFUSIÓN TRANQUILIZANTE. Haz una infusión con cantidades iguales de

Jatamamsi
Brahmi
Ginkgo
Yashti madhu (raíz de regaliz)

Una taza de infusión (1 cucharadita de la mezcla de hierbas en 1 taza de agua caliente) antes de acostarse ayudará a tener una mente y un cuerpo más apacibles. Esta infusión es buena tanto para los niños como para los adultos.

• También puedes preparar una infusión parecida con cantidades iguales de *jatamamsi* y *shanka pushpi*.

HIERBAS PARA COMBATIR LAS ALERGIAS. Si la causa de las pesadillas es una alergia, puedes intentar remediarla con *sitopaladi* y *yashti madhu*. Mézclalas en cantidades iguales y toma ½ cucharadita de cada una con miel dos veces al día. Para los niños, utiliza ¼ de cucharadita de cada una.

JATAMAMSI. Si haces una bolsita de seda rellena de 25 o 50 g de *jatamamsi* y la colocas debajo de la almohada, su fragancia te ayudará a pasar una noche tranquila.

¿Tienes sueños vata, pitta o kapha?

Para eliminar las pesadillas puede resultar útil saber si son el resultado de un desequilibrio dóshico kapha, pitta o vata para poder corregirlo. Analizando la naturaleza y el contenido de los sueños se suele poder averiguar.

• Sueños vata. Los sueños vata son activos y agitados. Son abundantes y la persona suele olvidarlos por la mañana. Suelen estar relacionados con cosas como el terror, el miedo, correr, saltar, volar muy alto, caerse a un valle, ser atacado o perseguido, estar encerrado…

• Sueños pitta. Estos sueños pueden ser bastante violentos. Además de temas como la enseñanza, el estudio, intentar resolver un problema o suspender un examen, también pueden incluir fuego, guerra, armas nucleares, luchas, muertes y asesinatos.

• Sueños kapha. Los sueños kapha suelen ser suaves y románticos. El agua tiene un papel preponderante y puede aparecer, por ejemplo, en imágenes de estar nadando en el mar. Los jardines, las flores de loto, los cisnes y los elefantes, así como comer dulces, son característicos de los sueños kapha. Ahogarse o verse muerto a uno mismo son aspectos «negativos» del repertorio de sueños kapha.

NASYA. Hacer *nasya* puede ayudar. Vierte 2 o 3 gotas de ghee templado o cualquier otro tipo de gotas nasales ayurvédicas (como ghee *brahmi*) en cada orificio nasal e inhala (véase apéndice 3). Es igual de efectivo para los niños.

CENA TEMPRANO. Cena antes de las siete de la tarde. Hacerlo demasiado tarde puede provocar pesadillas.

DISMINUYE EL ESTRÉS. Las *asanas* de yoga, el ejercicio regular, el *pranayama* de respiración alternativa y la meditación por la mañana y por la noche ayudan a relajar el sistema nervioso y reducen el estrés (en el capítulo 6 encontrarás instrucciones para el *pranayama* y, en el capítulo 7, directrices para meditar).

CRISTALES. Ponerse cristales o colocar unas amatistas en las cuatro esquinas de la cama puede también ayudar a evitar las pesadillas. Puedes decirle al niño: «Mira, he colocado estos cristales alrededor de tu cama; sirven para alejar a los fantasmas y a los monstruos». Con eso conseguirás que se sienta cómodo y seguro, lo que le ayudará a dormir bien.

La causa fundamental de las pesadillas es pensar de forma equivocada: imaginaciones negativas, soledad, aislamiento, miedo, relaciones problemáticas. Por eso la oración, el pensamiento positivo, las afirmaciones positivas y la imaginación positiva resultan las mejores medicinas contra las pesadillas.

Pie de atleta

Las personas de constitución kapha-pitta, que sudan abundantemente, son las más propensas a contraer pie de atleta. Se trata de un trastorno inflamatorio que produce picor entre los dedos de los pies y que va acompañado con frecuencia de sudoración en la planta de los pies.

Los remedios ayurvédicos son efectivos para tratar esta dolencia. Para empezar, limpia la zona con un bastoncillo de algodón empapado en aceite de árbol de té. Este aceite es un antiséptico natural que se puede adquirir con facilidad en los herbolarios y en diversos establecimientos.

A continuación, aplica una mezcla de gel de aloe vera y cúrcuma. Mezcla 1 cucharadita de gel de aloe vera con ½ cucharadita de cúrcuma y aplica la mezcla sobre las zonas afectadas. Debes tener cuidado, porque esta mezcla colorea la piel y los calcetines de amarillo. Si la usas por la noche, mancha las sábanas, por lo que es conveniente ponerse un par de calcetines viejos para evitarlo. Continúa con este tratamiento 2 veces al día durante al menos 2 semanas.

Otro tratamiento alternativo consiste en lavar los pies con jabón de nim. A continuación, sécalos perfectamente con un secador de pelo o con una toalla suave, y aplica un poco de aceite de nim (¼ de cucharadita, aproximadamente) mezclado con unas 10 gotas de aceite de árbol de té. Aplica la mezcla sobre la zona afectada con un bastoncillo de algodón.

Si padeces pie de atleta o eres propenso a padecerlo, evita los alimentos fermentados y el azúcar.

Piel seca

Véase también «Cuidado ayurvédico de la piel»

La sequedad de la piel puede deberse a varias causas. Puede ser consecuencia de una falta de secreciones sebáceas (grasas), una sudoración insuficiente, un exceso de pita caliente y aguda o una cantidad exagerada de vata. Entre las causas externas de la sequedad de piel encontramos el sol, el viento, el aire cálido y seco, demasiados lavados y el uso excesivo de jabón o el uso de lavavajillas en lugar de jabón.

LA CREMA HIDRATANTE POR SÍ SOLA QUIZÁ NO SEA LA RESPUESTA. Muchas personas utilizan cremas hidratantes para combatir la sequedad de la piel. Sin embargo, esta sequedad suele proceder de causas internas y no externas. Por eso, la mera aplicación de una crema hidratante no resuelve realmente el problema.

Por regla general, las cremas hidratantes solo funcionan temporalmente. Estimulan las secreciones de las glándulas sebáceas y, durante un tiempo, la piel tiene un aspecto suave y bien engrasado. Sin embargo, cuando las glándulas se agotan, acaban produciendo una mayor sequedad. Tendrás un éxito mucho mayor si tratas la sequedad tanto externamente, con aceites naturales, como internamente, lubricando el colon con enemas de aceite.

He aquí varios remedios ayurvédicos caseros eficaces para mantener la piel suave y lustrosa.

PONTE UN POCO DE ACEITE. En algunos casos, es posible que lo único que se precise sea aplicar un poco de aceite a la piel. Si tu constitución es predominantemente vata, aplica aceite de sésamo; si eres pitta, utiliza aceite de girasol o de coco; si eres kapha, aplica aceite de maíz.

De todas formas, es posible que la aplicación de aceite sobre la piel no sea suficiente. Para tratar la causa interna de la sequedad deberás lubricar el colon con un enema suave de aceite.

ENEMA DE ACEITE. Así es como debes proceder:

• *Paso 1:* Empieza con un enema limpiador. Por la mañana o por la noche ponte un enema normal de agua. Tras una buena evacuación, espera una hora antes de proceder con el paso 2.

• *Paso 2:* Para el enema de aceite utiliza 1 taza de aceite de sésamo, de girasol o de maíz, según las anteriores recomendaciones para vata, pitta y kapha. Inyecta el aceite en el recto (utilizando una botella de agua caliente o una jeringa) e intenta retenerlo entre 5 y 10 minutos. Si se sale, no te preocupes, déjalo (en el apéndice 3 encontrarás instrucciones más completas sobre cómo se hace un enema).

Este simple enema de aceite hará que tu piel esté suave, delicada y maravillosa. El colon es un factor importante del proceso de absorción de los nutrientes procedentes de los alimentos. Por eso, el organismo absorbe fácilmente el aceite que el enema deposita en el colon, lo que ayuda a lubricar la piel desde el interior.

Para obtener los mejores resultados debes aplicar el enema de aceite siguiendo este esquema:

Semana 1	Todos los días
Semana 2	Cada 2 días
Semana 3	Cada 3 días
Semana 4	Una vez

MASCARILLA DE CEREZAS. También puedes encontrar alivio para la sequedad de piel aplicando pulpa de cerezas frescas sobre el rostro por la noche, antes de acostarte. Déjala actuar durante un cuarto de hora y aclárala. Este procedimiento te proporcionará un cutis muy hermoso.

Problemas de la menopausia

La menopausia es un fenómeno natural. El cuerpo deja de producir hormonas femeninas y cesa la menstruación. Además de sus funciones reproductivas y de otros tipos, las hormonas femeninas son necesarias para regular el metabolismo de los huesos. Ese es el motivo de que algunas mujeres puedan acabar padeciendo osteoporosis. Esto le sucede en especial a las que tienen una constitución vata o pitta (en el epígrafe «Osteoporosis» encontrarás sugerencias para prevenir este trastorno).

Algunas mujeres pueden experimentar síndrome menopáusico, que se caracteriza por sofocos, retención de líquidos y cambios de humor. Algunas presentan insomnio. Las siguientes recomendaciones te ayudarán a pasar por esta fase natural de tu vida con alegría y comodidad.

INDICACIONES ALIMENTARIAS. La recomendación alimentaria fundamental es seguir la dieta para apaciguar vata (véase capítulo 8). Esta recomendación se aplica a todas las constituciones, pero es fundamental para las mujeres de tipo vata.

ALOE VERA. El gel de aloe vera (1 cucharadita 3 veces al día) te ayudará a prevenir y a aliviar los síntomas desagradables.

Fuentes naturales de hormonas

Para la medicina moderna se ha convertido en algo habitual la prescripción de una terapia de sustitución hormonal a las mujeres menopáusicas. El ayurveda reconoció hace muchísimo tiempo el valor de las hierbas rejuvenecedoras para las mujeres en esta fase de la vida, para prevenir y aliviar el síndrome menopáusico. Sin embargo, estas hierbas no son una fórmula sintética y proporcionan al organismo los precursores alimentarios naturales del estrógeno y la progesterona.

El *shatavari* y el ñame silvestre (similar a la hierba ayurvédica *vidari*) son las más eficaces. Una mezcla de ambas fortalecerá y sanará el organismo.

Vidari o ñame silvestre ½ *cucharadita*
Shatavari ½ *cucharadita*

Toma esta fórmula dos veces al día, después de la comida y de la cena, con unos sorbitos de agua templada o ½ taza de zumo de aloe vera, mientras dure la menopausia.

SUPLEMENTOS MINERALES. Es importante tomar algún suplemento mineral. Concretamente, una fórmula de calcio, magnesio y zinc que te proporcione aproximadamente la dosis diaria siguiente:

Calcio 1.200 mg
Magnesio 600 mg
Zinc 60 mg

Toma estos suplementos por la noche.

Probablemente te aliviarán algunos síntomas de la menopausia, como los sofocos, y también pueden ayudar a prevenir la osteoporosis.

PARA LOS SOFOCOS. Prueba a tomar un vaso de zumo de granada con 1 cucharadita de azúcar cande en polvo o de azúcar ecológico, y entre 5 y 10 gotas de zumo de lima. Puedes tomarlo 2 o 3 veces al día, según tus necesidades, para aliviar los sofocos.

PARA LA SEQUEDAD VAGINAL. Para aliviar la sequedad vaginal puedes poner un poco de aceite de sésamo en una bola de algodón estéril, moldearlo para darle forma de tampón e insertarlo en la vagina por la noche. Ponte una compresa para que empape una posible fuga de aceite (puedes atar un hilo o un cordón limpio al algodón para que te sea más fácil retirarlo por la mañana).

POSTURAS DE YOGA ÚTILES. Algunas *asanas* de yoga son muy beneficiosas. Haz el Saludo al Sol, al menos 12 ciclos cada día, y otras posturas que fortalezcan la zona abdominal inferior, como el Loto, la Langosta, el Arco, el Barco y la torsión espinal. Las elevaciones de piernas y la postura del Este también son muy adecuadas (véase apéndice 4).

Problemas de memoria

Todo el mundo olvida las cosas de vez en cuando. Olvidar un nombre, una fecha o alguna otra información, o la sensación de tenerlo en la punta de la lengua, puede resultar muy frustrante. Uno puede olvidar dónde ha aparcado el coche o dónde se ha dejado las llaves. Estas experiencias son comunes a todo el mundo. En el extremo opuesto, en los casos de Alzheimer encontramos una forma muy grave de olvido, pues el paciente deja de reconocer a su mujer, a su marido, a sus hijos, a sus amigos o a los miembros de su familia.

Los problemas de memoria son, con frecuencia, el resultado de un aporte inadecuado de nutrientes al cerebro. Además, a medida que vamos cumpliendo años, es frecuente que la memoria vaya empeorando. El alcohol destruye las células del cerebro, por lo que la pérdida de memoria es bastante común en los alcohólicos. Los problemas de memoria pueden también deberse al consumo de drogas como el LSD, la marihuana y la cocaína, así como al abuso del alcohol. Todos estos factores pueden dañar el tejido cerebral, con lo que la memoria se ve afectada.

Según los principios ayurvédicos, la memoria se registra en la película sensible de las células nerviosas del cerebro, que tienen una naturaleza kapha; esta memoria se reaviva y se recupera a su debido momento gracias a la dosha vata. La mayoría de los problemas de memoria se deben, o bien a un estancamiento de kapha, o a un agravamiento de la dosha vata, caracterizada por ser ligera, aérea, incluso espacial. Por eso, para mejorar la memoria debemos controlar la vata y la kapha. La dosha pitta, por el contrario, es aguda y penetrante, y sustenta la buena memoria.

Las recomendaciones que ofrecemos a continuación ayudarán a mejorar la memoria y prevendrán su pérdida.

ALIMENTOS PARA LA MEMORIA

ZANAHORIAS. Las zanahorias, que contienen caroteno, son buenas para la memoria. Además, realzan pitta, lo que aporta una mayor agudeza a los recuerdos. Toma zumo de zanahoria o remolacha; ambos alimentos favorecen la generación de células sanguíneas y ayudan a mejorar la memoria.

AYUNO DE KITCHARI. El kitchari es un plato sencillo y nutritivo que se prepara fundamentalmente con cantidades iguales de arroz basmati y alubias mung dal amarillas partidas, con algunas especias para darle sabor. Un ayuno de kitchari de cinco días, tomando kitchari solo con unas hojas de cilantro picadas, limpiará el organismo y ayudará a realzar la memoria (si deseas obtener más recetas deliciosas de kitchari, utiliza tu imaginación o consulta un libro de cocina, como *Ayurvedic Cooking for Self-Healing*, de Usha Lad y Vasant Lad; véase «Lecturas recomendadas»).

AYUNO DE FRUTA. Un ayuno de fruta de entre 3 y 5 días tomando *triphala* por la noche (½ cucharadita puesta en infusión entre 5 y 10 minutos en una taza de agua caliente) agudizará el sistema nervioso y hará que el cerebro sea más capaz de investigar en profundidad en la memoria. *Nota*: nadie que tienda a sufrir hipoglucemia debe emprender un ayuno de fruta.

Para este ayuno recomendamos las siguientes frutas:

Para vata	papayas, ciruelas pasas, mangos
Para pitta	uvas, granadas, manzanas
Para kapha	manzanas, arándanos, granadas

Receta sencilla de kitchari

1 taza de arroz basmati
1 taza de alubias mung dal amarillas partidas
1 puñadito de hojas de cilantro picadas
6 tazas de agua

Lava el arroz y las alubias mung dal con agua abundante dos veces. Si tienes tiempo, deja las alubias mung dal en remojo durante unas horas antes de cocinarlas para que resulten más digestivas.

Echa el arroz, las alubias y el cilantro en el agua.

Ponlos a cocer hasta que hiervan y deja hervir durante 5 minutos removiendo de vez en cuando.

Reduce el calor y cubre dejando la tapa ligeramente abierta. Cocina hasta que esté tierno, lo que suele suponer entre 25 y 30 minutos.

OTROS ALIMENTOS. Otros alimentos que ayudan a mejorar la memoria son las batatas, la tapioca, la okra (utilizada frecuentemente como tónico cerebral) y las espinacas, pues favorecen la dosha pitta y estimulan la memoria. Los alimentos *sáttvicos* en general son buenos para la memoria. Entre los que se consideran más *sáttvicos* están las verduras y frutas frescas, las almendras, las naranjas, el ghee y la leche. Un alimento especialmente malo para la memoria es la carne fuerte. Todo aquel que tenga problemas de memoria debe evitarla estrictamente.

HIERBAS PARA LA MEMORIA

• El ginkgo y la centella asiática se han dado a conocer recientemente como buenas para mejorar la memoria, y es cierto que son muy beneficiosas. Ambas sirven para dilatar los vasos sanguíneos cerebrales, lo que aumenta la circulación de sangre al cerebro, y son buenos tónicos para la memoria.

• En el ayurveda existen unas hierbas específicas conocidas como hierbas *medhya*. *Medhya* significa «lo que mejora la memoria». La primera y más importante es *brahmi* (similar a la centella asiática). Además, también *jatamamsi*, *bhringaraj* y *shanka pushpi* son muy buenas para el cerebro y la memoria. Puedes utilizarlas por separado o mezcladas en cantidades iguales para preparar una infusión.

Brahmi
Jatamamsi
Bhringaraj
Shanka pushpi

Pon 1 cucharadita de hierbas en infusión en una taza de agua caliente durante 10 minutos y tómala con el estómago vacío por la mañana y por la noche. Sigue tomándola durante 1 mes para mejorar la circulación del cerebro y eliminar los problemas de memoria. Si te resulta beneficiosa, puedes seguir tomándola indefinidamente.

• Toma leche *brahmi* —½ cucharadita de *brahmi* hervido durante un par de minutos en una taza de leche— al acostarte. Te mejorará notablemente la memoria. Para obtener un beneficio mayor, añádele una pizca de azafrán. Puedes tomar leche *brahmi* todos los días durante un mes o seguir haciéndolo indefinidamente.

• Una cucharadita de ghee *brahmi* entre 5 y 10 minutos antes de la cena también resulta útil.

• El gel de aloe vera (1 cucharada sopera) con una pizca de pimienta negra y ¼ de cucharadita de *bhringaraj* en polvo 2 o 3 veces al día también es beneficioso.

CONSEJOS PRÁCTICOS PARA GOZAR DE BUENA MEMORIA

ESCRIBE LAS COSAS. Anota la información importante para recordarla. También puedes repasarla una y otra vez. Haz una lista de aquello que quieres hacer o comparar. ¡Así no te olvidarás de la leche o de los plátanos!

DESARROLLA UNA ACTITUD POÉTICA. Piensa en verso y con ritmo. En las tradiciones orales de la India y de otros países, los estudiantes memorizan muchísimos conocimientos en verso o cantándolos.

ASOCIA. Utiliza la asociación para ayudar a la memoria. Imagina que alguien te dice cómo se llama. Intenta asociar ese nombre con algo que te resulte familiar. Puedes incluso visualizar una imagen que acompañe a ese sonido.

MEDITACIÓN SOBRE EL OLVIDO. Existe una antigua técnica védica que permite recuperar un recuerdo perdido: si olvidas algo, siéntate en silencio y permanece en ese olvido. Lleva la respiración hacia el olvido e intenta sacar el recuerdo. ¡De repente regresará!

OTROS REMEDIOS

EJERCICIO. Caminar a diario, y sobre todo hacerlo rápido si estás en buena forma, mejora la circulación y ayuda a fortalecer la memoria. Camina entre media hora y una hora 5 veces por semana, de lunes a viernes.

POSTURAS DE YOGA. Las posturas de yoga resultan útiles, en especial las invertidas (la Vela, la postura sobre la cabeza, el Arado y el Camello), pues llevan más sangre al cerebro. El Arco y la Cobra también son útiles, así como Savasana, la postura yóguica de descanso. Haz también el Saludo al Sol, 12 ciclos al día.

MASAJE CON ACEITE. Frotarse las plantas de los pies y el cuero cabelludo con aceite *brahmi* estimula los receptores neuronales situados debajo de la piel, lo que envía mensajes a las células cerebrales y puede activar la memoria.

NASYA. La nariz es la puerta del cerebro y de la memoria. Unas gotas nasales de ghee *brahmi* templado, 5 gotas en cada orificio nasal, pueden ayudar a mejorar la memoria (en el apéndice 2 encontrarás instrucciones sobre cómo preparar aceites y ghees medicados).

PRANAYAMA. La respiración alternativa ayuda a mejorar la circulación del cerebro (véase capítulo 6).

MEDITA PARA TENER MEJOR MEMORIA. Los problemas de memoria pueden estar provocados por el estrés, la ansiedad y las preocupaciones. La meditación regular es muy bue-na para aliviar el estrés. Prueba la meditación del Cuenco Vacío o la *So-Hum*, cuyas explicaciones aparecen en el capítulo 7.

EVITA LAS SUSTANCIAS TÓXICAS. Las personas con problemas de memoria deben evitar el alcohol y la marihuana, y abstenerse radicalmente de consumir drogas que afecten directamente al cerebro, como el LSD. El tabaco puede también afectar negativamente a la memoria, porque la nicotina constriñe los vasos sanguíneos cerebrales y daña las células del cerebro. Algunos estudios indican que determinadas medicaciones que se prescriben comúnmente, como el diazepam (Valium), pueden también desequilibrar gravemente la memoria.

Todas estas recomendaciones te resultarán muy eficaces para proteger y mejorar tu memoria.

Problemas de próstata

En los hombres de mediana edad es relativamente frecuente que la glándula prostática se agrande, lo que provoca una serie de síntomas desagradables. Por ejemplo, puede que tengan que levantarse varias veces a lo largo de la noche para orinar. También pueden experimentar dificultades para orinar, de manera que la orina tarde unos momentos en empezar a fluir, que el chorro sea lento o que gotee al terminar. Puede que la necesidad de orinar aparezca de repente o que sientan una necesidad frecuente de hacerlo. Esto sucede porque la vejiga no se vacía por completo al orinar y, aunque no quede demasiada orina en su interior, es suficiente para generar sensación de necesidad.

Otro problema que aparece en ocasiones es la prostatitis (inflamación de la próstata), cuyos síntomas se parecen mucho a los descritos anteriormente pero que se caracteriza también por una sensación de ardor al orinar.

REMEDIOS HERBALES

Existen varios remedios herbales efectivos para tratar los problemas de próstata.

Prepara esta fórmula de hierbas ayurvédicas:

Punarnava   *2 partes*
Shilajit   *⅛ parte*
Gokshura   *2 partes*

Toma ¼ de cucharadita con un poco de agua templada 2 veces al día, después de las comidas. Sigue tomándola hasta que desaparezcan los síntomas.

También puedes tomar una infusión de ginseng, hibisco o cola de caballo. Estas hierbas se pueden adquirir a granel o envasadas en la mayoría de los herbolarios. Puedes tomarlas varias veces al día, siempre que lo desees. Sigue las instrucciones del envase o, si las compras a granel, utiliza aproximadamente 1 cucharadita de la mezcla por cada taza de agua hirviendo; deja que repose 5 minutos y que se enfríe antes de tomarla.

• La infusión de comino, cilantro e hinojo ayuda a aliviar la sensación de ardor y también otros síntomas. Mezcla las hierbas en cantidades iguales y pon en infusión

> ## Es hora de acudir al médico
>
> Dado que uno de los posibles diagnósticos que pueden obtenerse basándose en los síntomas descritos es el cáncer de próstata, debes acudir a un profesional médico para que determine la causa de tu problema. Si esta causa es benigna, los siguientes remedios pueden ser eficaces para tratarte tú mismo.

1 cucharadita de mezcla en una taza de agua caliente entre 5 y 10 minutos. Tómala 2 o 3 veces al día.

• Otro compuesto herbal ayurvédico apropiado para combatir el agrandamiento de próstata es *punarnava guggulu*. Toma 1 pastilla 2 veces al día.

• Haz una mezcla a partes iguales de *vidari* y *ashwagandha* y toma ½ cucharadita con agua templada 2 o 3 veces al día.

OTROS REMEDIOS ÚTILES

MASAJE CON ACEITE. Un masaje suave de la zona prostática resulta también muy útil. Aplica una pequeña cantidad de aceite de ricino o de sésamo en el perineo (la zona situada entre el ano y los testículos). Frota primero en círculos y termina con movimientos desde el ano hacia la base del pene. No presiones con fuerza; utiliza movimientos suaves.

DE LA TRADICIÓN YÓGICA. Te vendrá bien hacer lo que en yoga se conoce como Ashwini Mudra: contraer el ano hacia adentro en una serie de movimientos de tensión y relajación. Haz unas 10 repeticiones de Ashwini Mudra por la mañana y por la noche. Debes hacerlas sentado.

El Kukutasana, o postura del Loto Elevado, también es muy apropiado para combatir los problemas de próstata (véase la ilustración en el apéndice 4).

Problemas de vejiga

Véase también «Incontinencia urinaria»
Los problemas en la vejiga y en la orina pueden indicar cistitis, una inflamación de la vejiga que provoca una especie de quemazón al orinar. Otros problemas de vejiga son la micción frecuente y su contrario, el estancamiento o la retención de orina en la vejiga, que da lugar a distensión. Cuando se percibe dolor en la zona de la vejiga al orinar, se trata de un trastorno denominado estranguria. Vamos a analizar cada uno de estos problemas.

RETENCIÓN DE ORINA EN LA VEJIGA

Cuando se padece esta enfermedad, la vejiga está distendida, pero la persona no es capaz de orinar. Puede deberse a constricción de la uretra, a un agrandamiento de la próstata o incluso a una piedra en la uretra. Las causas pueden ser múltiples, pero la cura es sencilla:

• Coge dos toallas o esponjas, una empapada en agua caliente y la otra empapada en agua fresca. A intervalos de un minuto, colócalas alternativamente sobre la zona de la vejiga. Esta alternancia de calor y frío estimula la vejiga y permite al paciente orinar con facilidad.

• Si las compresas calientes y frías alternativas no funcionan del todo, aplica pasta de *punarnava* (polvo de *punarnava* con agua suficiente para hacer una pasta) directamente sobre la vejiga distendida. Déjala actuar durante media hora.

• Si la retención se debe a un estrechamiento de la uretra o a un agrandamiento de la próstata, utiliza esta fórmula:

Punarnava guggulu   4 partes
Shilajig   1 parte

Toma ½ cucharadita de esta mezcla 3 veces al día con agua templada. Esto dilatará el estrechamiento o relajará la próstata y ayudará a restaurar el libre flujo de la orina.

CISTITIS

La cistitis provoca una sensación de quemazón al orinar. Para aliviarla, toma infusión de cilantro, infusión de comino o infusión de hinojo. También puedes hacer una infusión de estas tres hierbas a partes iguales. La infusión de comino, cilantro e hinojo se emplea muchísimo en ayurveda para aliviar la irritación de la vejiga al orinar.

También esta mezcla puede resultar efectiva contra la cistitis:

Punarnava   5 partes
Gokshura   4 partes
Musta   3 partes

Toma ½ cucharadita de esta mezcla 2 o 3 veces al día con agua templada.

ATONÍA VESICAL

Este es un trastorno en el cual el esfínter de la vejiga pierde tono o fuerza y la orina se escapa de la vejiga. Es más común en las mujeres. En algunos casos, cada vez que la mujer estornuda o tose, deja escapar un poco de orina sin darse cuenta. Para combatir este problema, toma un puñado de semillas de sésamo blanco con 1 cucharadita de panela o azúcar moreno, natural y no refinado, y mastícalo bien. A continuación, trágalas con media taza de agua. Es un remedio muy sencillo para devolver el tono a la vejiga. Tómalo una o dos veces al día hasta experimentar mejoría.

En los epígrafes «Incontinencia urinaria» y «Problemas de próstata» encontrarás más información y sugerencias.

Problemas menstruales

Véase también «Síndrome premenstrual»

TIPOS DE DISMENORREA

Según la teoría ayurvédica, la menstruación dolorosa o difícil (dismenorrea) puede clasificarse en tres tipos: vata, pitta y kapha. Es importante saber lo más concretamente posible qué tipo de problema estamos abordando (vata, pitta o kapha) para poder tratarlo de manera eficaz. Ten en cuenta que estas dificultades no tienen nada que ver con el tipo constitucional *propio* de la persona. Es decir, una mujer de constitución pitta puede padecer problemas menstruales de tipo vata. Por tanto, lee las descripciones siguientes con atención y compáralas con lo que a ti te sucede.

• *Vata*. Más dolor antes del comienzo de la menstruación, hinchazón, dolor en la parte inferior del abdomen, dolor lumbar, estreñimiento, calambres e insomnio son los síntomas que se asocian a la dismenorrea tipo vata. El flujo menstrual tiende a ser escaso.

• *Pitta*. La dismenorrea congestiva es un problema pitta. Pitta provoca congestión, inflamación e irritación. Aparece sensibilidad en los pechos y en la vejiga, y puede sentirse una sensación de quemazón al orinar. Pueden aparecer sofocos e irritabilidad, y el flujo menstrual puede ser abundante.

• *Kapha*. En los problemas menstruales de tipo kapha también existe congestión y el dolor aparece más bien en la parte final del periodo menstrual. Se asocia con flujo blanco, hinchazón, retención de líquido, sensación de pesadez, letargo y sopor. La mujer tiene ganas de pasarse durmiendo todo el día.

TRATAMIENTOS
PARA LA DISMENORREA

Veamos a continuación algunos tratamientos efectivos para cada tipo de trastorno.

VATA. Para las molestias menstruales de tipo vata, prepara un compuesto herbal de:

Ashwagandha
Vidari
Tagar

Mezcla cantidades iguales de estas hierbas y toma 1 cucharadita de la mezcla con agua templada después de la comida y de la cena.

Para aliviar dolores y molestias de tipo vata resulta efectivo aplicar aceite de ricino en la parte inferior del abdomen.

Toma 1 cucharada sopera de gel de aloe vera con 2 pellizcos de pimienta negra 3 veces al día hasta que cesen los dolores.

PITTA. Las mujeres con síntomas de tipo pitta deben tomar:

Shatavari   2 partes
Kama dudha   ⅛ parte
Musta   1 parte

Esta fórmula resulta eficaz para combatir el dolor menstrual de tipo pitta. Toma ½ cucharadita de esta mezcla con agua templada 2 veces al día, después de las comidas.

La aplicación de un poco de aceite de coco en la parte inferior del abdomen puede también proporcionar mucho alivio.

KAPHA. Los problemas menstruales de tipo kapha pueden tratarse eficazmente con una mezcla de

Punarnava   ½ parte
Manjistha   ½ parte
Trikatu   ⅛ parte

Toma aproximadamente ½ cucharadita de esta mezcla con un poco de agua templada dos veces al día, después de la comida y de la cena.

La aplicación de aceite de mostaza y aceite de ricino (al cincuenta por ciento) en la parte inferior del abdomen también resulta útil para las molestias menstruales de tipo kapha.

Nota: Este puede ser un buen momento para recordarte un principio ayurvédico muy importante. Si observas que el tratamiento que te has prescrito tú misma no funciona o incluso parece estar empeorando el problema, puede que te hayas equivocado al hacer el diagnóstico. ¡No te rindas! Recuerda que no eres un médico ayurvédico cualificado. Sencillamente, vuelve a evaluar la situación y prueba un tratamiento diferente.

PARA TODOS LOS TIPOS
DE CONSTITUCIÓN

REMEDIOS HERBALES. La medicina ayurvédica incluye una serie de compuestos herbales muy poderosos basados en la hierba *guggulu*. Además de otras propiedades curativas, estos compuestos son especialmente buenos para regular la menstruación. Para el dolor tipo vata, utiliza *triphala guggulu* o *yogaraj guggulu*. Los dolores pitta pueden combatirse con *kaishore guggulu*. A las mujeres kapha les irá mejor *punarnava guggulu*. En cada uno de los casos, toma una pastilla dos veces al día. Estas pastillas suelen estar disponibles en los proveedores de hierbas ayurvédicas (véase «Suministradores»).

• Otro remedio universal que aportará algo de alivio al dolor menstrual consiste en tostar unas semillas de comino en una sartén sin grasa hasta que despidan un olor picante (solo tardarán unos minutos). Una vez que se hayan enfriado, mastica 1 cucharadita despacio y, a continuación, toma 1 cucharada sopera de zumo de aloe vera.

PARA EL FLUJO MENSTRUAL EXCESIVO. La infusión de hojas de frambuesa y flores de hibisco (en cantidades iguales, 1 o 2 cucharaditas por cada taza de agua) suele resultar bastante efectiva.

• También puedes probar una taza de agua de coco (el jugo natural que se encuentra en el interior de un coco fresco) con ½ cucharadita de azúcar cande en polvo o de azúcar natural.
• Tomar entre 10 y 20 frambuesas frescas con el estómago vacío hasta 2 o 3 veces al día puede resultar efectivo.

ESTRATEGIA PARA PREVENIR
LOS PROBLEMAS MENSTRUALES

Puede que más importante que todos estos remedios contra el dolor sea una estrategia para *prevenir* los problemas menstruales. Es un método fácil, efectivo, seguro y barato.

GEL DE ALOE VERA. Durante una semana antes del comienzo del periodo toma 1 cucharada sopera de gel de aloe vera 3 veces al día. Esto te ayudará a prevenir todos los tipos de dolor y malestar menstrual.

INDICACIONES ALIMENTARIAS. Durante todo el mes deberás seguir las indicaciones alimentarias para tu tipo constitucional (véase capítulo 8).

POSTURAS DE YOGA. Durante todo el mes dedica unos minutos cada día a hacer las posturas de yoga recomendadas para tu tipo corporal (véase página 72). No se recomienda hacer *asanas* de yoga durante el periodo menstrual. Dedícate solo a descansar, a leer y a relajarte todo lo posible.

Si sigues estas recomendaciones, puede que tus problemas menstruales muy pronto no sean más que un mal recuerdo.

Problemas renales

Véase también «Cálculos renales»

La congestión, una pitta elevada o la existencia de cristales de urea en el riñón, así como los cálculos renales, pueden provocar tirantez y dolor en la zona lumbar. Para aliviar estos problemas, el ayurveda sugiere los siguientes remedios sencillos.

En primer lugar, prepara una mezcla con estas hierbas:

Punarnava   1 parte
Gokshura   1 parte
Semilla de hinojo   1 parte

Toma 1 cucharadita colmada de esta mezcla con agua templada 2 o 3 veces al día entre comidas.

Otro tratamiento sencillo y natural para el riñón es la infusión de comino, cilantro e hinojo. Prepárala mezclando cantidades iguales de estas hierbas e hirviéndolas en agua. Tómala 2 o 3 veces al día (la dosis es de aproximadamente ¼ de cucharadita de cada hierba por taza de agua).

Otro remedio eficaz se obtiene mezclando aproximadamente ½ cucharadita de la hierba ayurvédica *musta* con ½ cucharadita de hinojo; deja en infusión en una taza de agua caliente durante 10 minutos, cuélala y bébela. Esta bebida fortalece los riñones.

Prurito rectal

El prurito rectal puede estar provocado por diversas causas. Una de ellas son las lombrices y los parásitos intestinales, como los nematodos y los oxiuros. Los picores pueden deberse también a la existencia de hemorroides, úlceras inflamadas, una infección por levaduras o una infección por hongos. El exceso de toxicidad —*ama* en el colon— también puede provocar picores en el ano.

PARA COMBATIR LAS LOMBRICES. Si las lombrices son las causantes del problema, puedes eliminarlas por completo utilizando esta fórmula herbal:

> *Vidanga 5 partes*
> *Shardunika 2 partes*
> *Trikatu ⅛ parte*

Toma ¼ de cucharadita de esta mezcla con un poco de agua templada dos veces al día después de las comidas.

• También puedes tomar todas las noches ½ cucharadita de *triphala* en infusión en una taza de agua templada (déjalo reposar entre 5 y 10 minutos antes de tomarlo).

PARA COMBATIR LA INFECCIÓN POR LEVADURAS. En caso de padecer una infección por levaduras, aplica un poco de yogur al orificio anal y luego lávalo con agua.

PARA COMBATIR LAS HEMORROIDES. Si el origen del problema son las hemorroides, date un baño de asiento de bicarbonato sódico remojando las hemorroides en agua templada con ⅓ taza de bicarbonato sódico. A continuación, aplica aceite de nim a las hemorroides (véase también «Hemorroides»).

PARA COMBATIR LAS INFECCIONES POR HONGOS. Mezcla un poco de aceite de árbol de té y de aceite de nim, y aplícalo directamente a la zona anal para curar el prurito.

DIETA PREVENTIVA. Evita los alimentos picantes y especiados, los fermentados y el pan con levadura. Suprime por completo la ingesta de alcohol.

Quemaduras

Muchas personas creen que lo mejor que puedes hacer cuando te quemas es ponerte algo grasiento, como mantequilla, sobre la quemadura. Sin embargo, esto es falso. Cualquier quemadura es pitta, la dosha del fuego. La cualidad caliente, aguda y quemante de pitta provoca inmediatamente un dolor ardiente e inflamación. Las sustancias grasas están, de hecho, contraindicadas, pues solo sirven para agravar pitta.

La forma más eficaz de tratar una quemadura es aplicándole frío. La aplicación inmediata de algo frío como hielo o agua fría es el mejor remedio. Si no dispones de cubitos de hielo, utiliza una bolsa de verdura congelada que tengas en el congelador.

Tras la aplicación del frío, haz una pasta de polvo de sándalo y cúrcuma (cantidades iguales) mezcladas *no* con agua, sino con gel de aloe vera. Utiliza 1 cucharada sopera de aloe vera, ¼ de cucharadita de sándalo y ¼ de cucharadita de cúrcuma. Mézclalo todo y aplica la pasta sobre la quemadura. Producirá un efecto calmante y curativo.

Otra posibilidad es, después del hielo, cuando se detenga la sensación de quemazón, aplicar ghee amargo *(tikta ghrita)*.

El cilantro es beneficioso para las quemaduras. Prepara zumo de cilantro fresco batiendo un puñado de cilantro con aproximadamente ⅓ de taza de agua. Cuélalo. Bebe el jugo (2 cucharadas soperas 3 veces al día) y pon un poco de pulpa directamente sobre la piel.

Es importante no cubrir la quemadura con un apósito. Deja que le dé el aire. Si la vendas, el calor del cuerpo puede afectarle negativamente. Por tanto, aplica la pasta herbal o el ghee amargo y déjala al aire. Si tienes que cubrirla para impedir que el roce elimine la medicación, utiliza una gasa fina.

Quemaduras solares

Las quemaduras solares son inflamaciones agudas de las células de la piel como consecuencia de una exposición excesiva a las radiaciones ultravioletas procedentes del sol (o de una lámpara solar). Esta inflamación puede ser leve o grave, dependiendo del grado de exposición.

De todas formas, también pueden estar implicados otros factores. Muchas personas se ponen grandes cantidades de productos químicos sobre la piel y también los ingieren: desodorantes químicos, jabones químicos, perfumes químicos, medicinas para la tos y numerosos medicamentos más. Todas estas sustancias debilitan la piel. Cuando una persona que utiliza muchos de estos productos se tumba a tomar el sol, tiene más probabilidades de quemarse.

Además, según el ayurveda, las personas de constitución pitta, que suelen tener la piel clara, son más susceptibles a las quemaduras solares.

Cuando la quemadura es grave, la persona puede experimentar multitud de síntomas, entre los que se incluyen mareos, náuseas, ampollas y una sensibilidad excesiva a la luz; y se le pela la piel. Cuando las quemaduras solares se repiten una y otra vez, pueden provocar un envejecimiento prematuro y arrugas en la piel, lo que hace que la persona parezca mayor, ¡como una patata asada!

El ayurveda ofrece numerosas recomendaciones tanto para prevenir las quemaduras como para tratarlas de forma eficaz si llegan a producirse.

REMEDIOS TÓPICOS PARA ALIVIAR LAS QUEMADURAS SOLARES

• Aplícate crema de aloe vera en el lugar de la quemadura. También puedes utilizar un poco de gel puro de aloe vera (sin conservantes) o, si tienes acceso a una planta de aloe, frótate con suavidad la zona quemada con un trocito de la planta.

• El aceite de coco también es muy eficaz para aliviar las quemaduras en la piel.

• Coge una gasa, mójala en leche fresca (ya sea de vaca o de cabra) y aplícala directamente sobre la quemadura. Si no dispones de leche, moja la gasa en agua fresca, pero la leche es mejor.

• Aplica *tikta ghrita* (ghee agrio) de forma tópica.

• Machaca un poco de lechuga y aplica la pulpa que obtengas directamente sobre la quemadura.

• Coloca una bolsa de hielo o una bolsa de verduras congeladas (de maíz o de guisantes, por ejemplo) sobre la zona afectada para refrescar la piel. Eso sí, no dejes el hielo en contacto directo con la piel durante más de un minuto o dos ininterrumpidos.

• Aplica un poco de crema de leche fresca directamente sobre la piel quemada.

Haz un ungüento mezclando cantidades iguales de sándalo y cúrcuma con un poco de agua fresca. Aplícalo con suavidad sobre la zona quemada. Producirá un gran alivio. *Nota*: Esta pasta teñirá la piel de amarillo durante un par de días, por lo menos, y también manchará todas las ropas que toque.

PARA PREVENIR LAS QUEMADURAS SOLARES

• Evita o minimiza la exposición al sol desde las 11 de la mañana hasta las 4 de la tarde. Son las horas en las que la fuerza del sol es mayor.

• Limita el tiempo que pases bajo los rayos directos del sol, de manera que no supere la media hora. En altitudes elevadas, puede que incluso media hora sea demasiado tiempo.

• Antes de ponerte al sol, aplica aceite de nim a las partes del cuerpo que estén expuestas a los rayos solares. El nim es una buena pantalla solar y ayudará a proteger la piel.

Nota: En este libro, cuando decimos «aceite de nim» no nos estamos refiriendo a extracto puro de nim, sino a unas gotas de nim mezcladas con aceite de sésamo o con algún otro aceite suave. Así es como se vende el aceite de nim.

• Toma agua de coco o leche de coco.

• Sigue un programa para aliviar pitta. No te des saunas ni te acalores. Toma alimentos que aplaquen pitta y evita especialmente los alimentos especiados y fermentados (véase capítulo 8).

• Antes y después de la ducha, aplícate aceite de nim sobre la piel. También el aceite de coco proporciona un alivio eficaz.

Resaca

Los efectos del consumo excesivo de alcohol —dolor de cabeza, atontamiento, incapacidad de centrar la mente con claridad, náuseas, mareo y demás— son síntomas de un exceso de pitta. Tomar demasiado alcohol puede ser tóxico para el estómago y el hígado, lo que dispara la dosha pitta y puede con el tiempo dar lugar a una enfermedad grave.

Las siguientes recomendaciones te ayudarán a superar los efectos de haber tomado demasiado alcohol la noche anterior y te permitirán recuperar tu funcionamiento normal.

• Bebe un vaso de agua con aproximadamente 1 cucharadita de zumo de lima, ½ cucharadita de azúcar y una pizca de sal. Justo antes de tomarlo, añádele ½ cucharadita de bicarbonato sódico. Esto combatirá inmediatamente el agravamiento de pitta y te sentirás mucho mejor.

• Un vaso de zumo de naranja natural con 1 cucharadita de zumo de lima y un pellizco de comino en polvo puede ayudar a combatir la resaca tanto del alcohol como de las drogas.

• Si te sientes somnoliento y atontado, te duele la cabeza, tienes ardor de estómago y no te apetece comer nada, prueba una taza de lassi fresco. Mezcla 1 cucharada sopera de yogur fresco con 1 taza de agua y un pellizco de comino en polvo. Tómalo 3 o 4 veces al día. Es muy efectivo para prevenir la deshidratación, aliviar las náuseas y calmar el ardor de estómago.

• También puedes utilizar esta fórmula herbal:

Shatavari   5 partes
Shanka bhasma   ⅛ parte
Kama dudha   ⅛ parte
Jatamamsi   3 partes

Toma ½ cucharadita de esta mezcla 2 o 3 veces al día. Póntela en la lengua y trágala con agua templada.

• La mayor parte de las veces, tomar agua de coco (el líquido natural del interior del coco) resulta beneficioso para combatir la resaca.

• Hacer nasya con aceite bhringaraj o ghee brahmi también puede resultar eficaz (en el apéndice 2 encontrarás las instrucciones para preparar aceites y ghees medicados. Para comprarlos ya preparados, consulta el capítulo de «Suministradores». En el apéndice 3 encontrarás las instrucciones para hacer nasya).

• El compuesto herbal tikta es un antídoto eficaz contra la toxicidad del alcohol. Media cucharadita de polvo 3 veces a lo largo del día que lo necesites, con agua templada, aliviará la resaca. Si no consigues encontrar tikta, puedes sustituirla por aloe vera, mirra o sudharshan.

Resfriados y gripe

La gente suele resfriarse y contraer la gripe durante el invierno y la primavera. Los síntomas nos son a todos muy familiares: goteo de nariz, tos, congestión, dolor de cabeza y cuerpo dolorido; en ocasiones aparece también la fiebre.

En términos ayurvédicos, los resfriados son un trastorno kapha-vata. El cuerpo acumula un exceso de cualidades kapha frías y húmedas, que da como resultado congestión y goteo de nariz, y al mismo tiempo puede padecer un exceso de vata, que reduce a agni (el fuego gástrico) y provoca escalofríos, pérdida de apetito y mala digestión.

REMEDIOS CON JENGIBRE

El mejor remedio para el resfriado es el jengibre. He aquí varios remedios caseros a base de esta planta que aliviarán los síntomas y acelerarán la recuperación.

• Mezcla las siguientes hierbas:

Jengibre   1 parte
Canela   1 parte
Citronela   2 partes

Deja reposar esta fórmula unos 10 minutos en una taza de agua caliente, cuela y añade miel para endulzar si lo deseas. Esta deliciosa infusión tomada varias veces al día te ayudará a combatir el resfriado, la congestión y la gripe.

• Otro excelente remedio es la infusión de jengibre, cardamomo y canela. He aquí la fórmula:

Jengibre   2 partes
Canela   3 partes
Cardamomo   un pellizco

Deja reposar 1 cucharadita en una taza de agua caliente durante 10 o 15 minutos. Cuando se haya enfriado un poco, puedes añadirle entre ½ y 1 cucharadita de miel para darle sabor.

• Hierve 1 cucharadita de jengibre o unas hojas de eucalipto en ½ litro de agua. Retira del fuego, cúbrete la cabeza con una toalla e inhala el vapor. Esto aliviará la congestión y hará que te sientas mucho mejor. El vapor solo, sin añadirle ninguna hierba, también es beneficioso.

OTROS REMEDIOS HERBALES

• Prueba a tomar ½ cucharadita de semillas de hinojo en polvo mezclada con 1 cucharadita de azúcar natural 2 o 3 veces al día.

• En caso de resfriado con tos y congestión, mezcla ½ cucharadita de canela con 1 cucharadita de miel. Toma esta mezcla 2 o 3 veces al día (en el epígrafe «Tos» encontrarás sugerencias útiles para combatir la tos).

• En caso de gripe, haz una infusión con 1 cucharadita de *tulsi* en 1 taza de agua. Hierve durante solo 1 minuto y bebe.

• Una antigua fórmula herbal ayurvédica efectiva para combatir el resfriado es la siguiente:

Sitopaladi   1 parte
Maha sudarshan churna   1 parte

Mezcla estas hierbas en cantidades iguales y toma ¼ de cucharadita con 1 cucharadita de miel 2 o 3 veces al día después de las comidas.

• La herbología occidental dispone también de algunas hierbas muy útiles para combatir el resfriado. Prueba esa mezcla:

Equinácea   1 parte
Hidrastis   1 parte
Canela   2 partes

Toma ¼ de cucharadita de esta mezcla con miel dos veces al día.

Nota: No mezcles jengibre con aspirina. Ambos diluyen la sangre y no deben tomarse juntos. Por tanto, es mejor tomar la infusión de jengibre —o cualquier otro remedio que contenga esta hierba— dos horas antes o dos horas después de tomar una aspirina.

OTROS REMEDIOS
Y RECOMENDACIONES

VITAMINA C. La vitamina C es beneficiosa para combatir el resfriado y la gripe.

GOTAS NASALES NATURALES. Vierte un poco de ghee licuado (entre 3 y 5 gotas) en cada orificio nasal por la mañana y por la noche. Lubricará los conductos nasales y aliviará la irritación y los estornudos.

AGUA CALIENTE. Tomar agua caliente varias veces al día es una forma efectiva de eliminar toxinas del organismo y de acelerar la recuperación.

NADA DE PRODUCTOS LÁCTEOS. Evita estrictamente los productos lácteos, como el yogur, el requesón y la leche, y todas las bebidas frías.

DESCANSA. El descanso es muy importante para poder sanar. Descansa, lee y relájate todo lo que puedas.

SOLO EJERCICIO SUAVE. El ayurveda afirma que, cuando estás resfriado, es preferible no hacer ejercicios fuertes, para evitar que el resfriado pase al pecho. Haz solo algunas *asanas* suaves de yoga. La *surya namaskar* (Saludo al Sol) es muy beneficiosa. Las posturas invertidas, como la Vela y la postura sobre la cabeza (mantenla solo du-

rante 1 minuto), así como la postura del Este, ayudan a prevenir el goteo postnasal y a drenar la mucosidad por la nariz.

EJERCICIO RESPIRATORIO. Utiliza el ejercicio respiratorio de la Respiración de Fuego para ayudar a quemar el resfriado. Inhala normalmente, de forma pasiva, pero exhala con fuerza y repite con rapidez varias veces. Este ejercicio te ayudará a eliminar la mucosidad del tracto respiratorio. En el capítulo 6 encontrarás instrucciones más detalladas.

• Otro ejercicio de respiración efectivo es la respiración alternativa sin contener el aliento. Este ejercicio ayuda también a aliviar la congestión (véase capítulo 6).

PREVENCIÓN. Como medida preventiva, toma la hierba *amalaki*. Es un *rasayana* (tónico rejuvenecedor) y una buena fuente de vitamina C y hierro. Una cucharadita de *amalaki* con agua templada al día, al acostarte, te ayudará a prevenir el resfriado común.

Si tomas triphala por la noche ya estás tomando *amalaki*, por que es una de las tres hierbas que forman el *triphala* (junto con *haritaki* y *bibhitaki*). No es recomendable tomar más *amalaki*, porque provocaría diarrea.

Secretos para el cuidado del cabello

En el ayurveda, el cabello (junto con las uñas) se considera un subproducto de la formación ósea. La *dhatu*, o tejido, responsable de formar los huesos *(asthi)* genera también el cabello (en la página 43 encontrarás una explicación sobre las dhatus).

Por tanto, es necesaria una nutrición adecuada de los huesos para que el crecimiento del cabello sea saludable. Si no absorbes por completo el calcio y el magnesio, por ejemplo, esto no solo afectará negativamente a los huesos, sino que también tendrás el cabello quebradizo, se abrirá por las puntas, se romperá con facilidad y puede que incluso empiece a caerse.

Es importante indicar que, si el cabello no está sano, puede ser una señal de que no estás absorbiendo estos minerales de manera eficaz; esto sugiere que la salud de los huesos se va a ver —o puede que ya se esté viendo— afectada negativamente. Por tanto, la salud del cabello (así como la de las uñas) es un buen indicador de la salud de los huesos.

Los siguientes secretos ayurvédicos para disfrutar de un pelo sano te ayudarán a conservar la fuerza y el lustre naturales de tu cabello.

UNA DIETA ADECUADA. La salud del cabello depende, en primer lugar, de tomar alimentos nutritivos. Los productos lácteos, como el queso, la leche y el yogur fresco, son buenos para los huesos y el cabello, así como también el rábano blanco y el daikon. También el coco, las manzanas cocidas y el repollo son beneficiosos.

TOMA UN SUPLEMENTO MINERAL. Puedes mejorar el estado de tu cabello (y también fortalecer los huesos) tomando un suplemento de calcio, magnesio, zinc y otros minerales. Una fórmula efectiva debe contener una dosis diaria de alrededor de:

Masaje con aceite para la salud y la belleza del cabello

Frotarse el cuero cabelludo con un poco de aceite es beneficioso para el cabello. El aceite *amla*, el aceite *bhringraj* y el aceite *brahmi* son refrescantes, favorecen el crecimiento saludable del cabello y ayudan a mantener su lustre natural. Estos aceites son adecuados para todos los tipos corporales (en el apéndice 2 encontrarás instrucciones para prepararlos).

Antes de acostarte, frótate el pelo con 2 cucharadas soperas de aceite. Ten en cuenta que el objetivo es aplicar el aceite en el *cuero cabelludo*, no en el pelo. El masaje suave del cuero cabelludo mejora la circulación de la raíz del pelo, con lo que aumenta el suministro de aquellos minerales nutritivos que sostienen a las raíces.

En primer lugar, vierte el aceite en un platito (puedes templarlo un poco, si te apetece). Moja las yemas de los dedos en el aceite y pasa los dedos por el pelo con la intención de llevar el aceite hasta el cuero cabelludo, no de aceitar el pelo. Masajea *con suavidad* desde el centro del cuero cabelludo (la coronilla) hacia abajo, en dirección a las orejas. Una aplicación áspera o rápida puede dañar las raíces del cabello.

Calcio   1.200 mg
Magnesio   600 mg
Zinc   60 mg

SEMILLAS DE SÉSAMO. Todas las mañanas toma un puñado de semillas de sésamo blanco. Un puñado de estas semillas contiene aproximadamente 1.200 mg de calcio y magnesio, y favorece el crecimiento saludable del cabello.

EL AGUA DE COCO COMO FUENTE DE CALCIO. Beber agua de coco (el «jugo» que contiene el interior del coco fresco) ayuda también a obtener el calcio necesario para el crecimiento del cabello. Puedes tomar ½ taza al día. La leche de coco (preparada con la pulpa del coco batida con agua) también es efectiva, pero como segunda opción.

Nota: Si tienes alto el colesterol, no tomes tanto coco, pues contiene muchas grasas saturadas, que harán aumentar el nivel de colesterol en la sangre.

ESTIMULA EL CABELLO PEINÁNDOLO. Peinar el cabello suavemente con un peine, un poco en la dirección contraria a su tendencia natural, ayuda a mejorar la circulación de la raíz del cabello y lo hace más sano.

No se recomienda el cepillado vigoroso del cabello.

YOGA PARA EL CABELLO. Existen varias posturas de yoga que son eficaces para aliviar la presión y la tensión del cuello, lo que aumenta la circulación del cuero cabelludo. Entre ellas encontramos la Vela, el Camello, la Cobra y la Vaca, así como la torsión de columna.

Nota: En el epígrafe «Calvicie» encontrarás estrategias para combatir la caída del cabello.

Sequedad nasal

Algunas personas, cuando su dosha kapha sistémica aumenta (quizá por haber ingerido demasiados alimentos que aumenten kapha), se vuelven sensibles al polen, al polvo, a la ambrosía, al pelo de los gatos o de los perros y a otros alérgenos, así como a las temperaturas bajas. Como consecuencia de ello pueden desarrollar una rinitis, con congestión y secreciones nasales. Incluso aunque no exista ninguna infección, la sequedad de la atmósfera puede resecar las membranas mucosas y la cavidad nasal. Para compensarlo, el organismo produce más mucosidad. Entonces, si continúa el calor seco ambiental, la secreción nasal se vuelve espesa, se seca y forma una costra.

Las personas que tienen el tabique nasal desviado también pueden acumular secreciones nasales que, como consecuencia de la sequedad del aire, llegan a formar una costra. Esta costra nasal provoca congestión, dolor de cabeza y dificultades para respirar. Puede ser una de las causas de los ronquidos y de la apnea el sueño. También puede dar origen a hemorragias nasales.

La medicina ayurvédica ofrece diversos remedios efectivos:

TRÁTALA CON VAPOR. El remedio más sencillo para combatir la sequedad nasal consiste en inhalar vapor. Puedes usar agua sola, agua en la que has hervido jengibre o una decocción de:

Jengibre
Ajwan (semilla de apio indio)
Cúrcuma

Pon una cantidad igual de cada una de estas hierbas en medio litro de agua y hiérvelo. A continuación, retíralo del fuego, ponte una toalla sobre la cabeza e inhala el vapor. Esto permitirá la salida de las secreciones nasales. La nariz se hidratará, las costras se desprenderán y podrás respirar libremente. Aunque es un remedio muy simple, resulta muy efectivo.

MENTOL Y EUCALIPTO. Encontrarás alivio si te frotas la frente y la zona de los senos paranasales con mentol. También es útil echar unas gotas de aceite de eucalipto *suave* en la nariz.

> *Nota:* No utilices aceite de eucalipto puro. Diluye unas gotas de aceite de eucalipto en aceite de sésamo o en algún otro aceite suave para evitar que te queme la piel o el tejido sensible de la nariz.

UTILIZA UNA CEBOLLA. Pica una cebolla y aspira el olor. Las cebollas contienen amoniaco, un descongestivo muy potente. Provoca lagrimeo y favorece el estornudo. Las lágrimas de los ojos pasan por los conductos lagrimales hacia las fosas nasales y lubrican y ablandan las costras; a continuación, el estornudo consigue eliminarlas.

LUBRICA LAS FOSAS NASALES. Unas gotas de ghee *brahmi* o de solución salina en la nariz lubrican también las fosas nasales y facilitan la eliminación de las costras. Para preparar una solución salina efectiva disuelve ⅛ de cucharadita de sal en ½ taza de agua.

QUÉMALA. Una comida especiada también te puede ayudar. Por ejemplo, una sopa picante o unas verduras con cayena, curry en polvo o guindilla (¡dentro de los límites de lo que puedas soportar!) aumentará la circulación y ayudará a despejar la nariz y a eliminar la costra nasal.

UTILIZA UN HUMIDIFICADOR. Durante la noche, utiliza un humidificador para que el aire de la habitación esté templado y húmedo. Si te es posible, no emplees un humidificador de ultrasonidos; son mejores los de agua caliente.

VITAMINAS Y HIERBAS. Por último, toma alguna de la sugerencias siguientes, o todas:

- Vitamina C, 1.000 mg (1 g) dos veces al día.
- *Amalaki* (una buena fuente de vitamina C), 1 cucharadita con agua templada al acostarte (no lo utilices si ya estás tomando *triphala* por la noche; el *amalaki* es uno de los ingredientes del *triphala*).
- Zinc, 60 mg.
- *Sitopaladi churna*, entre ½ y 1 cucharadita con 1 cucharadita de miel y 1 cucharadita de ghee.

Síndrome del colon irritable

Según el ayurveda, el síndrome del colon irritable es consecuencia de que vata está empujando a pitta hacia el colon. Para corregir esta situación, combina las siguientes hierbas:

Shatavari   1 parte
Kama dudha   ⅛ parte
Shanka bhasma   ⅛ parte
Arrurruz   2 partes

Toma ½ cucharadita de esta mezcla con un poco de agua templada un par de veces al día, justo después de comer.

• También puedes tomar 1 cucharadita de *sat isabgol* (cáscara de psilio) con ½ taza de yogur fresco 1 hora después de cenar.

• En determinados casos crónicos de síndrome de colon irritable, el ayurveda recomienda introducir entre ½ y 1 taza de aceite de sésamo templado en el recto. Si aplicas este enema, intenta retener el aceite durante 5 minutos. Cuando el colon esté bien lubricado con el aceite de sésamo, el síndrome del colon irritable podrá ser controlado. Puedes utilizar este enema de aceite (*basti*) una o dos veces a la semana, según tus necesidades (en el apéndice 3 encontrarás más información sobre el *basti*).

Síndrome premenstrual

Véase también «Problemas menstruales»

TIPOS DE SÍNDROME PREMENSTRUAL

El síndrome premenstrual (SPM) se clasifica, según el ayurveda, en tres tipos: vata, pitta y kapha.

• El tipo vata se caracteriza por dolor lumbar, dolor en la parte inferior del vientre, distensión abdominal, angustia, miedo, insomnio y cambios de humor.

• Los síntomas del síndrome premenstrual tipo pitta incluyen sensibilidad en los senos, uretritis, urticaria, sofocos, irritabilidad y, en ocasiones, sensación de ardor al orinar.

• El síndrome premenstrual tipo kapha presenta retención de líquido (los senos aumentan de tamaño y se vuelven más sensibles) y sopor, ¡por lo que a la mujer le encanta tomar café!

Este síndrome puede tratarse con éxito utilizando los siguientes remedios y medidas preventivas del ayurveda.

Importante: En todos los casos, empieza el programa preventivo una semana antes de la fecha prevista para el inicio del periodo.

PARA SÍNDROMES PREMENSTRUALES
TIPO VATA

• Toma infusión de *dashamoola* (½ cucharadita de *dashamoola* en infusión durante 10 minutos en una taza de agua caliente). Si lo deseas, puedes añadirle un poco de miel para mejorar el sabor. Tómala dos veces al día.

• Toma unas 10 cerezas al día con el estómago vacío durante una semana antes del comienzo de la menstruación.

• Utiliza *kaishore guggulu* o *yogaraj guggulu*, 1 pastilla dos veces al día.

• También puedes tomar 1 cucharada sopera de gel de aloe vera con una pizca de pimienta negra tres veces al día antes de las comidas.

PARA SÍNDROMES PREMENSTRUALES
TIPO PITTA

Toma la siguiente fórmula herbal:

Shatavari   2 partes
Brahmi   1 parte
Musta   1 parte

Toma ½ cucharadita de esta mezcla con agua templada dos veces al día.

El gel de aloe vera (1 cucharada sopera) con una pizca de comino en polvo también resulta efectivo.

PARA SÍNDROMES PREMENSTRUALES
TIPO KAPHA

Prepara esta mezcla herbal:

Punarnava   2 partes
Kutki   1 parte
Musta   2 partes

Toma ½ cucharadita de esta mezcla con un poco de agua templada dos veces al día.

• Toma unas 10 cerezas al día, con el estómago vacío, durante una semana antes del comienzo del periodo.
• También puedes tomar 1 cucharada sopera de gel de aloe vera con una pizca de *trikatu* (fórmula ayurvédica tradicional compuesta por pimienta negra, *pippali* y jengibre).

PARA TODOS LOS TIPOS
DE CONSTITUCIÓN

• Las gotas nasales de ghee templado (5 gotas en cada orificio nasal) estimulan las hormonas naturales y ayudan a regular el equilibrio del organismo.

• Cuando existe distensión abdominal y calambres, las mujeres pertenecientes a todos los tipos constitucionales pueden ponerse una compresa de aceite de ricino templado en la parte inferior del abdomen. Una de las cualidades del aceite de ricino es que produce un calor lento y constante que proporciona alivio y curación. Templa unas 3 cucharadas soperas de aceite de ricino y viértelo sobre un pañuelo o cualquier otro paño suave extendiéndolo bien. Coloca esta compresa sobre la parte inferior del abdomen. Si tienes una botella de agua caliente, puedes colocarla encima para mantenerlo templado. No se recomienda el uso de almohadilla eléctrica.

Nota: Las compresas de aceite de ricino templado también ayudan a aliviar la congestión y las molestias de la endometriosis.

PARA PREVENIR

• Asegúrate de hacer ejercicio de forma regular durante todo el mes, incluyendo media hora de caminar o de otro ejercicio aeróbico, al menos cinco días a la semana. También son muy adecuados los estiramientos de yoga. Sin embargo, el ayurveda recomienda no hacer ejercicio ni yoga durante la menstruación. ¡Descansa, lee y relájate todo lo posible!
• Para conservar la salud y el equilibrio, sigue las directrices alimentarias de tu tipo constitucional (véase capítulo 8).

Sinusitis

Los senos paranasales son unas cavidades llenas de aire que se encuentran a ambos lados de la nariz. Existen diez cavidades, cinco a cada lado, y todas ellas están conectadas con la nariz. Se hallan recubiertas por una membrana mucosa finísima. Estos senos paranasales están constantemente drenándose hacia la nariz. Su función principal es la de mantener el grado de humedad correcto en las fosas nasales. También sirven para amplificar la voz cuando hablamos.

Cuando contraemos alergias, resfriados o infecciones bacterianas, los senos paranasales tanto de niños como de adultos pueden atascarse o infectarse. Se trata de un trastorno provocado por un exceso de kapha que puede verse agravado por muchos factores, entre los que se incluyen las bebidas frías, los productos lácteos y el tabaco.

La sinusitis puede dar lugar a complicaciones diversas, desde dolores de cabeza, ronquidos y dificultad para respirar, a mal aliento, infecciones de oídos y apnea del sueño. En los casos más graves, esta infección puede provocar infección cerebral, meningitis u osteomielitis.

DESCONGESTIVO HERBAL. Cuando los senos paranasales se atascan y se congestionan, es importante drenarlos. Una mezcla de zumo de jengibre fresco (o pulpa de jengibre recién rallada) con 1 cucharadita de miel 2 o 3 veces al día puede ser muy útil.

También puedes preparar esta fórmula descongestiva segura y eficaz:

Sitopaladi   5 partes
Trikatu   ⅛ parte
Mahasudarshan churna   2 partes

Toma ¼ de cucharadita de esta mezcla con agua templada 2 o 3 veces al día después de las comidas.

ANTIBIÓTICOS HERBALES. Para ayudar a prevenir las infecciones secundarias, mezcla cantidades iguales de las siguientes hierbas antibacterianas:

Sello de oro
Chuchupaste
Cúrcuma
Nim

Llena unas cápsulas tamaño 00 con esta mezcla herbal y toma 2 cápsulas 2 veces al día.

GOTAS NASALES Y BAÑO NASAL PARA DRENAR LOS SENOS. Prepara una solución salina suave disolviendo ½ cucharadita de sal en ½ taza de agua templada. Instila 5 gotas de esta solución en cada orificio nasal con un cuentagotas o coge un poco en la palma de la mano y aspírala con la nariz. Repite todas las veces que sean necesarias para mantener los senos limpios (está muy bien hacerlo varias veces al día).

He aquí otro remedio más potente que puedes utilizar si la congestión y el dolor son más graves. Quizá no te resulte muy agradable, pero funciona. Exprime unos dientes de ajo para extraer el jugo. Con un cuentagotas, coge un poco de este jugo y pone unas gotas en cada orificio nasal. Mantén la cabeza hacia atrás durante unos cinco minutos para que el jugo haga efecto y luego ponla derecha y deja que salga el jugo. Te sorprenderás de lo que se te despejan los senos paranasales. Hazlo una vez al día si lo

Utiliza vapor medicado para despejar los senos paranasales

Te sorprenderías de lo efectivo que resulta este método tan sencillo para despejar los senos doloridos y congestionados.

Calienta una taza de agua y añádele entre 3 y 5 gotas de aceite de eucalipto. Retírala del fuego, cúbrete la cabeza con una toalla, inclínate sobre el cazo e inhala el vapor.

También puedes utilizar jengibre de la misma forma. Coge un par de centímetros de jengibre fresco, pícalo y hiérvelo en una taza de agua aproximadamente. A continuación, cúbrete la cabeza e inhala el vapor del jengibre. Te despejará los senos de una forma muy eficaz (si no dispones de jengibre fresco puedes utilizar jengibre pulverizado como remedio de emergencia).

necesitas; para casos graves, hasta tres veces: por la mañana, por la tarde y por la noche.

PARA COMBATIR EL DOLOR DE CABEZA. Prueba a mezclar ½ cucharadita de canela con agua suficiente para hacer una pasta y aplícala localmente.

ESTRATEGIAS DE PREVENCIÓN. He aquí varios métodos para evitar las sinusitis en el futuro:

• Evita los productos lácteos, en especial el queso, el yogur y los helados.
• Evita las bebidas frías.
• Evita exponerte al frío.
• No fumes.
• Una vez al día instila un poco de ghee templado en cada orificio nasal y aspíralo.

Puedes utilizar un cuentagotas o mojarte el dedo limpio en ghee y luego introducirlo en la nariz.

• Toma esta fórmula herbal con regularidad:

Sitopaladi   5 partes
Mahasudarshan churna   3 partes
Abrak bhasma   ⅛ parte

Toma ¼ de cucharadita de esta mezcla con agua templada 3 veces al día después de las comidas. Tómala durante 3 meses.

Tabaquismo

Véase también «Adicciones»
La adicción al tabaco tiene dos causas principales: la toxicidad de la nicotina y el estrés. Cuando una persona se ha convertido en fumadora, tiene que conseguir la cantidad «adecuada» de toxicidad de nicotina para mantener el funcionamiento apropiado del cerebro y una digestión y eliminación normales. Además, en momentos de tensión o de turbación emocional, los fumadores suelen coger un cigarrillo. Por tanto, es necesario emprender dos estrategias paralelas: acabar con la toxicidad de la nicotina y afrontar el estrés.

CIGARRILLO HERBAL. Para ir poco a poco abandonando la dependencia al tabaco, el ayurveda sugiere que prepares la siguiente mezcla herbal. Te ayudará a reducir el nivel de estrés y a desintoxicar el cuerpo. Mezcla cantidades iguales de:

Brahmi
Jatamamsi
Pétalos de rosa en polvo

Extrae ⅓ del tabaco de unos cuantos cigarrillos (por el extremo que enciendes) y sustitúyelo por esta mezcla. Cuando tengas ganas de fumar, enciende y fuma la mezcla herbal. Cuando llegues al tabaco, apágalo. Pronto verás que el deseo de fumar empieza a disminuir.

SATÚRATE. He aquí otro procedimiento útil: pon unas gotas de ghee *brahmi* sobre el cigarrillo y enciéndelo. El humo que produzca será tan fuerte que eliminará tus ganas de fumar.

INFUSIÓN HERBAL EFECTIVA. En momentos de estrés, en lugar de fumar un cigarrillo, prepara y toma una infusión de cantidades iguales de *jatamamsi*, manzanilla y *brahmi*.

Jatamamsi   1 parte
Manzanilla   1 parte
Brahmi   1 parte

Pon en infusión 1 cucharadita de esta mezcla en una taza de agua caliente y tómatela. Hazlo despacio, sorbo a sorbo, para aliviar el deseo de fumar.

MASTICA EN LUGAR DE FUMAR. Siempre que te entre gana de fumar, mastica uno o dos trozos pequeños de piña seca mezclados con ½ cucharadita de miel.

REDUCE EL ESTRÉS CON MEDITACIÓN. Para afrontar el estrés, dedica un rato todos los días a meditar. Si conoces alguna práctica, ¡utilízala! También puedes probar la meditación del Cuenco Vacío, que se explica en el capítulo 7. La mayor parte de la gente comprueba que, cuando reduce el estrés, el deseo de fumar disminuye de manera espontánea.

POSTURAS DE YOGA. Las posturas de yoga son útiles. Prueba la secuencia del Saludo a la Luna, así como la Langosta, el Arco, la Vela, el Arado y la Palmera (en el apéndice 4 encontrarás ilustraciones de las *asanas* de yoga).

EJRECICIOS RESPIRATORIOS. El *pranayama* (ejercicio respiratorio) conocido como Respiración de Fuego también puede ayudarte en tu esfuerzo por dejar de fumar. Se explica en el capítulo 6.

Tendinitis

Cuando se realiza un deporte o una actividad atlética dura, como correr o saltar, se puede sufrir un tirón muscular que provoque inflamación del tendón, lo que da como resultado tendinitis o bursitis. Este trastorno también puede ser consecuencia de una actividad suave repetida las veces suficientes como para convertirse en dura. Un ejemplo de esto último es el síndrome del túnel carpiano, que es el resultado de pasarse horas todos los días trabajando en una tarea repetitiva como teclear en un ordenador.

PARA TRASTORNOS LEVES

COMPRESAS FRÍAS. Aplica una compresa fría como una bolsa de hielo o de verduras congeladas sobre el punto de la tendinitis. Con ello contribuirás a minimizar la inflamación.

APLICA UN UNGÜENTO. Prepara una pasta de sándalo y cúrcuma en polvo en cantidades iguales. Mezcla los polvos con suficiente agua fría como para formar una pasta y aplícala sobre la zona dolorida.

• También resulta eficaz una pasta de sal y cúrcuma.

ESTIRAMIENTOS SUAVES. El estiramiento cuidadoso y suave de los músculos afectados ayudará poco a poco a mejorar la circulación y a curar el dolor y la inflamación.

TOMA HIERBAS ANTINFLAMATORIAS. El uso de hierbas antinflamatorias acelerará la curación. Prepara esta fórmula:

Kaishore guggulu   2 partes
Manjistha   2 partes
Musta   2 partes
Guduchi   3 partes

Toma ¼ de cucharadita de esta mezcla con agua templada 2 o 3 veces al día, después de las comidas.

PARA TRASTORNOS AGUDOS O CRÓNICOS

APLICA CALOR. Tanto para la tendinitis aguda, en la que se experimenta un dolor fuerte, como para la tendinitis crónica, aplica un calor calmante en forma de linimento (ungüento penetrante y calorífico) o de compresa de agua templada. El calor mojado o húmedo minimiza eficazmente el dolor y la inflamación.

MASAJE DE ACEITE. Masajea suavemente la zona afectada con aceite *mahanarayan* y, a continuación, remójala con agua templada.

Tos

La tos puede tener su origen en una sensación de cosquilleo en la garganta o en la sequedad, irritación o inflamación de la tráquea o los bronquios.

Desde el punto de vista ayurvédico, la mayor parte de los casos de tos están provocados por un exceso de pitta o de kapha en el árbol bronquial, lo que provoca congestión e irritación de la membrana mucosa de los bronquios. La estrategia básica para afrontar este problema consiste en reducir la pitta o kapha indeseadas que están provocando la congestión.

Para tratar la tos del modo más efectivo debes determinar si es una tos seca (vata) o una tos productiva, con secreción de mucosidad (kapha), o si también pitta está implicada.

TOS SECA

Para combatir la tos seca o la tos sin demasiada producción de moco, come un plátano maduro con 1 cucharadita de miel y 2 pellizcos de pimienta negra molida. Puedes tomarlo 2 o 3 veces al día.

Receta para la tos rebelde

Machaca un diente de ajo y hiérvelo en una taza de leche. A continuación, añade ¼ de cucharadita de cúrcuma. Obtendrás una leche de color amarillo dorado y con sabor a sopa de ajo. Esta leche con ajo y cúrcuma es efectiva para aliviar y curar la mayor parte de los tipos de tos.

• Prueba a masticar ¼ de cucharadita de *ajwan* mezclada con 1 cucharadita de azúcar ecológico natural.

Prepara una infusión *talisadi*, con:

Talisadi en polvo   ½ *cucharadita*
Regaliz en polvo   ½ *cucharadita*

Añádele un poco de miel. Esta infusión es bastante efectiva.

• La tos seca y la irritación de la garganta pueden deberse a una ligera congestión de las amígdalas o a un problema congestivo de la garganta como la faringitis o la laringitis. Para aliviarlo, hierve 1 taza de leche con ½ cucharadita de cúrcuma y ¼ de cucharadita de jengibre. Obtendrás una leche de color amarillo dorado. Si la tomas por la noche, aliviará la irritación de la garganta y mitigará la tos seca.

TOS PRODUCTIVA

Para una tos productiva o kapha, el remedio casero más simple es la pimienta negra. Mezcla ¼ de pimienta en polvo con 1 cucharadita de miel y tómala con el estómago lleno. Si tienes ronquera, utiliza 1 cucharadita de ghee en lugar de miel. La cualidad calorífica de la pimienta negra ayuda a aliviar la congestión y elimina la tos. Tómala 2 o 3 veces al día entre 3 y 5 días.

• Una infusión de ½ cucharadita de jengibre en polvo con un pellizco de clavo y un pellizco de canela en polvo en una taza de agua puede ofrecer alivio para la tos.

• Si la tos persiste, prueba la siguiente fórmula:

Mostaza molida   ½ *cucharadita*
Jengibre en polvo   ½ *cucharadita*

Mézclalos con 1 cucharadita de miel y tómalo despacio. El jengibre alivia la congestión y la mostaza tiene efectos caloríficos. Puedes tomar esta mezcla 2 o 3 veces al día mientras dure la tos.

• Otro remedio natural útil para combatir la tos productiva es el siguiente:

Hojas de laurel   ½ *cucharadita*
Pippali   ¼ *de cucharadita*

Toma esta mezcla con 1 cucharadita de miel 2 o 3 veces al día.

• También puedes probar 1 cucharadita de miel mezclada con un pellizco de clavo en polvo 2 o 3 veces al día.

OTROS TIPOS DE TOS

TOS PRODUCTIVA CON MOCO AMARILLO VERDOSO. Este tipo de tos está indicando una infección secundaria en la que está implicada la dosha pitta. Para combatirla puedes utilizar una infusión elaborada con igual cantidad de:

Sitopaladi
Maha sudarshan

Prepara una infusión con ¼ de cucharadita de esta mezcla y tómala 3 veces al día con miel. Favorecerá la eliminación de la mucosidad y ayudará a curar la tos rápidamente.

Es hora de acudir al médico

Si la tos persiste durante más de una semana, debes acudir al médico.

PARA LA TOS INFANTIL. Intenta darle a beber al niño ½ taza de zumo de granada con un pellizco de jengibre en polvo y un pellizco de *pippali* en polvo.

• Mezcla ¼ de cucharadita de *sitopaladi* con 1 cucharadita de miel para preparar un remedio eficaz contra la tos infantil. De todas formas, si la madre es sensible o alérgica al polen, el niño podría ser alérgico a la miel. En ese caso, en lugar de miel utiliza sirope de arce.

PARA LA TOS CRÓNICA. Haz una mezcla de 4 partes de ajo en polvo con 1 parte de *trikatu*. Añádele un poco de miel. Tómalo 2 veces al día.

Trastornos alimentarios

Véase también «Comer en exceso» y «Obesidad»

Nota: Las recomendaciones ayurvédicas incluidas en esta sección y en las relacionadas con ella pueden ayudar a tratar los trastornos alimentarios, pero para curarlos por completo puede que también sea necesario buscar asesoramiento psiquiátrico.

TIPOS DE TRASTORNOS
ALIMENTARIOS

BULIMIA Y TRASTORNO POR ATRACONES. Casi todo el mundo come de más en algún momento. Sin embargo, si con frecuencia sigues comiendo aunque estés lleno, es posible que seas víctima del trastorno por atracones o de bulimia.

Las personas que padecen bulimia comen en exceso y luego se inducen el vómito para evitar subir de peso, mientras que los que padecen trastorno por atracones comen en exceso pero no se inducen el vómito. Darse atracones puede provocar obesidad, y la bulimia puede dar lugar a trastornos metabólicos.

COMER EN EXCESO. Todas las formas de comer en exceso suelen ser el resultado de factores psicológicos y emocionales tales como una autoestima baja, ansiedad, duelo y tristeza. Para compensar estas emociones, los individuos se refugian en la comida.

ANOREXIA. La anorexia nerviosa es un problema grave que suele darse más entre mujeres jóvenes que temen estar gordas, por lo que se abstienen de comer a propósito. La causa principal de este trastorno es, muy a menudo, la depresión.

POSIBLES REMEDIOS

He aquí algunas sugerencias breves que pueden ayudarte a afrontar eficazmente estos trastornos alimentarios. En los epígrafes «Comer en exceso» y «Obesidad» encontrarás tratamientos más completos.

SIGUE UNA DIETA POBRE EN GRASAS. Evita los alimentos fritos y grasientos, el queso, el yogur, el exceso de hidratos de carbono y los helados. Estas sustancias, que inducen un incremento de kapha, provocan aumento de peso y a veces obesidad.

TOMA ALIMENTOS PICANTES Y ESPECIADOS. Cuando cocines, añade garam masala, chile, cayena, curry, cúrcuma, comino y otras especias similares a tus guisos. Estas especias quemarán el *ama* que induce a comer en exceso.

HAZ DOS O TRES COMIDAS AL DÍA. Y nada más. Desayuna, come y cena, pero no picotees entre horas. Mientras comes, pon una música suave y agradable, como la música clásica india. Puedes elegir un *raga* suave y romántico. No escuches jazz o *rock*, pues la música alta sobrestimula el organismo y te hace comer más.

REGALIZ. Siempre que sientas deseos de masticar algo, toma caramelos de regaliz, que es un diurético suave que reduce kapha. También puedes tomar un puñado de uvas pasas.

INFUSIONES HERBALES. Para ayudar a curar el factor emocional que subyace en todos los trastornos alimentarios, toma infusiones. La manzanilla, la consuelda, el *brahmi* y el *jatamamsi* son excelentes. Van muy bien por separado, pero una infusión de todos juntos en cantidades iguales resulta especialmente eficaz para reducir el estrés y equilibrar las emociones. Pon entre ½ y 1 cucharadita de hierbas en infusión en agua hirviendo durante 10 minutos.

Nota: En caso de existir una depresión, las infusiones de *jatamamsi* o de *brahmi* son muy útiles, pero también puede ser necesario que acudas a un psiquiatra o a algún otro profesional de salud mental.

MASAJE CON ACEITE. Frótate las plantas de los pies y el cuero cabelludo con un poco de aceite *bhringaraj* todas las noches; te ayudará a relajarte y a dormir. Un masaje suave con un poco de aceite por la mañana también te ayudará a afrontar el estrés.

POSTURAS DE YOGA. Entre las *asanas* de yoga apropiadas para combatir los trastornos alimentarios encontramos el Arco, el Barco, el Pavo Real y el Gallo. El León también resulta bastante eficaz para reducir el estrés (véase apéndice 4).

RESPIRACIÓN Y MEDITACIÓN. *Ujjayi pranayama* y la meditación *So-Hum* también resultan apropiadas para combatir estos trastornos (véanse capítulos 6 y 7).

Úlceras

Las úlceras del tracto gastrointestinal son un trastorno pitta. Pitta es caliente, aguda y penetrante, y cuando se agrava puede erosionar la superficie de los órganos internos o de los tejidos blandos. La membrana mucosa que recubre el esófago, el estómago, el duodeno y el colon puede ulcerarse como consecuencia de un exceso de pitta.

Las personas de constitución pitta o que padecen un trastorno pitta, o que tienen un grupo sanguíneo 0 y un Rh positivo, son más propensas a desarrollar úlceras.

Cuando se tiene úlcera puede experimentarse dolor, ardor de estómago, náuseas, vómitos, dolor en la parte media de la espalda y dolor en los hombros.

EL PRINCPIO FUNDAMENTAL DEL TRATAMIENTO: APACIGUAR PITTA. Las úlceras pueden tratarse con mucha eficacia aplacando la pitta elevada. Si tienes úlcera, sigue estrictamente la dieta para apaciguar a esta dosha: evita los alimentos picantes y especiados, fermentados o ácidos, las frutas agrias y los cítricos (véanse las instrucciones completas en el capítulo 8). Aléjate del alcohol, el tabaco y el café. No tomes aspirinas ni esteroides, que pueden acelerar la erosión de la membrana mucosa gástrica.

DOS FÓRMULAS HERBALES. Un tratamiento herbal muy eficaz contra las úlceras es el siguiente:

Shatavari   5 partes
Yashti madhu   3 partes
Shanka bhasma   ⅛ parte
Kama dudha   ⅛ parte

Toma ½ cucharadita de esta mezcla con un poco de agua templada dos veces al día, después de la comida y de la cena.

• Una cucharadita de *sat isabgol* (cáscara de psilio) al acostarte con una taza de leche templada también resulta muy beneficiosa.

REDUCE EL ESTRÉS. Muchas veces, el estrés es la causa o un factor de complicación de las úlceras. Para ayudar a eliminarlo, prepárate una Infusión de Tranquilidad con estas hierbas:

Jatamamsi
Brahmi
Shanka pushpi

Mézclalas en cantidades iguales y utiliza aproximadamente ½ cucharadita de la mezcla en 1 taza de agua hirviendo para preparar una infusión. Tómala aproximadamente 1 hora antes de acostarte.

POSTURAS DE YOGA. Las *asanas* de yoga pueden ayudarte a relajarte y a aliviar el estrés, lo que resulta muy beneficioso para combatir las úlceras. Las siguientes posturas son especialmente recomendables: elevación de piernas, el Camello, la Cobra, el Arco, el Puente y la torsión de columna (véanse las ilustraciones de las posturas de yoga en el apéndice 4).

ELIMINA EL ESTRÉS A TRAVÉS DE LA RESPIRACIÓN. *Shitali pranayama*, un ejercicio de respiración que tiene efectos refrescantes y calmantes, te resultará muy útil. La Respiración de la Luna (respirar solamente por el orificio izquierdo de la nariz) durante unos 5 o 10 minutos produce un efecto refrescante que también puede venir bien. Los ejercicios de respiración se describen en el capítulo 6.

CENA TEMPRANO Y HAZ COMIDAS POCO ABUNDANTES. Las personas que tienen úlcera no deben cenar tarde. También les va mejor hacer comidas poco abundantes y frecuentes. No mantengas el estómago vacío durante mucho tiempo. Debes al menos desayunar, comer y cenar para que el ácido segregado en el estómago pueda ser utilizado para la digestión.

UNA PANTALLA HERBAL EFECTIVA CONTRA LOS ÁCIDOS. Hoy en día muchas personas utilizan medicamentos para bloquear los ácidos cuando tienen úlcera. En el ayurveda, la mejor pantalla contra los ácidos es una combinación de:

Brahmi
Jatamamsi
Yashti madhu

Se utilizan cantidades iguales de estas hierbas. Una infusión de ½ cucharadita de hierbas por cada taza de agua tras la comida y la cena ayudará a inhibir las secreciones ácidas y a prevenir las úlceras.

Uñas encarnadas

Véase «Infección de las uñas de los pies»

Uñas quebradizas

Las uñas de los dedos de las manos y de los pies se consideran en ayurveda un subproducto de la formación de los huesos (asthi dhatu). Por este motivo, si deseas tener unas uñas saludables es esencial una nutrición adecuada que te permita construir huesos fuertes. Si la ingesta de calcio y magnesio es insuficiente o si estos minerales no se absorben adecuadamente, las uñas se vuelven ásperas, quebradizas, se rajan o se abren y pueden aparecer crestas y arrugas. Si observas la presencia de estos síntomas, puedes estar seguro de que son señales de malnutrición del tejido óseo.

Para fortalecer los huesos y las uñas toma suplementos de calcio, magnesio y zinc. La fórmula debe incluir una dosis diaria aproximada de:

Calcio   1.200 mg
Magnesio   600 mg
Zinc   60 mg

Para obtener los mejores resultados, toma el suplemento por la noche, al acostarte. También puede resultarte provechoso tomar un suplemento mineral general.

Puede que sí estés tomando suficientes minerales pero que las toxinas presentes en el colon estén impidiendo su completa absorción. Si tomas suplementos diarios de calcio, magnesio y zinc, y sigues teniendo las uñas quebradizas, será señal de que no estás absorbiendo estos minerales. El culpable será la excesiva acumulación de toxinas (ama) en el colon.

Una forma sencilla y segura de limpiar el colon de ama es tomar regularmente el compuesto herbal triphala (véase apéndice 2). Pon ½ cucharadita aproximadamente en ½ o 1 taza de agua templada, cuélalo y bébelo. Puedes tomarlo por la noche antes de acostarte o dejar las hierbas en remojo en agua fría durante toda la noche y beberlo nada más levantarte. Poco a poco, este remedio irá eliminando el ama.

Otra forma de favorecer el crecimiento y la fortaleza de las uñas es tomar un puñado de semillas de sésamo blanco todos los días. Un puñado de semillas de sésamo contiene aproximadamente 1.200 mg de calcio y magnesio.

Las hierbas ayurvédicas ashwagandha y shatavari (½ cucharadita de cualquiera de ellas) con una taza de leche caliente dos veces al día también ayudan a prevenir las uñas quebradizas.

Los ejercicios aeróbicos como la natación, correr o el baile aeróbico, así como la secuencia de posturas de yoga conocidas como Saludo al Sol (véase la ilustración en el apéndice 4) también son adecuados. El ejercicio mejora la circulación y ayuda a transportar los minerales al tejido de la raíz de las uñas.

Como las uñas están conectadas con la *asthi dhatu* (tejido óseo), les beneficia el fortalecimiento de *asthi*. Las pastillas *triphala guggulu* (200 mg) 2 veces al día, después de la comida y de la cena, ayudan a fortalecerlas.

En algunas personas, las uñas quebradizas y la pérdida de masa ósea van unidas. En las mujeres en edad menopáusica, en concreto, unas uñas quebradizas pueden sugerir una debilidad en la *asthi dhatu*. Por tanto, si se te rompen las uñas con facilidad, sería conveniente que averiguaras si se está desarrollando una osteoporosis.

Zumbido de oídos

Véase «Acúfenos»

Conclusión

Asume la responsabilidad de tu propia salud. Cómo integrar el ayurveda en tu vida

El ayurveda constituye un enfoque integral de la salud que abarca todas las facetas de la vida y de nuestra forma de vivir. Todos los factores —el cuerpo, la mente y el espíritu; el trabajo y las relaciones; la dieta y el entorno exterior; la estación del año y la rutina diaria; el ejercicio físico y las prácticas espirituales, además de otros— se estudian en los textos ayurvédicos clásicos.

Desde nuestras preocupaciones espirituales más profundas (¿quién soy?, ¿de dónde vengo?, ¿cuál es mi propósito en la vida?) hasta las preguntas más prácticas y mundanas (¿cómo puedo curar un dolor de garganta?, ¿qué cantidad de ejercicio es la más adecuada para mí?, ¿qué alimentos debería comer?), todas encuentran respuestas prácticas y llenas de significado en la tradición viva del ayurveda, que tiene ya más de cinco mil años de antigüedad.

Al ser un sistema de medicina natural, el ayurveda no pretende curar los síntomas, aunque sin duda lo consigue. Más bien trata de construir una forma de vida que genere salud y curación. Para poder sacar el máximo beneficio del ayurveda —y de este libro— tienes que poner en práctica sus principios. Limitarte a consultar rápidamente la sección de remedios (parte III) cuando tienes un problema de salud hará que te pierdas toda la riqueza y la belleza del ayurveda, que es una ciencia de vida completa que hace que cada individuo sea capaz de alcanzar la salud y la felicidad.

No te estaría diciendo la verdad si afirmara que incorporar el ayurveda a tu vida es sencillísimo. No lo es. Probablemente tengas que aprender nuevos principios, además de comprender la naturaleza de tu constitución, tu tipo mental y corporal. Es probable que lo que aprendas te lleve a desear hacer cambios en tu rutina diaria, tales como levantarte más temprano o variar la cantidad y el tipo de ejercicio que haces. Quizá decidas que te vendría bien modificar tu dieta; puede que incluso dejando de tomar algunas de tus comidas favoritas si descubres que no son apropiadas para ti. Estos cambios en tu forma de vida habitual no se hacen de la mañana a la noche.

Por otra parte, tampoco te estaría diciendo la verdad si afirmara que cada pequeño paso que des hacia un estilo de vida ayurvédico va a producir un efecto inmediato y positivo en tu cuerpo, tu mente y tu consciencia.

Para incorporar el ayurveda a tu vida debes empezar por algo concreto. A muchas personas les resulta más fácil empezar por seguir algunas de las indicaciones alimentarias para su tipo corporal. Luego pueden ir poco a poco adoptando algunas de las recomendaciones para la rutina diaria y ajustando su planificación de cada día para que esté más en sintonía con la naturaleza, o utilizar algunos de los ejercicios de respiración o de las prácticas de meditación que hemos sugerido.

La asunción de partida subyacente del ayurveda es que cada individuo posee el poder de curarse a sí mismo. Todos tenemos la capacidad y la libertad de recuperar la salud cuando enfermamos o de conservar la vitalidad y la alegría de vivir. Podemos hacerlo si comprendemos a nuestro cuerpo y sus necesidades, y las atendemos cuando cambian, en respuesta a los cambios perpetuos de nuestro entorno exterior y de nuestro mundo interior de sentimientos. Para ello, la clave es la consciencia: ser conscientes en todo momento de lo que está sucediendo.

En este libro trato más de cien problemas de salud, desde el acné hasta las infecciones por levaduras, desde el dolor de cabeza al pie de atleta. Dentro de estas categorías principales de síntomas, describo literalmente cientos de señales y síntomas más pequeños. Estas señales y síntomas no son otra cosa que el lenguaje del cuerpo. Al presentarnos un dolor de cabeza, una diarrea, una fiebre, un dolor de muelas, un dolor en las articulaciones, insomnio, angustia emocional, miedo o inseguridad, nuestro cuerpo nos está hablando y nos está haciendo saber que algo va mal, que hay algo desequilibrado que requiere nuestra atención.

Es el lenguaje de las tres doshas, de vata-pitta-kapha.

El ayurveda afirma que todos los síntomas que podamos experimentar son la expresión de un desequilibrio dóshico. Para recuperar la salud debemos restablecer el equilibrio jugando con las tres doshas, favoreciendo a una o apaciguando a otra, lo que nos permitirá alcanzar la armonía entre *vikruti*, el estado dóshico actual, y *prakruti*, el estado original de nuestra constitución.

El ayurveda nos enseña cómo leer este lenguaje de señales y síntomas. Cuando, por ejemplo, aparecen señales de un exceso de calor en el cuerpo —erupción cutánea, ardor de estómago, un genio encolerizado—, sabemos que tenemos exceso de la dosha pitta y que es necesario apaciguarla. Del mismo modo, una vata desequilibrada puede hablarnos en forma de insomnio, estreñimiento o ansiedad, mientras que un desequilibrio kapha puede comunicar su presencia como letargo, ganas de comer en exceso o congestión en los pulmones, los senos paranasales y el pecho.

Jamás deberíamos ignorar este lenguaje de las tres doshas. Es la base de la salud, tanto buena como mala, y de la felicidad. En este libro he intentado contarte cómo se deben afrontar estos síntomas, no considerándolos como algo independiente, sino de forma radical, atendiendo a su fundamento, a su base. He intentado mostrarte que debes utilizar estos síntomas como catalizador para restablecer el equilibrio de las doshas y el que debe existir entre el cuerpo, la mente y la consciencia.

Sea cual fuere el método que utilicemos, crear equilibrio entre el cuerpo, la mente y la consciencia, y entre vata, pitta y kapha, es lo que se denomina curar. El propósito de este libro es ayudarte en tus esfuerzos por conseguir la curación, para que puedas alcanzar una salud completa en tu vida.

En la salud y en la curación, la responsabilidad se comparte por igual entre el médico y el paciente. En este libro, cada lector está asumiendo en realidad ambas partes de esa responsabilidad. Al utilizar tu propia visión interior, tu percepción, tu observación y tu juicio, te estás convirtiendo en tu propio médico y sanador. Al seguir las recomendaciones que se dan en este libro para conseguir la curación, estás asumiendo el papel del paciente. Eres el sanador y eres la persona que recibe la sanación.

Utiliza bien estos conocimientos para aportar salud, armonía y felicidad a tu vida.

Apéndice 1

Cómo utilizar las propiedades curativas de los metales, las gemas, los colores y los aromas

El ayurveda nos enseña que todo lo que existe está imbuido de la energía y la inteligencia de la Consciencia Universal. Eso se debe a que todas las formas de materia, tanto orgánica como inorgánica, son simplemente las manifestaciones exteriores de esta energía creativa sumamente sutil. La materia es la luz atrapada de la consciencia. La fuerza de vida fluye desde su fuente universal, la esencia de toda la materia, y se manifiesta en la miríada de formas y fenómenos de la naturaleza.

Los textos clásicos del ayurveda dejan claro que todas las sustancias de la naturaleza contienen esta inteligencia creativa cósmica y, de ese modo, poseen valor curativo cuando se utilizan de la manera adecuada. Ese es el motivo de que, en su búsqueda para crear y mantener la salud perfecta, la medicina ayurvédica haga uso de casi todo lo que podemos encontrar en la naturaleza y en la vida cotidiana, incluyendo la comida, la respiración, el ejercicio, la meditación, las relaciones, el yoga y el masaje, así como las rutinas diarias y estacionales reguladas. También utiliza miles de hierbas y fórmulas herbales.

Además, el ayurveda aprovecha las propiedades curativas de los metales, las gemas, los colores y los aromas. Todos ellos contienen formas especiales y potentes de energía a las que se puede recurrir con propósitos curativos. La mayoría de estos métodos, claramente descritos en los libros de texto antiguos, han venido siendo utilizados para curar de forma segura y con éxito durante miles de años, aunque apenas se han conocido y apreciado en Occidente hasta hace muy poco tiempo. Este apéndice te proporcionará una breve introducción a estas modalidades de curación.

Metales

Cuando se utilizan con fines medicinales, los metales se procesan tradicionalmente para poder tomarlos por vía interna en pequeñas dosis, después de haber sido sometidos a una purificación rigurosa y amplia para neutralizar cualquier posible efecto tóxico sobre los órganos vitales del cuerpo. Las siguientes recomendaciones son seguras, pues no implican la ingestión del metal en sí.

COBRE

El cobre alivia el exceso de kapha y reduce la grasa. Es un buen tónico para el hígado, el bazo y el sistema linfático, y ayuda a curar la anemia. Para tratar la obesidad y los trastornos hepáticos y del bazo, lava concienzudamente unas monedas de cobre y hiérvelas en un litro de agua (o hierve un litro de agua en un puchero de cobre) hasta que se haya reducido a la mitad. Toma 2 cucharaditas de esta agua de cobre 3 veces al día durante un mes. También resulta útil comprar un vaso de cobre para beber, llenarlo cada noche de agua pura y beber el agua por la mañana.

ORO

El oro refuerza el sistema nervioso y el corazón, mejora la memoria y la inteligencia y aumenta la resistencia. También es bueno para combatir la debilidad pulmonar. Puede ayudar a los estudiantes a combatir la tensión previa a los exámenes y es adecuado para luchar contra la artritis y la arritmia cardíaca.

La energía del oro puede utilizarse si se prepara agua medicada de oro. Utiliza oro puro (el mejor es el de 24 quilates); de una pulsera, por ejemplo. Colócalo en 400 ml de agua y ponlo a hervir hasta que solo quede una taza de agua. Toma 1 cucharadita de esta agua de oro 2 o 3 veces al día para dar energía al corazón, fortalecer las facultades mentales y despertar la consciencia pura. (Este proceso no daña al oro.)

También puedes preparar arroz dorado. Cuando estés cociendo el arroz, coloca una pieza de oro en el puchero y cuécelo de la forma habitual. Cuando el arroz esté listo, retira el oro antes de servir.

Nota: El oro posee propiedades caloríficas y debe emplearse con mucha moderación en individuos de constitución pitta.

PLATA

La plata posee propiedades refrescantes y es beneficiosa para tratar el exceso de pitta. Aumenta la fuerza y la resistencia y, por ello, resulta útil para equilibrar vata. La emaciación, la fiebre crónica y la debilidad posterior a la fiebre, el ardor de estómago, los trastornos inflamatorios intestinales y el sangrado menstrual muy abundante pueden remediarse gracias a los efectos de la plata. Es un metal antiséptico, antibacteriano y desinfectante. Prepara agua de plata siguiendo las mismas instrucciones que dimos para el agua de oro y toma 1 cucharadita 2 o 3 veces al día. Toma leche templada que hayas calentado en un recipiente de plata para aumentar la fuerza y la resistencia.

HIERRO

Este metal es beneficioso para la médula ósea, el tejido óseo, el hígado y el bazo. Aumenta la producción de glóbulos rojos y ayuda a curar la anemia. Además, fortalece los tejidos muscular y nervioso, y tiene propiedades rejuvenecedoras. Para consumir un aporte extra de hierro, prueba a cocinar en pucheros y sartenes de hierro colado. Debes tener en cuenta, sin embargo, que un exceso de este metal en el organismo es perjudicial, por lo que hay que utilizarlo con cuidado. Aunque las mujeres en los años en los que menstrúan pueden tener deficiencia de hierro, por lo que se beneficiarían de un aporte adicional, muy pocos hombres en la sociedad occidental necesitan tomar más. La excepción a esta norma podrían ser los que llevan mucho tiempo siguiendo una dieta vegetariana estricta.

Gemas y piedras

Las gemas y las piedras preciosas contienen energías curativas que pueden activarse si las llevamos como adornos —en anillos o collares, por ejemplo— o las dejamos a remojo en agua durante toda la noche y bebemos el agua al día siguiente. Las gemas avivan los centros de energía vital del organismo (los chakras) y ejercen una influencia directa sobre vata, pitta y kapha. Pueden utilizarse para apaciguar o para activar unos órganos concretos del cuerpo, o para realzar o neutralizar los efectos de unos planetas específicos en la carta natal astrológica de una persona.

Antes de profundizar en los efectos de una serie de gemas y piedras concretas, aquí tienes unos cuantos puntos generales que es importante tener en cuenta.

• Las gemas tienden a absorber las cualidades y vibraciones energéticas de sus propietarios. Por eso es beneficioso purificar todas las piedras antes de usarlas. Dejarlas a remojo durante dos días en agua con sal o en leche será suficiente. Este procedimiento no causa ningún daño a la piedra.

• Cuando te pongas una gema, debe estar en contacto con la piel a través de una ventanita del engaste, de manera que las energías sutiles de la piedra puedan interactuar directamente con las energías del cuerpo.

• El lugar en el que llevas la piedra es importante. He aquí algunas recomendaciones:

Diamante – dedo anular
Perla – dedo meñique
Coral rojo – dedo anular
Esmeralda – dedo meñique
Ópalo – dedo anular
Zafiro amarillo – dedo índice
Zafiro azul – dedo corazón

El ayurveda suele recomendar que los anillos se lleven en la mano derecha, aunque en Occidente, donde en algunos países se tiene por costumbre llevar la alianza matrimonial en la izquierda, si alguien desea seguir esta tradición, no hay ningún problema.

• Las piedras procesadas o tratadas por medios químicos no tienen la misma energía curativa. Es preferible conseguir piedras auténticas, sin procesar y limpias, sin defectos ni resquebrajaduras. Cuando te estés planteando la posibilidad de comprar una piedra, utiliza siempre una lupa para examinarla y comprobar si presenta alguna grieta o imperfección.

• Las piedras deben tener entre 3 y 5 quilates, a ser posible, aunque un diamante de 1 quilate tiene un tamaño suficientemente grande. Una piedra demasiado pequeña no produce mucho efecto.

• A menos que seas conocedor de las piedras y de la astrología védica (*jyotish*), es preferible que consultes con un experto antes de invertir en una piedra. Una gema que sea inadecuada para ti, o que lleves en una parte equivocada del cuerpo, puede ejercer una influencia negativa.

He aquí algunas de las características de las principales gemas y piedras.

RUBÍ

En términos astrológicos, el rubí representa al Sol. Es una piedra protectora de la vida que favorece la longevidad, especialmente para los individuos vata y kapha, y aporta prosperidad. Esta gema refuerza la concentración y otorga poder mental. También fortalece el corazón. Los rubíes apaciguan la dosha vata y la kapha, pero pueden elevar a pitta. Los granates tienen la misma vibración que los rubíes; se los considera los rubíes de los pobres. Tanto los rubíes como los granates deben llevarse en un anillo, en el dedo anular, o en un collar.

PERLA

Así como los rubíes representan al Sol, las perlas simbolizan la Luna. Tienen un efecto refrescante y una vibración calmante y sanadora. Equilibran todas las doshas, aunque su acción refrescante es especialmente buena para pitta. Las perlas confieren paz mental y tranquilidad. La ceniza de perla se usa por vía interna para tratar de forma eficaz muchos males. Puedes obtener muchos de los efectos fortalecedores de las perlas a través del agua de perla. Coloca 4 o 5 en un vaso de agua; déjalas re-

posar durante toda la noche y bebe el agua a la mañana siguiente.

ZAFIRO AMARILLO

Esta piedra preciosa, que representa a Júpiter, aporta enraizamiento, estabilidad y sabiduría. Ayuda a calmar vata y pitta, y puede aumentar ligeramente las cualidades kapha. Fortalece el corazón y ayuda a generar energía en los pulmones y en el riñón. El zafiro amarillo debe llevarse siempre en el dedo índice, el dedo de Júpiter. El topacio amarillo, considerado como el zafiro del pobre, tiene sus mismas cualidades y produce unos beneficios similares.

ZAFIRO AZUL

Esta hermosa piedra preciosa representa a Saturno y aporta los beneficios de ese planeta tan espiritual. Saturno, una deidad de tierra y hierro, confiere iluminación. El zafiro azul calma la vata y la kapha, y puede estimular la pitta. Forma los músculos y el sistema esquelético y ayuda a curar la artritis. Se lleva en el dedo corazón de la mano derecha, a ser posible engastado en plata. No lo uses junto con diamantes, pues su unión genera falta de armonía.

LAPISLÁZULI

Esta piedra, que tiene una energía similar a la de Saturno, es celestial y sagrada. Aporta fuerza para el cuerpo, la mente y la consciencia, y sensibiliza al que la lleva con las vibraciones espirituales superiores. Fortalece los ojos, calma la vata y la pitta, y ayuda a combatir la ansiedad, el miedo y la debilidad del corazón. También es bueno para el hígado y contra las enfermedades de la piel. Debe engastarse en oro y llevarse en el dedo meñique o en un collar.

ESMERALDA

Esta poderosa piedra preciosa aporta prosperidad y despertar espiritual. Calma la vata y la pitta, asienta el sistema nervioso y alivia el nerviosismo. Simboliza al planeta Mercurio. Las esmeraldas mejoran las habilidades de escritura, realzan el poder de la oratoria y promueven la inteligencia. Es conveniente engastarlas en oro y llevarlas en el dedo meñique.

DIAMANTE

Esta poderosísima gema combate el envejecimiento prematuro, aumenta la duración de la vida y fortalece la inmunidad. Su energía aporta vibraciones energéticas sutiles al corazón, al cerebro y a los tejidos corporales más profundos.

Los efectos dóshicos de los diamantes varían según su color. Los diamantes rojos tienen una energía ígnea que estimula la dosha pitta; los diamantes azules son refrescantes y calman la pitta mientras aumentan la kapha. Los diamantes transparentes, incoloros, calman la pitta, pero aumentan tanto la vata como la kapha.

Los diamantes simbolizan al planeta Venus y ayudan a establecer un vínculo estrecho en las relaciones, por lo que su asociación con el matrimonio es muy legítima.

Estas piedras estimulan *shukra*, el tejido reproductor del organismo. Van unidas al arte, a la música, al romance y al sexo. Deben engastarse en oro y llevarse en un collar o en un anillo en el dedo anular. De todas formas, debes tener en cuenta que los diamantes de baja calidad pueden tener un efecto negativo sobre el cuerpo.

CORAL ROJO

Esta gema del mar representa al planeta Marte. Calma la dosha pitta y nos ayuda a controlar la cólera, el odio y los celos. Aporta energía al hígado, al bazo y al pericardio. Debe llevarse en un collar o en un anillo engastado en cobre (a ser posible), plata u oro blanco en el dedo anular. El coral rojo da fuerza y confiere elegancia.

ÓPALO

Esta piedra semipreciosa representa al planeta Neptuno. Fortalece *majja dhatu* (la médula ósea y los nervios) y *shukra dhatu* (el tejido reproductor). Mejora la vista, alivia la fiebre, calma la dosha pitta y es buena contra las migrañas. Realza los sentimientos espirituales, aumenta la devoción y ayuda a desplegar la intuición. Esta gema resulta especialmente beneficiosa para aquellos que tienen a Neptuno en su tercera, cuarta, sexta, décima o duodécima casa astrológica. Debe engastarse en oro o plata y llevarse en el dedo anular.

OJO DE GATO

Esta piedra es buena para combatir las alergias, los catarros y la congestión repetitivos, y el asma alérgica. Aplaca kapha y vata, y aumenta ligeramente la dosha pitta. Ayuda a curar la disfunción renal. Realza la consciencia y nos ayuda a no caer en las redes de las emociones. Las personas que trabajan en sanación psicológica deben llevarla, engastada en oro, en el dedo anular o en el meñique para que las proteja de influencias negativas.

CRISTALES DE CUARZO

Estas piedras tienen una energía vibratoria similar a la de Venus y que se parece bastante a la de los diamantes. Calman vata, mejoran la calidad de la percepción, fortalecen la comunicación y realzan la intuición. Puedes llevarlos en un collar o, engastados en plata o en oro, en el dedo anular.

ÓNICE

Esta piedra es excelente para combatir los trastornos vata. Es buena para los ancianos, contra los trastornos debilitantes y la disfunción neurológica, y ayuda a combatir la epilepsia, la enfermedad de Parkinson e incluso la esquizofrenia. Induce un sueño tranquilo y profundo, pero combate el letargo. Es bueno para la memoria y promueve el pensamiento positivo. Hace que la vida sea apacible y feliz, y estimula el amor en las relaciones. Sus vibraciones energéticas son similares a las del Sol y a las de Júpiter. Debe engastarse en plata y llevarse en el dedo anular. (Si tu signo solar está en Sagitario o en Géminis, es mejor que no te pongas esta piedra.)

JADE

El jade es beneficioso para alcanzar la longevidad. Fortalece la energía del riñón y tiene fama de otorgar el éxito al que la lleva. También es buena para realzar el poder de la oratoria. Ayuda a prevenir las cataratas y fortalece la próstata. Ponte un anillo de jade, engastado en plata, en el dedo meñique.

AMATISTA

La amatista es una piedra para el chakra de la coronilla y muy buena para conseguir claridad mental. Si lo que deseamos es tener prosperidad, debemos engastarla en oro. También podemos ponérnosla alrededor del cuello en un collar de oro. A las personas con debilidad neuromuscular puede venirles muy bien llevar amatistas y colocarlas en las cuatro esquinas de la cama. Algunas amatistas tienen un color más oscuro, lo que les confiere una energía similar a la de Saturno, parecida a la del zafiro azul. Las amatistas otorgan dignidad, amor, compasión y esperanza. Esta gema ayuda a la persona a controlar sus emociones y es buena contra los desequilibrios vata y pitta.

AGUAMARINA

La aguamarina, sustituta de la esmeralda, que simboliza a Mercurio, reduce el em-

Cuatro piedras económicas que ayudan a equilibrar las doshas

Aunque algunas de las gemas que hemos analizado en este apéndice pueden adquirirse por una cantidad moderada de dinero, muchas pueden tener un precio prohibitivo para ti en este momento. Si así fuere, he aquí cuatro piedras baratas que puedes utilizar para conseguir el equilibrio en tu mente y en tu cuerpo.

Cuando hay un exceso de la dosha vata, puedes utilizar *cuarzo rosa* para intentar recuperar el equilibrio. El color cálido y la energía del cuarzo rosa aportan alivio a males vata como el nerviosismo, la sequedad de la piel, el estreñimiento, los gases intestinales y el dolor lumbar.

Para combatir un agravamiento de pitta, utiliza *coral rojo* o *perlas*. Su energía refrescante ayuda a solucionar trastornos pitta como las emociones coléricas, diversos problemas inflamatorios y otras afecciones acabadas en «itis», como la colitis y la conjuntivitis, y también la hiperacidez.

La dosha kapha puede equilibrarse llevando *granates*. El profundo color rojo de esta piedra aviva la energía del cuerpo y reduce los efectos que produce un exceso de kapha, tales como la retención de líquidos, el letargo, la depresión y el exceso de peso.

Recuerda que, en todos estos casos, el simple hecho de llevar la piedra adecuada no es suficiente para tratar un desequilibrio dóshico. Tienes que vigilar la dieta, meditar, hacer los ejercicios y las posturas de yoga apropiados, y cuidar de tu salud todos los días y en todos los momentos de manera consciente y concienzuda.

Encontrarás más información sobre estas gemas y muchas más, y sobre cómo llevarlas (engastes, dedos correctos y demás) en el capítulo 8 de mi libro *Secrets of the Pulse* (véase la lista de «Lecturas recomendadas»).

Colores

Los tratamientos ayurvédicos hacen uso también de las propiedades curativas inherentes a los colores. Como los colores básicos del arcoíris guardan relación con los tejidos corporales (*dhatus*) y con las doshas, la energía vibratoria de los colores puede utilizarse para restablecer el equilibrio en la mente y en el cuerpo.

El color no es otra cosa que luz, y la luz es energía radiante que procede de todos los átomos. La fuente de la luz y del color es el Sol. En nuestro sistema solar, todos los colores que percibimos proceden de los rayos solares. Cada color posee una longitud de onda, una frecuencia y una vibración diferentes. Colocando un prisma a la luz solar podemos separar los siete colores del arcoíris, pero una presencia igual de los siete juntos nos da luz blanca. La ausencia del color es el negro, la oscuridad. Por eso el negro es un color negativo y el blanco un color positivo.

Puedes influir sobre tu salud y tu feli-

botamiento mental, favorece la felicidad y la inteligencia, realza el poder de la oratoria y mejora la memoria. Esta piedra tiene también cualidades similares a las de Venus. Los matrimonios deberían llevarla para estimular el amor en su relación. Debe engastarse en plata y llevarse en el dedo meñique.

cidad eligiendo los colores apropiados para tu ropa y para tu entorno, en casa y en el trabajo. Además, si envuelves un tarro o un vaso de agua con papel o plástico coloreado y traslúcido, y lo dejas al sol durante cuatro horas, el agua se impregnará de las vibraciones de ese color. Por eso, beber esta agua te aportará resultados beneficiosos.

ROJO

El rojo es calorífico y estimulante. Alivia el agravamiento de vata y reduce el exceso de pitta. Sin embargo, debido a su efecto calorífico, una exposición excesiva a este color puede agravar la dosha pitta y dar como resultado problemas inflamatorios tales como la conjuntivitis. El rojo está relacionado con nuestra sangre. Estimula la formación de glóbulos rojos y mejora la circulación. También ayuda a mantener el color de la piel y aporta energía al tejido nervioso y a la médula ósea. El *rosa* produce un efecto más suave y fomenta el amor y la calma, pero en individuos kapha puede dar lugar a letargo.

NARANJA

Al igual que el rojo, el naranja posee una energía calorífica y sanadora. Es un color que estimula sexualmente y aporta energía y fuerza a los órganos sexuales. Paradójicamente, a los buscadores espirituales que han decidido practicar el celibato, el naranja les ayuda en su renuncia y transforma la energía sexual en Consciencia Suprema. Este color equilibra tanto la dosha vata como la kapha, pero puede agravar la pitta.

Posee propiedades antibacterianas y bacteriostáticas, y obstaculiza el crecimiento de las bacterias.

AMARILLO

El amarillo alivia el exceso de vata y de kapha. Promueve la comprensión y la inteligencia, y ayuda a la energía a ascender hasta el chakra de la coronilla para alcanzar la realización espiritual. Es descongestivo y ayuda a aliviar la congestión kapha. También actúa como antibacteriano. Una exposición excesiva provoca una acumulación de bilis y aumenta la dosha pitta.

VERDE

Este color ejerce un efecto tranquilizador sobre la mente y el cuerpo, y genera sensación de frescor. Calma las emociones y aporta energía al chakra del corazón y sentimiento de felicidad al corazón. Es calmante y apacigua el exceso de pitta, aunque puede agravar vata y kapha. Ayuda a curar las úlceras y favorece el crecimiento del tejido granular.

AZUL

El azul es un color refrescante que alivia el agravamiento de pitta. Ejerce un efecto calmante sobre el cuerpo y la mente, y ayuda a corregir los trastornos hepáticos. Cuando un bebé padece ictericia, se puede favorecer una curación más rápida colocándolo bajo una luz azul. Es el color de la Consciencia Pura. Una exposición excesiva

Colores beneficiosos para los distintos tipos constitucionales

Para cada tipo constitucional existen unos colores determinados que lo calman y lo equilibran, y otros que lo agravan. He aquí un resumen de los colores saludables:

• *Vata:* los tipos *vata* deben minimizar el uso de colores oscuros y refrescantes, como los azules, los morados y el negro. Por el contrario, los colores muy cálidos y vivos pueden resultarle sobreestimulantes, pues esta dosha tiene tendencia a la hiperactividad. Por tanto, los mejores son los tonos pastel cálidos, los amarillos vivos y el verde, junto con un poco de rojo y naranja para dar calor.

• *Pitta.* Los colores frescos y suaves son los mejores para la salud y el equilibrio de la mente y el cuerpo de los individuos de esta constitución. Los azules y morados o violetas son excelentes, además del plateado (incluidas las joyas de plata) y los azules y verdes. Atención con los rojos y naranjas, que pueden inflamar la dosha pitta, y minimiza el uso de amarillo y dorado. Evita el negro.

• *Kapha.* Los colores brillantes, alegres y audaces son muy buenos para equilibrar la dosha kapha, dado que tiende al letargo y a la pesadez mental y física. El rojo, el amarillo, el naranja y el dorado son muy adecuados. Incluso aunque creas que te sientan bien el verde, el azul oscuro o el blanco, no son los mejores colores para ti desde el punto de vista de la salud.

puede ocasionar el agravamiento de vata y kapha, y provocar una congestión.

MORADO

Es el color de la Consciencia Cósmica y aporta el despertar de la consciencia. Genera ligereza en el cuerpo y ayuda a abrir las puertas de la percepción. El morado alivia el exceso de pitta y de kapha, pero puede agravar vata.

ORO Y PLATA

El dorado, propio del Sol, es un color calorífico beneficioso para vata y para kapha.

El plateado, que se asocia con la Luna, es refrescante y alivia pitta.

Aromas

Todos los seres humanos poseen cinco sentidos, que se asocian con los cinco elementos. El sonido y el oído están relacionados con el elemento espacio; el color y la vista, con el fuego; el gusto, con el agua; el olfato y los aromas, con la tierra, y el tacto, con el aire. Estos cinco sentidos son las puertas de la percepción para el ser humano y pueden utilizarse con propósitos curativos.

La aromaterapia utiliza el incienso y los aceites esenciales procedentes de flores, plantas, árboles y hierbas para transmitir fragancias, a través del sentido del olfato, hasta el cerebro con el propósito de llevar energía curativa a la mente y al cuerpo. El ayurveda nos enseña que los olores están directamente relacionados con el equilibrio y el desequilibrio dóshico, y que existen determinados aromas que son caloríficos, otros que son refrescantes y otros que son neutros.

El almizcle, por ejemplo, y la hina, son caloríficos. Calman la dosha vata y la kapha, pero pueden provocar un agravamiento de pitta. El alcanfor es refrescante y fragante, pero tiene un efecto tardío calorífico; también calma y apacigua la vata y la kapha, pero puede estimular la dosha pitta. El aroma del sándalo es antiinflamatorio y refrescante; calma y alivia pitta pero puede aumentar kapha y vata.

El vetiver (la esencia de la hierba vetiveria) es enraizante, agradable y refrescante. Tiene un olor dulce y apacigua pitta, pero puede provocar un aumento de kapha y de vata. También el jazmín es refrescante y dulce, y bueno para pitta, pero puede producir una acumulación de kapha.

El efecto del aroma de rosa depende del color de la flor. Las rosas de color rojo oscuro son caloríficas, mientras que las blancas y las amarillas son relativamente refrescantes. En líneas generales, el aroma de estas flores es antiinflamatorio y calmante, y posee cualidades afrodisíacas. Puede utilizarse para refrescar la dosha pitta, pero puede provocar un agravamiento de vata y de kapha.

LOS AROMAS Y LAS DOSHAS

• Se puede equilibrar vata utilizando aromas dulces, caloríficos y enraizantes, como el almizcle, la hina y el alcanfor. Otras fragancias buenas para vata son la naranja, el clavo, el cardamomo, la lavanda, el pino, la angélica y el incienso.

• La dosha pitta se calma con el uso de aromas refrescantes, tranquilizantes y dulces, como el sándalo, el vetiver, el jazmín y la rosa. El geranio, la citronela, el hinojo, la hierbabuena, la gardenia y la menta también pueden resultarle beneficiosos.

• La dosha kapha se apacigua y se equilibra utilizando aromas con un efecto calorífico y ligeramente estimulante. El almizcle, la hina y el alcanfor le resultan útiles, así como otros aromas más fuertes: el eucalipto, la canela, la mirra, el tomillo, la albahaca, el romero y la salvia.

Apéndice 2

Cómo preparar y utilizar las hierbas, los ghees y los aceites

Este apéndice explica brevemente la preparación de hierbas y remedios especiales, como los aceites y ghees medicados, y ofrece sugerencias de uso. Si deseas una descripción completa de las hierbas y sus usos, así como instrucciones detalladas de la preparación de remedios herbales, consulta el libro *The Yoga of Herbs*, del doctor Vasant Lad y el doctor David Frawley (véase la lista de «Lecturas recomendadas»).

Mezclas herbales

EL USO DE HIERBAS
Y ALIMENTOS ENTEROS

El ayurveda cree firmemente en los beneficios del uso de las hierbas, los alimentos y las plantas enteras. Los ingredientes activos aislados y los análogos producidos químicamente no son equivalentes a los que se obtienen a través de los alimentos enteros y naturales. En el capítulo «Suministradores» encontrarás lugares donde puedes conseguir estas hierbas.

QUÉ CANTIDAD SE DEBE PREPARAR

Si vas a estar varios días, semanas o incluso meses tomando una mezcla herbal, puedes preparar una cantidad relativamente grande para ahorrar tiempo. Cada vez que la uses, coge ¼ o ½ cucharadita, a menos que se indique otra cosa.

En este libro, las fórmulas de las mezclas herbales se dan en «partes» en lugar de en miligramos o cucharaditas. Por ejemplo, una fórmula puede ser:

Hierba 1   2 partes
Hierba 2   3 partes
Hierba 3   ¼ parte

Elige tu propia medida, dependiendo de la cantidad que quieras preparar. Si, por ejemplo, estás midiendo en cucharaditas, tendrás que utilizar:

2 cucharaditas de la hierba 1
3 cucharaditas de la hierba 2
¼ de cucharadita de la hierba 3

Si vas a preparar una cantidad grande para utilizarla durante mucho tiempo, puedes medir en cucharadas soperas. Para 1 o 2 meses necesitarás entre 70 y 140 gramos, aproximadamente lo que cabe en una mano. Y vuelvo a decir que cada vez que tomes la hierba deberás utilizar solo ¼ o ½ cucharadita, según se recomiende en cada caso.

DÓNDE OBTENER LAS HIERBAS

La mayoría de las hierbas que se mencionan en este libro pueden obtenerse enteras o en cápsulas en herbolarios buenos. Intenta siempre adquirir hierbas de cultivo ecológico y no irradiadas. Las hierbas y fórmulas herbales ayurvédicas especiales pueden adquirirse en The Ayurvedic Institute, a través de los proveedores que aparecen en el apartado «Suministradores» y en algunas tiendas indias.

CÓMO TOMAR LAS HIERBAS

Las hierbas se toman casi siempre junto con un vehículo o medio *(anupana)* que facilita su absorción por parte del cuerpo y ayuda a transportar la cualidad de las hierbas al tejido o lugar concreto de la enfermedad. Los vehículos más utilizados en el ayurveda son el agua, la leche, la miel, el aloe vera y el ghee. En ocasiones, también se puede utilizar el azúcar crudo. El vehículo varía dependiendo de la hierba, la enfermedad o el problema que se esté tratando, la constitución de la persona y otros factores diversos. Lo más habitual es tomar la dosis de hierbas con una cucharada de ghee o de miel, mezclada en una taza de leche templada o poniéndola seca sobre la lengua y luego tragándola con un poco de agua templada o a temperatura ambiente.

La mayoría de las recomendaciones que aparecen en este libro sugieren el vehículo que se debe utilizar. Si no se sugiere ninguno, utiliza agua templada. Yo no recomiendo el uso de cápsulas porque el sabor es importante (véase página 114), pero si tienes que utilizarlas, puedes comprar cápsulas vacías vegetales de tamaño 00 (disponibles en la mayoría de los herbolarios) y rellenarlas con la mezcla herbal. Eso es mejor que no tomar la hierba y puede resultar más conveniente cuando estás de viaje o en el trabajo.

USAR TRIPHALA

Triphala («las tres frutas») es un remedio fantástico compuesto por tres de las hierbas ayurvédicas más importantes: *amalaki*, *bibhitaki* y *haritaki*. *Amalaki* actúa sobre la dosha pitta, *bibhitaki* lo hace sobre la dosha kapha, y *haritaki*, sobre la dosha vata. Este compuesto es rejuvenecedor y fortalece las tres doshas y las siete *dhatus*, equilibra *ojas*, *tejas* y *prana* y constituye también un laxante suave excelente.

Toma *triphala* por la noche, al menos 1 hora después de la cena. Echa entre ½ y 1 cucharadita de *triphala* en polvo a 1 taza de agua hirviendo. Deja reposar durante 10 minutos o hasta que el agua se haya enfriado lo suficiente para tomarla. Puedes colar las hierbas antes de tomarla o dejarlas en el fondo de la taza.

Es posible que al principio no te guste su sabor, pues puede saberte bastante amargo. Sin embargo, si lo utilizas de forma regular, mejorará tu salud y llegarás a comprobar que el sabor se vuelve menos desagradable.

También puede tomarse de las siguientes maneras:

1. Coloca entre ½ y 1 cucharadita de *triphala* seco en polvo sobre la lengua y trágalo con agua templada.
2. En algunas personas, el *triphala* puede actuar como diurético suave y, si se toma por la noche, puede perturbar el sueño. Si ese fuese tu caso, toma la infusión por la mañana; te hará efecto al cabo de una hora, aproximadamente.
3. Si de verdad detestas el sabor, puedes mezclar el *triphala* en polvo con miel y tomarlo así.

Ghee

CÓMO PREPARAR GHEE

Con 1 kilo de mantequilla obtienes 1 litro de ghee. Introduce la mantequilla (sin sal, ecológica a ser posible) en una puchero pesado y de tamaño medio, pon el fuego a temperatura media y caliéntala hasta que se derrita, teniendo cuidado de que no llegue a quemarse.

A continuación, reduce el calor y sigue cociendo hasta que empiece a hervir, y continúa cociendo a esa temperatura. No tapes el puchero, pues es importante que el agua se evapore al hervir y se separen los elementos sólidos. La mantequilla espumeará y saltará durante un ratito, y luego empezará a asentarse. Remueve de vez en cuando con una espátula de acero inoxidable rascando el fondo del puchero.

Al cabo de 12 o 15 minutos el ghee empezará a oler a palomitas de maíz y adquirirá un bonito color dorado. Se formarán natas blanquecinas que se separarán del ghee. Cuando estas natas adquieran un ligero tono tostado y el líquido deje de hervir, el ghee estará listo. Retíralo del fuego inmediatamente, porque en esta fase es cuando tiene más probabilidades de quemarse. El tiempo de cocción no debe superar los 15 o 20 minutos, dependiendo del tipo de puchero y de la fuente de calor.

Deja enfriar el ghee hasta que esté templado. Las natas sólidas se habrán asentado en el fondo del puchero. Decanta el ghee a un recipiente y elimina las natas del fondo.

CÓMO ALMACENAR EL GHEE

El ghee puede conservarse en una balda de la cocina. No necesita refrigeración. Se dice que sus propiedades medicinales mejoran con la edad. No lo cojas con una cuchara mojada ni permitas que entre agua en el recipiente, porque con ello estarás creando las condiciones adecuadas para que crezcan las bacterias y estropeen el ghee.

EFECTOS DEL GHEE

El ghee aumenta el fuego digestivo y mejora la absorción y la asimilación. Nutre al *ojas*, la esencia sutil de todos los tejidos del cuerpo; fortalece el cerebro y el sistema nervioso, y mejora la memoria. Lubrica el tejido conjuntivo y hace que el cuerpo esté más flexible. Transporta las propiedades medicinales de las hierbas a las siete *dhatus*.

Aplaca las doshas pitta y vata, y, con moderación, es bueno para kapha.

Nota: Las personas que tienen un índice alto de colesterol o que sufren de obesidad deben utilizar el ghee con precaución.

CÓMO PREPARAR GHEES MEDICADOS

El ghee es un *anupana* (vehículo) sumamente efectivo para transportar las hierbas a los tejidos más profundos del cuerpo. De ahí que muchos remedios se preparen cociendo hierbas en él. Entre los muchos ejemplos están el ghee *shatavari*, el ghee *brahmi*, *tikta ghrita* (ghee agrio), el ghee *triphala* y muchos más. El proceso es bastante largo y es probable que prefieras comprar estos ghees medicados (así como los aceites medicados) ya preparados. Sin embargo, si deseas prepararlos tú mismo, sigue las instrucciones siguientes:

En primer lugar, prepara el ghee tal y como hemos descrito.

A continuación, prepara una decocción de las hierbas deseadas cociendo 1 parte de hierbas secas por cada 16 partes de agua. Hierve *lentamente* a fuego lento hasta que el agua se reduzca a una cuarta parte de la cantidad original. Por ejemplo, 4 tazas de agua deben reducirse a 1, y 1 taza, a un cuarto. A continuación, cuela las hierbas. Este proceso tarda varias horas. El líquido puede utilizarse como decocción medicinal preparada, pero en este caso lo vas a emplear para el ghee medicado.

Por último, mezcla el ghee y la decocción herbal a partes iguales y cuécelo a fuego lento hasta que se haya evaporado toda el agua.

Aceites medicados

Los aceites medicados (aceite *amla*, aceite *brahmi*, aceite *bhringaraj*, aceite de ajo, aceite de clavo y otros) se preparan de la misma forma, pero utilizando aceite en lugar de ghee en la última fase.

ACEITE DE NIM

El aceite de nim es un aceite herbalizado que se prepara cociendo hojas de nim en una base de aceite de sésamo (lo más habitual) o de algún otro aceite. No es extracto puro de nim, que sería demasiado fuerte. El aceite de nim suele estar disponible en los proveedores de productos ayurvédicos.

Cuánto tiempo se debe tomar un remedio

La regla general es que los remedios se deben seguir tomando hasta que desaparezcan los síntomas. Esto puede tardar desde unos días a unos meses, dependiendo de la gravedad de la enfermedad o de la afección, del tiempo que haga que la desarrollaste, de lo motivado que estés para ponerte bien y de otros factores diversos.

Además de tomar los remedios, debes también investigar las causas subyacentes del problema. Quizá necesites replantearte tu alimentación, tu rutina diaria, tu programa de ejercicios y demás. Limitarte a tomar los remedios herbales sin hacer ningún cambio en tu estilo de vida probablemente no sea suficiente para contrarrestar los patrones de comportamiento que provocaron la enfermedad.

Por tanto, utiliza el sentido común. Si se trata de un problema crónico, no es realista esperar que algo que lleva años instaurado vaya a desaparecer en una semana o en un mes. Por otro lado, si el problema es grave y actúas diligentemente con los remedios y haciendo los cambios apropiados en tu estilo de vida, pero aun así los síntomas persisten, debes buscar ayuda médica.

Apéndice 3

Procedimientos ayurvédicos especiales

Este breve apéndice te ofrece unas directrices relacionadas con algunos de los procedimientos ayurvédicos que se recomiendan en la Parte III.

Basti (enema ayurvédico)

El tratamiento ayurvédico con enemas *(basti)* se realiza introduciendo en el recto sustancias medicinales como aceite de sésamo, o decocciones herbales como la *dashamoola* en un medio líquido. Los enemas medicados apaciguan vata y alivian muchos trastornos de esta dosha, como el estreñimiento, la distensión abdominal, el insomnio, el dolor lumbar, el dolor de cuello, la artritis, la ciática, la ansiedad y diversos trastornos nerviosos. Se dice que existen al menos ochenta trastornos relacionados con vata, y que el *basti* es un tratamiento completo para el 80 por 100 de ellos. También es efectivo para combatir la fiebre crónica, los trastornos sexuales, los cálculos renales, la hiperacidez y muchos problemas más.

Nota: Las personas que padecen diarrea, sangrado rectal, indigestión, tos, falta de aliento, ascitis, edema abundante o hemorroides activas no deben utilizar los enemas medicados. Tampoco deben recibirlos las personas con diabetes o anemia, los ancianos y los niños menores de siete años. Los enemas de aceite solo deben utilizarse si existe fiebre aguda, diarrea, resfriado, parálisis, dolor cardíaco, dolor abdominal grave o emaciación.

Los mejores momentos para aplicar un *basti* son por la mañana y por la noche. El estómago debe estar vacío, por lo que es preciso esperar al menos tres horas después de la comida. Asegúrate de que estás en un lugar limpio, templado y cómodo. Lo mejor es una zona cercana al aseo y donde puedas tumbarte. Necesitarás una bolsa para enemas o una jeringa, un vaso medidor, un plato caliente o un hornillo (¡esto no tiene por qué estar en el cuarto de baño!), el aceite o la sustancia herbal y unas toallas.

El procedimiento habitual del *basti* consiste en introducir 150 ml de aceite de sésamo templado (no caliente) en el recto y retenerlo durante 10 minutos. A continuación, sin expulsar el aceite, se introduce una mezcla de aceite e infusión herbal y se retiene al menos durante 30 minutos. La mezcla debe estar formada por otros 150 ml de aceite de sésamo mezclados con medio litro de infusión, que se preparará poniendo las hierbas en agua caliente, colando y dejando enfriar hasta que alcancen la temperatura corporal. En este libro, la fórmula herbal que se sugiere con más frecuencia es *dashamoola*, especialmente eficaz para equilibrar vata.

Para introducir el líquido en el recto, llena primero la bolsa, que debe estar suspendida a una altura aproximada de un metro por encima de donde tú estés colocado. Deja que todo el aire salga por el tubo y ciérralo. A continuación, túmbate en el suelo sobre el costado izquierdo con la pierna izquierda (la de abajo) extendida y la derecha flexionada por la rodilla. Para estar más cómodo, coloca una alfombrilla o un par de toallas en las que puedas tumbarte, de manera que no estés directamente sobre el suelo desnudo. Lubrica la punta de la cánula con aceite o con ghee. Asegúrate de que la zona anal está limpia y lubricada. Lentamente y con cuidado, inserta la punta de la cánula en el recto, suelta la abrazadera y deja que penetre todo el líquido. Cuando se haya vaciado la bolsa, retira la cánula.

Intenta retener el aceite durante 10 minutos y, a continuación, retener el aceite o la mezcla herbal durante otros 30, si puedes. Mientras estés reteniendo el líquido en tu interior, colócate a gatas, apoyado sobre las manos y las rodillas, durante un rato y eleva los glúteos. Esto te permitirá relajar el colon. Masajea periódicamente y con suavidad la zona del colon en dirección contraria a las agujas del reloj (mirando hacia el ombligo). Masajea subiendo por el lado izquierdo de la caja torácica, cruza hacia la derecha y vuelve a descender (este movimiento es el contrario al que realizan los alimentos y sirve para impulsar el enema hacia las zonas más elevadas del colon).

Una vez retenido el líquido durante el tiempo aconsejado (o si ya no puedes retenerlo más), siéntate en el inodoro y permite la salida del líquido y de la materia fecal.

Después de un *basti* es conveniente poner algún tipo de compresa sanitaria en la ropa interior durante unas horas, pues es probable que sigas expulsando algún resto de aceite.

Observarás que, para algunas de las afecciones que se tratan en este libro, solo se recomienda un enema de aceite o un enema *dashamoola* —y, ocasionalmente, solo un enema de agua templada—. Sigue las recomendaciones de esas afecciones.

En algunos casos, el fluido no vuelve a salir. Eso significa sencillamente que el colon estaba muy seco y que todo el líquido ha sido absorbido. Es algo totalmente natural y no nos debemos preocupar por ello.

Nasya

Nasya es la administración nasal de aceites herbales, ghee o polvos finos. Si recibieras un *nasya* como parte de un tratamiento *panchakarma* en una clínica ayurvédica, tendrías que tumbarte boca arriba sobre una camilla con la cabeza inclinada hacia atrás y la nariz «mirando al cielo». Entonces te introducirían por los orificios nasales una pequeña cantidad de los polvos apropiados, o entre 3 y 5 gotas de un aceite o un ghee medicados.

Cuando realizas el *nasya* por tu cuenta, lo único que tienes que hacer es mojar el dedo meñique (limpio y con la uña muy recortada) en ghee o en el aceite herbalizado recomendado y masajear con suavidad el interior del orificio nasal. A continuación, aspira con la nariz para hacer subir el aceite por las fosas nasales.

Nauli

Nauli es un método muy sencillo de masajear los órganos internos, en particular el colon, los intestinos, el hígado y el bazo. También mantiene activo el fuego abdominal y ayuda a conservar limpio el colon.

Colócate de pie, con los pies separados a una distancia equivalente a la anchura de los hombros, y flexiona ligeramente las rodillas. Inclínate hacia adelante, tal y como se muestra en la ilustración, y apoya las manos en las respectivas rodillas. Aspira profunda y largamente, y exhala poco a poco. Tras hacer una exhalación completa, no inhales.

Contrae los músculos abdominales para dibujar una especie de cuerda en la pared abdominal. A continuación, alternando la

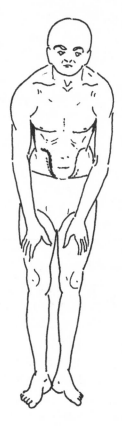

Nauli

presión sobre la mano derecha y la izquierda, puedes mover los músculos abdominales de derecha a izquierda y viceversa. Hazlo siete veces.

Apéndice 4

Asanas de yoga

A lo largo de este libro he recomendado diversas *asanas* de yoga específicas para vata, pitta y kapha, y para diversas afecciones. Aunque en este capítulo te ofrecemos unas ilustraciones sencillas de las posturas recomendadas, no pretendo enseñarte yoga, algo que se aparta del objetivo de este libro. No es posible aprender a hacer bien las *asanas* de yoga a partir de unas instrucciones escritas y unas cuantas ilustraciones.

Si ya has aprendido a hacer *asanas* de yoga, estas ilustraciones te servirán para refrescar la memoria. Si necesitas aprender las posturas, acude a un instructor de yoga cualificado.

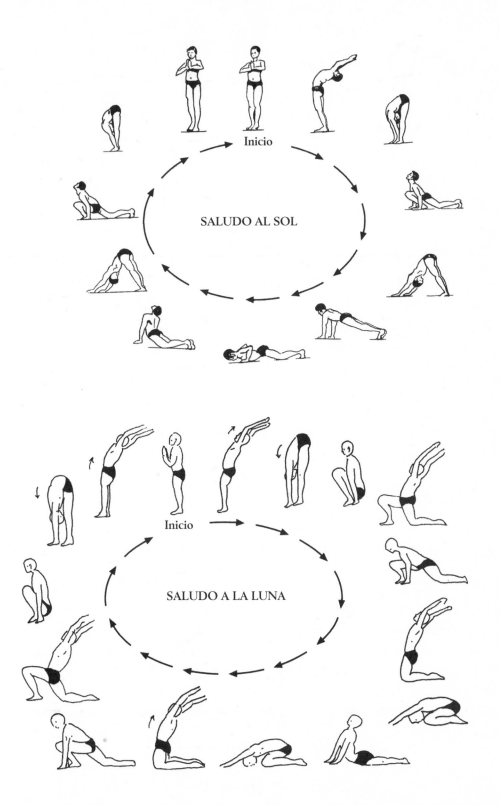

Inicio

SALUDO AL SOL

Inicio

SALUDO A LA LUNA

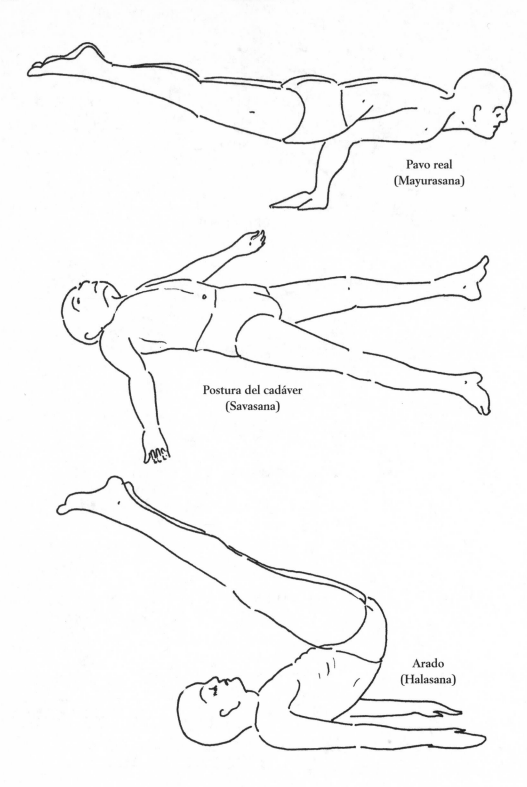

Pavo real
(Mayurasana)

Postura del cadáver
(Savasana)

Arado
(Halasana)

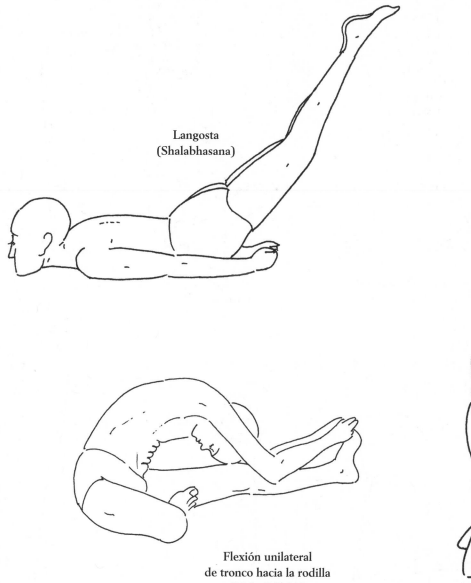

Langosta
(Shalabhasana)

Flexión unilateral
de tronco hacia la rodilla
(Maha Mudra)

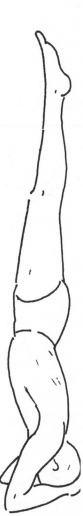

Postura sobre la cabeza
(Shirshasana)

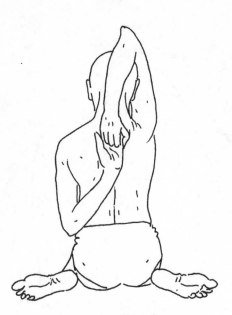

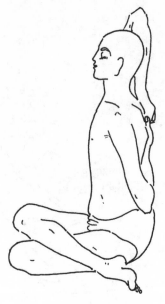

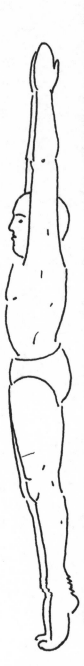

Postura de cabeza de vaca
(Go Mukhasana)

Vaca
(vista lateral)

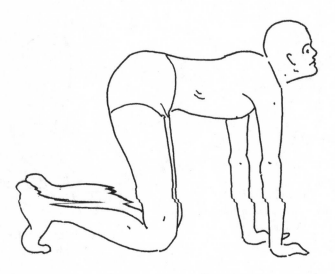

Gato
(Marjarasana)

Palmera
(Tadasana)

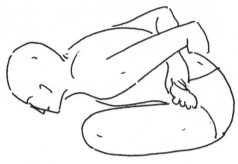

**Postura del Loto
con flexión de tronco
hacia adelante
(Yoga Mudra)**

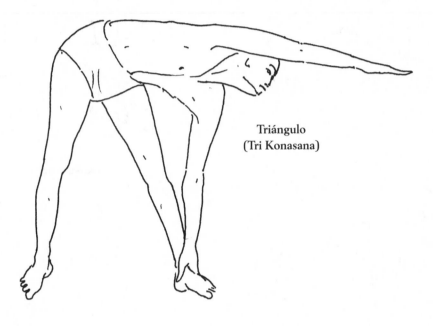

**Triángulo
(Tri Konasana)**

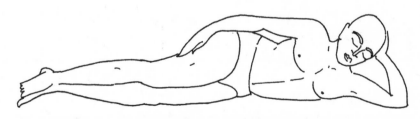

**Postura relajada sobre el costado izquierdo
con la cabeza descansando sobre la mano
(Narayana)**

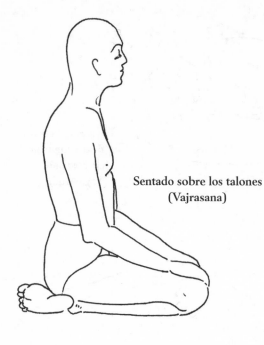

**Sentado sobre los talones
(Vajrasana)**

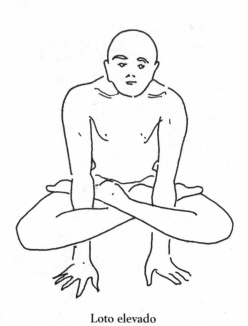

**Loto elevado
(Kukutasana)**

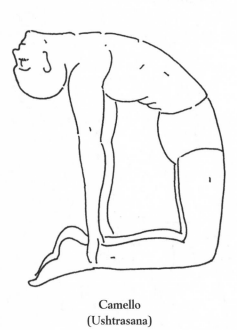

**Camello
(Ushtrasana)**

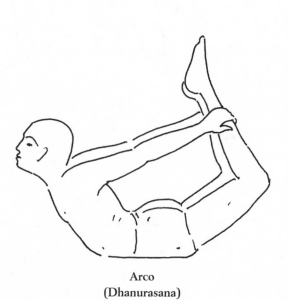

**Arco
(Dhanurasana)**

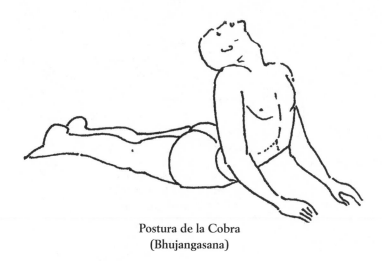

Postura de la Cobra
(Bhujangasana)

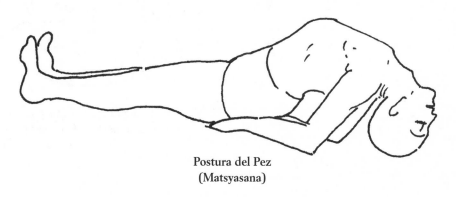

Postura del Pez
(Matsyasana)

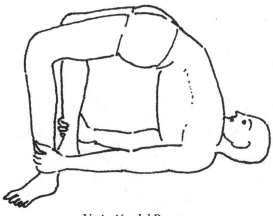

Variación del Puente
(Setu Bandhasana)

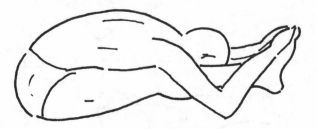

**Postura del Este o Flexión
de tronco hacia adelante
(Purvottanasana)**

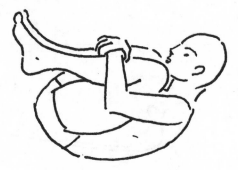

**Postura antiflatulencia o postura
de rodillas contra el pecho
(Pavana Muktasana)**

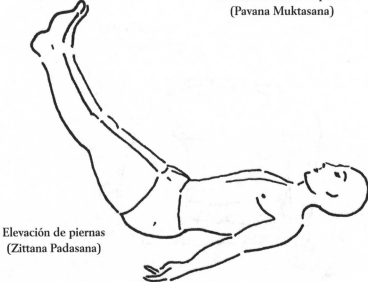

**Elevación de piernas
(Zittana Padasana)**

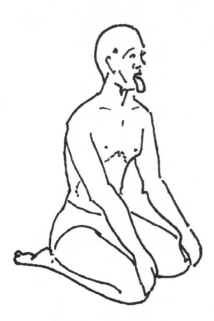

Postura del León
(Simhasana)

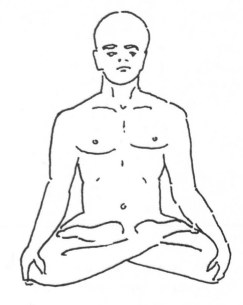

Postura del Loto
(Padmasana)

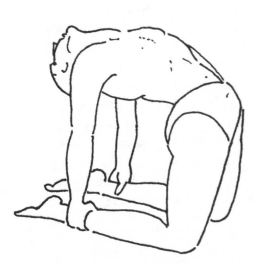

Postura de la Rueda sobre las rodillas
(Adha Chakra Asana)

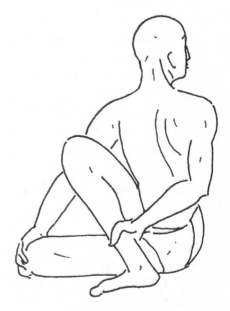

Torsión de columna
(Matsyendrasana)

Glosario

AGNI Fuego biológico que proporciona energía para el funcionamiento del cuerpo. Agni regula el calor corporal y ayuda a realizar la digestión, la absorción y la asimilación de los alimentos. Transforma la comida en energía o consciencia.

AGUA DE COCO Jugo natural que se encuentra en el interior del coco.

AHAMKARA Literalmente, «el formador del yo»; el ego, el sentido de conformar un ser independiente, la sensación de «yo soy».

AMA Sustancia tóxica y mórbida (tanto sistémica como celular) producida por los alimentos no digeridos y que es la causa fundamental de muchas enfermedades.

ANUPANA Sustancia (como leche, agua, ghee, etc.) que sirve como medio para tomar hierbas.

ARROZ BASMATI Variedad de arroz aromático de grano largo originario de las faldas del Himalaya, en la India. Se digiere con facilidad y es muy nutritivo.

ARTAVA DHATU El tejido reproductor femenino, una de las siete *dhatus* o tejidos del cuerpo.

ASTHI DHATU Una de las siete *dhatus* o tejidos del cuerpo; concretamente, el tejido óseo, que sostiene el cuerpo y le da protección, forma y longevidad.

AYURVEDA La ciencia de la vida; deriva de los términos sánscritos *ayur*, que significa «vida», y *veda*, «conocimiento» o «ciencia». Los Vedas son las escrituras espirituales auténticas y ancestrales de la India.

AZAFRÁN Especia de color amarillo dorado que se obtiene del estigma de una especie concreta de crocus. El de mejor calidad es el que se cultiva en España y en Cachemira.

BASTI Una de las cinco medidas de limpieza importantes del *panchakarma*. Elimina el exceso de la dosha vata del organismo a través de enemas con infusiones herbales o aceites. Ayuda enormemente a curar todos los trastornos vata. La palabra *basti* significa literalmente «vejiga». Antiguamente, el aparato que se empleaba para este procedimiento estaba hecho de cuero.

BHASMA Compuesto ayurvédico especializado que se prepara y purifica quemándolo hasta convertirlo en ceniza; los *bhasmas* tienen una enorme potencia y liberan *prana* en el organismo.

BHASTRIKA Práctica de respiración (*pranayama*) en la que el aire se inspira de forma pasiva y se exhala con fuerza, como si lo hiciese un fuelle. Aumenta el calor y mejora la circulación.

BHRAMARI Tipo de práctica de respiración (*pranayama*) en la que se produce un suave zumbido, como si se tratase de una abeja, durante la exhalación y la inhalación. Calma la mente y refresca la dosha pitta.

CARDAMOMO Especia picante que se obtiene de una planta tropical.

CILANTRO Hoja fresca de esta planta. Es una hierba muy empleada en la cocina india y valorada por su sabor vigorizante y refrescante. Sirve para equilibrar los platos muy condimentados. También puede utilizarse en polvo.

CHAI Término general para el té; a menudo hace referencia a un té negro especiado preparado con leche y azúcar.

CHAKRAS Centros de energía del cuerpo, relacionados con los plexos nerviosos, que rigen las funciones corporales. Cada chakra es un depósito de consciencia.

DAL Todos los tipos de alubias, guisantes y lentejas secos se denominan dal. La mayoría se pelan y se parten para que la cocción sea más rápida y la digestión, más fácil.

DHATU El tejido estructural, elemental, del cuerpo. El ayurveda define siete *dhatus*: *rasa* (plasma), *rakta* (tejido sanguíneo), *mamsa* (tejido muscular), *meda* (tejido adiposo), *asthi* (médula ósea), *majja* (hueso y nervios), *shukra* y *artava* (tejido reproductor masculino y femenino).

DOSHA Los tres principios funcionales psicofisiológicos más importantes del cuerpo (vata, pitta y kapha). Determinan la constitución de cada individuo y conservan la integridad del cuerpo humano. Las *doshas* rigen la respuesta del individuo ante los cambios. Cuando se perturban, pueden dar inicio al proceso patológico.

GHEE Mantequilla clarificada; se hace cociendo lentamente mantequilla sin sal y eliminando posteriormente los sólidos lácteos.

GUGGULU Ingrediente principal de varias preparaciones herbales (*yogaraj guggulu, kaishore guggulu*, etc.). Se trata de la resina de un arbolito y posee numerosas propiedades medicinales, entre las que se incluyen beneficios para el sistema nervioso y tonificación y acción antiinflamatoria sobre este tejido. Ayuda a aumentar el número de glóbulos blancos (favorece el sistema inmune) y es un tónico nervino y rejuvenecedor).

GUNAS Las tres cualidades que influyen sobre toda la creación: *sattva, rajas* y *tamas*. Las cualidades *sáttvicas* implican esencia, realidad, consciencia, pureza y claridad en la percepción. Todo el movimiento y la actividad son consecuencia de *rajas. Tamas* aporta oscuridad, inercia, pesadez y actitudes materialistas. En el conjunto de la creación existe una interrelación constante entre estas tres *gunas*. También hacen referencia a las cualidades (duro/blando, caliente/frío, etc.) de las tres doshas, las siete *dhatus* y las tres *malas*.

HARINA DE GARBANZOS Harina amarilla muy fina. También se denomina *gram*.

KAPHA Una de las tres doshas, que combina los elementos agua y tierra. Kapha es la energía que forma la estructura del cuerpo —huesos, músculos, tendones— y proporciona el «pegamento» que mantiene unidas a las células. Proporciona el agua que necesitan todas las partes y sistemas del organismo, lubrica las articulaciones, hidrata la piel y mantiene la inmunidad. Cuando está equilibrada, se expresa como amor, tranquilidad y clemencia. Si está desequilibrada conduce al apego, a la avaricia y a la envidia.

KHAVAIGUNYA Espacio débil o defectuoso

dentro de un órgano o de un tejido del cuerpo, donde es probable que se inicie un estado patológico.

KITCHARI Mezcla guisada de arroz, dal y especias, fácil de digerir y rica en proteínas. Con frecuencia se emplea como alimento nutritivo para un monoayuno (ayuno en el que se consume un solo alimento durante un tiempo determinado).

LASSI Bebida refrescante compuesta de yogur, agua y especias que se sirve a menudo al final de las comidas como digestivo. Puede ser dulce o salada.

LECHE DE COCO Se prepara rallando la pulpa blanca del coco y mezclándola con una taza de agua.

MAHAT (o MAHAD) El «gran principio», inteligencia, aspecto cósmico del intelecto; contiene también el intelecto individual, denominado *Buddhi*.

MAJJA DHATU Una de las siete *dhatus* o tejidos corporales; es el tejido de la médula ósea y los nervios. Es untuosa y blanda. Su función principal es engrasar el cuerpo, rellenar los huesos y nutrir la *shukra dhatu*. Tiene un papel importante en la comunicación.

MAMSA DHATU Una de las siete *dhatus* o tejidos del cuerpo; es el tejido muscular. La producen *rasa* y *rakta*, y sus funciones principales son proporcionar fuerza física, coordinación, movimiento, cubierta, forma y protección.

MANTRA Palabra o frase sagrada de significado y poder espiritual que trasciende a la mente y proporciona dicha.

MARMA Punto de energía en la piel, que cuenta con un receptor de entrada y está conectado con los caminos de sanación interiores.

MUNG DAL Alubia pequeña a la que se le ha quitado la cáscara y se ha partido. Suele ser de color amarillo suave. Fácil de digerir.

NASYA Método para administrar medicación a través de la nariz. Es una de las cinco medidas de *panchakarma*.

OJAS La esencia pura de todos los tejidos del cuerpo *(dhatus)*; la esencia superfina de kapha; conserva la inmunidad, la fuerza y la vitalidad. *Ojas* genera dicha y consciencia en las facultades mentales y rige la función inmune del organismo. Si se agota, puede provocar la muerte.

PANCHAKARMA Conjunto de cinco medidas de eliminación del exceso de doshas y de *ama* del organismo. Se utiliza para la purificación interna. Estas cinco medidas son: vómito *(vamana)*, purgación *(virechana)*, enema con aceite medicado o con decocción *(basti)*, sangría *(rakta miksha)* y administración nasal de una medicación específica *(nasya)*.

PANELA Azúcar sin refinar hecha con el jugo de cañas de azúcar machacadas.

PIPPALI *Piper longum*, una especie cercana a la pimienta negra que posee muchas aplicaciones medicinales, especialmente para la digestión y la respiración. Es un tónico rejuvenecedor *(rasayana)* para los pulmones y el hígado.

PITTA Una de las tres doshas; se corresponde con los elementos del fuego y el agua. A veces se conoce como el fuego o el principio de la bilis. Rige la digestión, la absorción, la asimilación, el metabolismo y la temperatura corporal. Cuando está equilibrada, favorece la comprensión y la inteligencia. Una pitta desequilibrada suscita cólera, odio y celos.

PRAKRUTI *Prakruti* (escrito con P mayúscula) es la Creatividad Cósmica, la materia primigenia.

PRAKRUTI Naturaleza o constitución psicosomática y biológica natural del individuo. Es la constitución fija de una persona y refleja la proporción de las tres doshas (vata, pitta y kapha) que se estableció en el momento de la concepción.

PRANA La energía de vida. Sin ella, la vida no puede existir. Flujo de inteligencia celular de una célula a otra. Es el equivalente del *Ch'i* o *Ki* oriental.

PRANAYAMA Control de la energía de vida por medio de diversas técnicas que regulan y limitan la respiración, a través de las cuales se puede controlar la mente y mejorar la calidad de la consciencia y la percepción. Es útil para todo tipo de meditación.

PURUSHA Consciencia pasiva, sin elección: el Ser Cósmico puro.

RAÍZ DE CÚRCUMA Rizoma subterráneo de una planta perenne nativa del sur de la India y de Asia. Tiene una parte roja y otra amarilla, pero solo se come la amarilla. Es una de las hierbas más importantes, tanto para uso interno como externo, y esencial en la mayor parte de la cocina india.

RAJAS Una de las tres cualidades universales *(gunas)* de *Prakruti*, la Creatividad Cósmica. Es activa, móvil, dinámica.

RAKTA DHATU Segundo de los siete tejidos *(dhatus)*. *Rakta* contiene fundamentalmente los glóbulos rojos, que transportan la energía de vida *(prana)* a todos los tejidos del cuerpo. Con ello oxigena, o proporciona la función vital, a todos ellos.

RASA DHATU Primera de las siete *dhatus*. *Rasa* (plasma) se nutre de los alimentos digeridos y, tras la absorción, circula por todo el cuerpo a través de unos canales específicos. Su función principal es la de proporcionar alimento a todas y cada una de las células del cuerpo.

RASAYANA Terapia de rejuvenecimiento que aporta renovación, regeneración y restauración de las células, tejidos y órganos del cuerpo; da longevidad a las células y realza la inmunidad y la resistencia.

RISHI Vidente, sabio védico. Los antiguos *rishis* percibieron o registraron los himnos védicos. Estos sabios iluminados compartieron y transmitieron sus conocimientos, su medicina, su sabiduría y sus enseñanzas espirituales.

RUDRAKSHA Las «lágrimas de Shiva», semillas secas del fruto del árbol rudraksha. Se dice que es beneficiosa para el corazón, tanto física como espiritualmente, que facilita la meditación y que «abre el chakra del corazón».

SAMPRAPTI Patogénesis de la enfermedad: el conjunto del proceso de la enfermedad, desde su origen y a través de sus diversas etapas, hasta su manifestación completa.

SANKHYA Una de las escuelas filosóficas de la India. Indica tanto «conocimiento discriminativo» como «enumeración» Aporta una narración sistemática de la evolución cósmica, desde *Purusha* (Espíritu Cósmico) y *Prakruti* (Materia Primigenia), pasando por las etapas de la creación: *Mahad* (Inteligencia Cósmica), *Ahamkara* (principio de individuación), *Mana* (mente), *Indriyas* (puertas interiores de la percepción) y *Mahat Bhutas* (los cinco grandes elementos). *Sat* significa «verdad», y *khya* significa «darse cuenta»; por tanto, Sankhya significa «darse cuenta de la teoría de la creación del universo para comprender la verdad última de la vida humana». Sankhya revela el viaje de la consciencia a la materia.

SATTVA Una de las tres *gunas* de *Prakruti*. Indica luz, claridad, pureza de percepción. Es la esencia de la consciencia pura.

SHITALI Una práctica de *pranayama* (control de la respiración) que enfría el organismo. La inhalación se realiza a través de la lengua curvada, y la exhalación es lenta, constante y completa.

SHUKRA DHATU El séptimo tejido *(dhatu)*, el tejido reproductor masculino.

SOLANÁCEAS Nombre genérico de una familia de plantas que incluye los tomates, las patatas, las berenjenas, el tabaco, las petunias y la belladona. Poseen grandes propiedades medicinales. Su uso frecuente puede perturbar el equilibrio dóshico.

SROTAS Canales del cuerpo.

SUCANAT Azúcar natural granulado hecho de jugo puro de caña de azúcar.

SURYA NAMASKAR El Saludo al Sol, una serie de posturas de yoga que se realizan formando una secuencia fluida y respirando de manera coordinada.

TAMAS Una de las tres *gunas* de *Prakruti*, o Naturaleza. Sus características son oscuridad, inercia e ignorancia. Es la responsable del sueño, del embotamiento y de la inconsciencia.

TEJAS La esencia pura del elemento fuego; la esencia superfina de la dosha pitta, que rige la transformación de la materia en energía, y del alimento, el agua y el aire en consciencia.

TIKTA GHRITA «Ghee amargo», un compuesto ayurvédico específico elaborado con mantequilla clarificada y con diversas hierbas amargas. Se utiliza con fines medicinales.

TRIDOSHA Las tres organizaciones o códigos de inteligencia del interior del cuerpo, la mente y la consciencia; los tres humores corporales; aire (vata), fuego/bilis (pitta) y agua (kapha).

TRIKATU Un compuesto ayurvédico formado por jengibre, pimienta negra y *pippali (Piper longum)* que quema *ama*, desintoxica el cuerpo y mejora la digestión, la absorción y la asimilación.

TRIPHALA Importante compuesto ayurvédico formado por tres hierbas: *amalaki*, *bibhitaki* y *haritaki*. Es el mejor laxante y tónico intestinal, y una *rasayana* equilibrada buena para vata, pitta y kapha.

TULSI Albahaca sagrada india. La planta sagrada de Krishna. Se dice que esta hierba abre el corazón y la mente, y otorga la energía del amor y la devoción.

TURBINADO Azúcar granulado hecho de caña de azúcar pura.

VATA Una de las tres doshas, que combina los elementos espacio y aire; es la energía sutil asociada con el movimiento del cuerpo, y rige la respiración, el parpadeo, el movimiento de los músculos y de los tejidos, las pulsaciones del corazón y todos los movimientos del citoplasma y de las membranas celulares. Cuando está equilibrada, favorece la creatividad y la flexibilidad. Si pierde su equilibrio, produce miedo y angustia.

VIKRUTI Estado actual del individuo, en contraposición con la constitución original *(prakruti)* que se establece en la concepción. También puede indicar desorden.

YOGA En su sentido más profundo, yoga es la unión del yo inferior con el yo superior, de lo interior con lo exterior, de la mortalidad con la inmortalidad. Las posturas de yoga *(asanas)* estimulan la salud, la flexibilidad y la pureza para alcanzar el estado de Yoga.

Lecturas recomendadas

TEXTOS AYURVÉDICOS CLÁSICOS

Caraka Samhita. 4 volúmenes. Priyavrat V. Sharma, editor-traductor. Chowkhamba Sanskrit Series Office, Varanasi, India, 1981-1994 (en inglés)
Caraka Samhita. 3.ª edición, 3 volúmenes. Ram Karan Sharma y Vaidya Bhagwan Dash, editores-traductores. Chowkhamba Sanskrit Series Office, Varanasi, India, 1992 (en inglés)
Sushruta Samhita. 4.ª edición, 2 volúmenes. Kaviraj Kunjalal Bhishagratna, editor-traductor. Chowkhamba Sanskrit Series Office, Varanasi, India, 1991 (en inglés)
Vagbhata, *Ashtanga Hridayam*. 2 volúmenes, K. R. Srikantha Murthi, traductor. Krishnadas Academy, Varanasi, India, 1991-1992 (en inglés)

LECTURAS GENERALES

Frawley, David, *Ayurvedic Healing*, Morson Publishing, Salt Lake City, 1989.
Frawley, David, y Vasant Lad, *The Yoga of Herbs*, Lotus Press, Santa Fe, 1986.

Lad, Vasant, *Ayurveda: la ciencia de curarse uno mismo*, 3.ª ed., Ediciones Continente, Buenos Aires, 1991.
Morrison, Judith, *Ayurveda: la medicina de la India*, Martínez Roca, Barcelona, 1996.
Svoboda, Robert, *Ayurveda: descubrir la propia constitución, vivir según ella y prevenir las enfermedades*, Kairós, Barcelona, 1995.
Svoboda, Robert, *Ayurveda: Life, Health and Longevity*, Penguin, Londres, 1992.
Svoboda, Robert, *Ayurveda: medicina milenaria de la India*, Urano, Barcelona, 1995.

TEMAS ESPECÍFICOS

Lad, Usha y Vasant Lad, *Ayurvedic Cooking for Self-Healing*, 2.ª ed., The Ayurvedic Press, Alburquerque, 1997.
Lad, Vasan Dattatray, *Secrets of the Pulse: The Ancient Art of Ayurvedic Pulse Diagnosis*, The Ayurvedic Press, Alburquerque, 1996.
Morningstar, Amadea, *The Ayurvedic Cookbook*, Lotus Press, Wilmot, 1990.

Índice alfabético

Glosario de términos latinoamericanos

Para facilitar la comprensión del texto en los diversos países y regiones de habla hispana, indicamos algunos sinónimos de términos empleados en el libro.

Achicoria (radicheta)
Alcachofa (acaucil)
Alsin (pamplina)
Aguacate (avocado, palta, cura, abacate)
Albaricoque (damasco, chabacano)
Arándanos rojos (cranberries)
Batata (camote, boniato)
Bayas asai (fruto palma murraco o naidi)
Brócoli (brécol)
Cacahuetes (maní, cacahuates)
Calabaza (zapallo, ayote, auyamas)
Calabacín (zucchini)
Caqui (kaki)
Carambola (tamarindo, fruta estrella)
Cilantro (culantro)
Ciruela pasa (guindón)
Col (repollo)
Col china (bok choy)
Diente de león (achicoria amarga)
Echinacea (equinácea)
Escutelaria (tercianaria, casida, teciaria, hierba de la celada)
Espelta (escanda mayor, escaña mayor)
Estevia (caajé)
Fenogreco (alholva)
Frambuesa (sangüesa, altimora, chardonera)
Grelos (rapini)
Guisante (arveja, chícharo)
Guindilla (chile)
Hierbabuena (batán)
Hierbaluisa (cedrón)
Hipérico (hierba de San Juan, coranzoncillo)
Judías (frijoles, alubias, porotos)

Judías verdes (ejote, chaucha)
Linaza (semillas de lino)
Lombarda (col morada)
Mandarina (tangerina, clementina)
Mango (melocotón de los trópicos)
Melisa (toronjil)
Melocotón (durazno)
Menta (mastranto)
Mostaza parda (mostaza oriental, china o de la india)
Nectarina (briñón, griñón, albérchigo, paraguaya)
Nuez pecán (pacana, pecana, nuez americana)
Papaya (fruta bomba, abahai, mamón, lechosa)
Pepino (cogombro)
Pimienta de cayena (chile o ají en polvo, merquén)
Pimiento (chile o ají)
Piña (anana, ananás)
Pipas (semillas o pepitas de girasol)
Plátano (banana, cambur, topocho, guineo)
Pomelo (toronja)
Remolacha (betabel)
Rúcula (arugula)
Salsa de soja (shoyu)
Sésamo (ajonjolí)
Sandía (melón de agua, patilla)
Soja verde (judía mungo, poroto chino)
Trigo sarraceno (alforfón)
Tomate (jitomate)
Tupinambo (pataca)
Yaca (panapén)
Zumo (jugo)